JN025160

きどにゃんとゆく!

酸塩基平衡を学ぶ旅

腎生理がわかれば、酸塩基平衡もわかる!

滋賀医科大学総合内科学講座　教授
国立病院機構東近江総合医療センター　内科診療部長
杉本俊郎 著

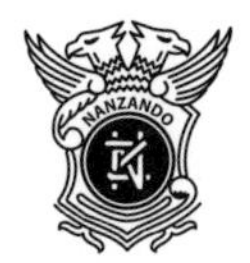

南山堂

推薦の言葉

ワイこと「きどにゃん」が，著者である「滋賀医科大学 総合内科学講座」の教授，杉本俊郎先生です．私が学外研修を終えて「滋賀医科大学第三内科学講座」に帰学すると，目を輝かせて日常診療に日々どっぷり浸かっていた研修医が杉本俊郎先生でした．学外研修にて消化器系内科の経験もあり，杉本先生に腹部エコー検査，上部消化器系検査を指導したこともありますが，著者の臨床への思いと実践は他の研修医と比べて秀でていると感じていた次第です．その後，著者は大学院生となり基礎研究に邁進するとともに，医学博士を取得され University of Michigan Medical School に留学され多大な業績を挙げられました．帰国後，滋賀医科大学第三内科に帰学され，腎グループの主任として臨床に復帰されたこと，つい最近のように思い出します．朝早くから夜遅くまで，われわれの入院患者さんだけでなく，病院のすべての入院患者さんの腎機能，電解質，酸塩基平衡検査を日々検索しては，その診断と治療に従事されていました．そのころから，著者の本領発揮となった「きどにゃんとゆく！ 水・電解質を学ぶ旅」が始まり，2018年に「腎生理がわかれば，水・電解質異常がわかる！」の発刊に繋がってきたのでしょう．

今回，新たに2021年5月に発刊される「きどにゃんとゆく！ 酸塩基平衡を学ぶ旅 腎生理がわかれば，酸塩基平衡もわかる！」では，新たに「研修医クロリン」に対する，これまでの歴史も踏まえた新たな水・電解質異常に対する考え方の指導が発揮されています．特に，腎生理に加えて，呼吸・消化管と肝臓・骨格筋・皮膚生理も含めて酸塩基平衡の維持における役割を記載されています．さらに，われわれが何気なく見ている血液ガス分析結果の正しい解釈の仕方，前回より数多くの酸塩基平衡・電解質異常をきたした症例を提示され，その病態生理と治療法が詳細に記載されています．また，Column には著者の基礎研究の背景を垣間見ることができ，診断と治療の鍵が記載され，非常に興味ある内容になっています．

杉本俊郎先生は，日本腎臓学会を代表する「水・電解質異常」の一流の専門家でもあり，臨床研究だけでなく背景には基礎研究の実績も豊富であり，このような素晴らしい内容をまとめて発刊されることになったと感銘を受けました．腎臓分野だけでなく他の分野にて日頃から医療に従事されている先生方，あるいは初期・後期研修医が数多く遭遇される「水・電解質異常」を，どのように正確に診断して的確な治療を行えるかを学ぶことのできる本に仕上がっていると存じます．是非，多くの先生方にお目通しを頂ければ幸いでございます．

2021年3月

金沢医科大学　糖尿病・内分泌内科学　教授
石川県医師会　副会長

古家大祐

序

私が勤務する地域の中核病院では，朝8時から，内科医・救急医・研修医・医学生が集まる症例カンファレンスを，毎日行っています．この「朝カンファレンス」で，医学生・研修医の諸君に，私が尋ねる質問の一つに，**「この血液ガス，どう読むんや」**があります．血液ガスの結果の解釈は，検尿，CBC，心電図，胸部X 線検査に並ぶ，すべての医師にとって必須の検査であることから，「医学生・研修医の諸君が血液ガスの結果を解釈できるように」という私の愛情から発する質問なのですが，医学生・研修医の諸君にとっては，**「オッサン，朝から，また血液ガスを聞いてくる」**という感じであり，血液ガスの結果の解釈に汲々となることで，血液ガスの結果の向こうにある呼吸状態の異常・酸塩基平衡異常の病態の解釈まで届かない状況になっています（私が，きどにゃんの中の人ということが広まりつつあるここ数年，この傾向が強くなっているように思います．腎生理が，医学生・研修医を脅迫しています）．

そこで，本書「きどにゃんとゆく！ 酸塩基平衡を学ぶ旅 腎生理がわかれば，酸塩基平衡もわかる！」は，前著の「きどにゃんとゆく！ 水・電解質を学ぶ旅 腎生理がわかれば，水・電解質異常がわかる！」ではあまり触れることができなかった血液ガスの結果の解釈の向こうにある**酸塩基平衡異常の病態**を腎生理（場合によっては呼吸生理）の知識を用いて解説することで，酸塩基平衡異常の症例への対応が容易になることを目的の一つとしました．私は，酸塩基平衡異常の病態の中で，最も重要なことは，生体内で一番多く産生される酸である CO_2 と，CO_2 が水に溶解して生じる強酸である炭酸 carbonic acid（H_2CO_3，1日に15,000 mmol産生される）の処理であると考えています．従来の酸塩基平衡の解説書では，CO_2 は，肺胞での換気が重要であるということで，呼吸性の要因として解説されることが多かったのですが，本書では，末梢組織における代謝から CO_2 が生じ，そして，赤血球・循環系を介して肺胞へ運搬され排泄されることから，CO_2 を単純に呼吸性の要因としては解説していません．これは，本書の特徴の一つであると考えています．つまり，酸塩基平衡の病態に関与しているのは，主に，肺（呼吸性），腎臓（代謝性）であるという Henderson-Hasselbalch 式の解釈は，本式を単純に解釈しすぎているという考えに基づいて本書を記しました．

血液ガスの結果・酸塩基平衡異常の病態の解釈の方法においては，その歴史的背景に基づく，流派の対立が存在するのが現状です．さらに，血液ガスの機械が汎用化されるようになった現在の臨床の現場においては，血液ガスの機械が何を測定しているのか知らない医学生・研修医が多いのも現状です．そこで，本書では，血液ガスの機械の開発や酸塩基平衡異常の解釈の歴史的背景を述べることから，血液ガスの機械が示す結果には，実測値と演算値があること（オキシメトリーがないと血液の酸素の運搬能が正確に評価できないこと），一次性酸塩基平衡異常に対する二次性変化の推測や anion gap の計算に限界があることを理解すること，症例に応じて，base excess や strong ion difference を用いること，Cl^- は酸であると考えること，anion gap の計算は行うが，血中 lactate やケトン体の実測も用いること，実測できない細胞内の pH を推測することなどが，令和時代の血液ガスの結果・酸塩基平衡異常の病態の解釈であることを理解することも目的としました．

このような私のわがままな企画にもかかわらず，「きどにゃん」続編の執筆の機会を与えてくださり，本書の企画・編集に多大なるご尽力を賜りました南山堂の小池亜美氏，古賀倫太郎氏の両氏，そして，小生の質問に対して答えてくださることで，本書の内容に関するヒントを与えてくれた滋賀医科大学の学生・研修医，東近江総合医療センターの研修医の諸君に，心からの感謝の意を表します．

2021年3月

滋賀医科大学総合内科学講座　教授

国立病院機構東近江総合医療センター　内科診療部長

きどにゃん　中の人

杉本俊郎

目次

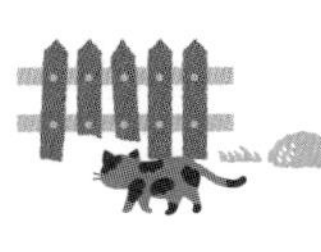

総論 わかりやすい酸塩基平衡代謝・異常の考え方

検査とその解釈
酸塩基平衡異常における検査の基本とその解釈方法

症 例
酸塩基平衡異常の病態からみた症例の解説

Column

ストーリー

研修医の黒井かりんは，大学時代からの先輩である名取リンに水・電解質について教えてもらったことで，いつしか腎臓内科に興味をもつようになっていました．しかし，彼女は腎臓を診る上で必要不可欠な酸塩基平衡を，いまだに苦手に感じていたのです．「そういえば名取先輩，きどにゃんっていう猫に水・電解質について教えてもらったって言ってたな．もし本当にきどにゃんがいるなら，私のことも助けてくれないかな……」そんなことを考えていると，不意に彼女の前に喋る猫が現れました！「呼んだか？ ワイがきどにゃんや！」突然のきどにゃんの出現に驚きつつも，黒井は酸塩基平衡を得意にするべくきどにゃんの教えを受けることにしたのでした．

キャラクター

きどにゃん

水・電解質と酸塩基平衡に詳しい猫．黒井のことを「クロリン」と呼ぶ．

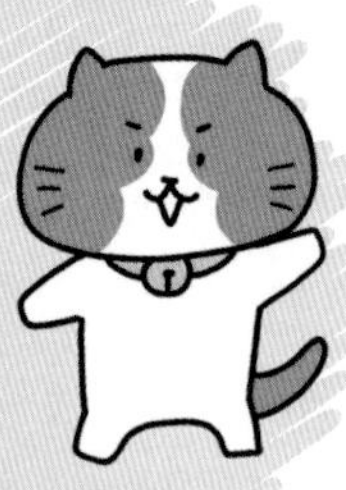

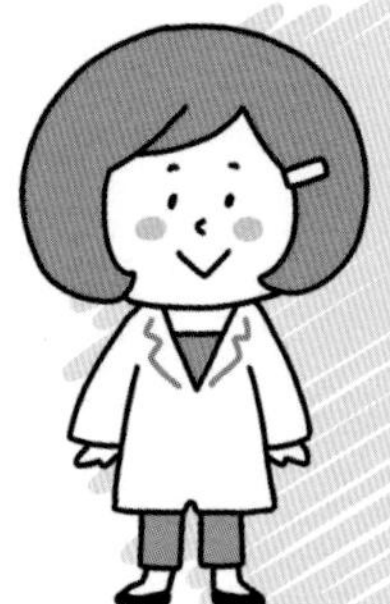

黒井かりん（くろい・かりん）

研修医．ナトリンの後輩であり，ナトリンから水・電解質について教えてもらったことで腎臓内科医を目指すようになった．酸塩基平衡が苦手なことに悩んでいたところ，きどにゃんに出会い教えを受けることとなる．

本書の効果的な使い方

総論では，脊椎動物の進化の歴史を振り返りながら酸塩基平衡について解説したで．酸塩基平衡異常の理解に役立つ化学や呼吸生理の知識についても解説しとるから，まずはここから読むのがおススメや！

検査とその解釈では検査結果のみかたやその解釈方法について教えてもらいましたよね．**症例**では，酸塩基平衡異常のさまざまな症例について勉強しました．

「重要！」は特に覚えておいた方がええポイントや．「Column」は少し発展的な内容やけど，酸塩基平衡のさらなる理解に役立つんやないかな．

重要！ Column

「今回のポイント！」と「まとめ」ではその章で学んでいくこと，学んだことがまとめられていますから，復習に役立ちますね．

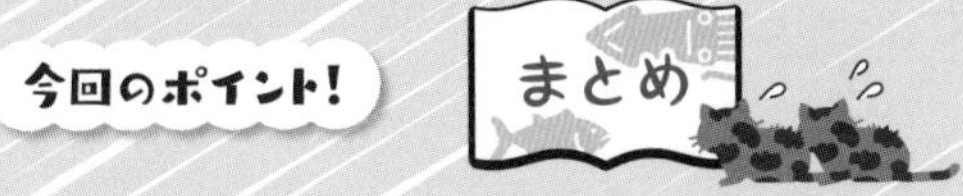

腎生理を学ぶことで酸塩基平衡も理解できるはずや．一緒に頑張って勉強していくで！

総論

わかりやすい酸塩基平衡代謝・異常の考え方

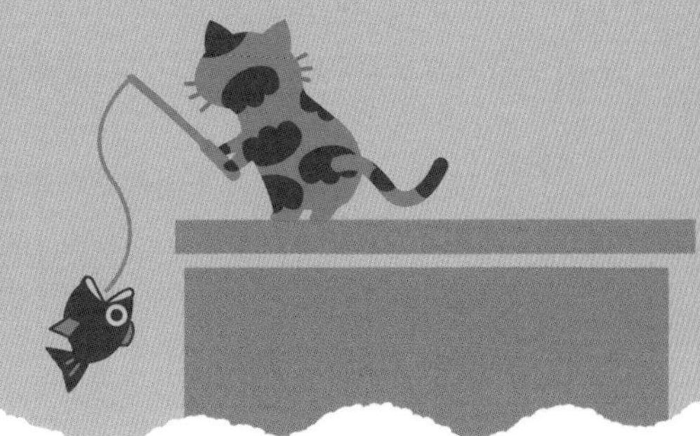

第**1**話

酸塩基平衡の新しい考え方

きどにゃんが実在したことに驚きながらも，クロリンは早速，酸塩基平衡についてきどにゃんに教えてもらうことにしました．

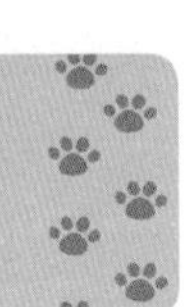

今回のポイント！

- 血液ガスは，酸塩基平衡の状態を知る1つの手段にすぎない．酸塩基平衡に関係する臓器の機能を理解することで，血液ガスの結果を正確に解釈しよう．

1　酸塩基平衡異常の発症・維持機構の病態生理を知ろう

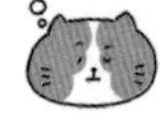
ほな早速やけど，クロリンは酸塩基平衡が苦手なんやな？

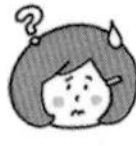
はい……．酸塩基平衡異常の患者さんって，救急外来や病棟にたくさんおられるんですけど，どうも私，酸塩基平衡異常が苦手で……．

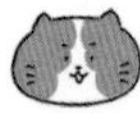
なんで苦手なんや？

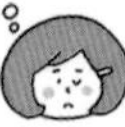
酸塩基平衡異常というか，血液ガスの検査の解釈が難しくて……．

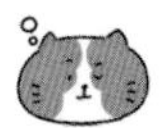
なんで，血液ガスの解釈が難しいと感じられるんやろ？

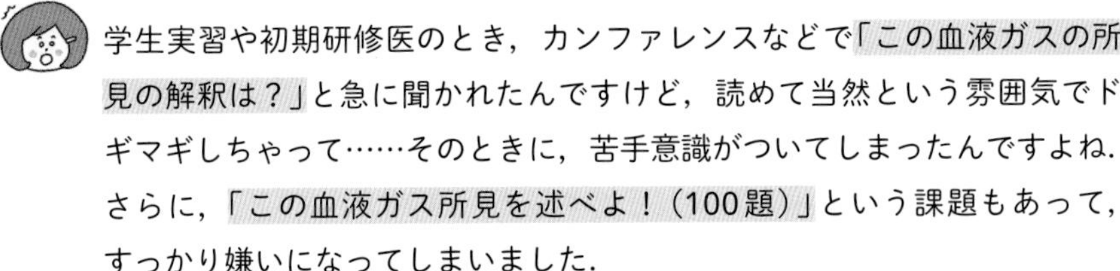
学生実習や初期研修医のとき，カンファレンスなどで「この血液ガスの所見の解釈は？」と急に聞かれたんですけど，読めて当然という雰囲気でドギマギしちゃって……そのときに，苦手意識がついてしまったんですよね．さらに，「この血液ガス所見を述べよ！（100題）」という課題もあって，すっかり嫌いになってしまいました．

世の中には，gas mania というようなオッサンがおるよな．gas mania が，gas phobia をつくったいうことかな．

きどにゃん，結構ズバズバ言うんですね．でもそれって，私みたいな血液ガスが苦手な研修医が多いということですか？

せや．それに心配せんでええ，患者さんの酸塩基平衡異常の病態を正確に把握できる医者なんか，世の中に一人もおらへんわ．

えー，どういうことですか？

血液ガスの検査というのは，一般的に，動脈血液の一部を採取して，血漿中の動脈血酸素分圧 partial pressure of arterial oxygen（PaO_2），動脈血二酸化炭素分圧 partial pressure of arterial carbon dioxide（$PaCO_2$），pH を実測して，重炭酸 bicarbonate（HCO_3^-）の濃度を計算式から推測しているだけの検査や．体液の一部を取ってきての検査やから，患者さんの体内の細胞外液全体や，より細胞機能に直結する細胞内液の酸塩基平衡異常の状態が正確にわかる訳ないやないか！！

???

血液ガスの検査はそんなもんやと思って，リラックスして解釈したらいいんや．解釈の方法は，ほぼ確立されていて，もうすでに，上質の読みやすい解説書がたくさん出版されているからな．

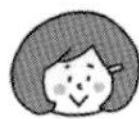

でも…….

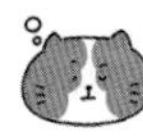

ワイは,「酸塩基平衡を正常に保つ必要がある理由,正常に保つための体内の機構を理解すること」,「酸塩基平衡異常に遭遇したとき,どの機構の異常により病態が発症・維持されているのか」を理解することが,酸塩基平衡異常の症例に遭遇したときに,病態を改善するように対応できるようになるために必須であると考えているんや.血液ガスは,酸塩基平衡の状態を知る１つの手段にすぎんというこっちゃ.

酸塩基平衡に関係する臓器,つまり肺と腎臓の機能を理解するということですか？

酸塩基平衡に関与しているのは,肺や腎臓だけやない.消化管,肝臓,骨・骨格筋,赤血球などもやで.

えー,ほぼ全身すべての臓器・組織ということじゃないですか!? なんだか難しそう…….

でもな,酸塩基平衡異常の発症・維持機構の病態生理を知ることは,少し時間がかかるかもしれへんけど,結局は血液ガスの結果を正確に解釈する近道やとワイは思うで.

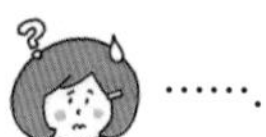

…….

クロリンは納得してないみたいやけど,海中の脊椎動物である魚類が淡水,陸上に進出してきた過程で,酸塩基平衡代謝にどのような影響があったか考えてみたら,ワイの言っていることがおのずとわかると思うで…….

(ナトリン先輩が言ってた,水中から陸の話だ……！)

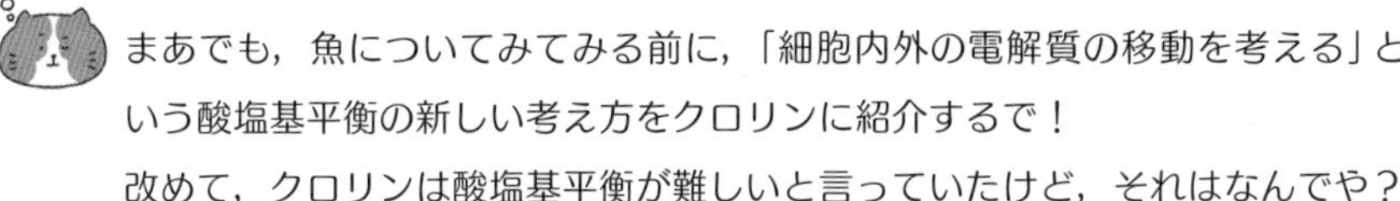

2　細胞内外の電解質の移動を考えろ

まあでも，魚についてみてみる前に，「細胞内外の電解質の移動を考える」という酸塩基平衡の新しい考え方をクロリンに紹介するで！
改めて，クロリンは酸塩基平衡が難しいと言っていたけど，それはなんでや？

血液ガス検査の結果の解釈が難しいと思うんですよね．それに，酸塩基平衡と酸塩基平衡異常が，生体にどのような影響を与えるかが，あまり理解できていないのが問題じゃないかと思っています．

なるほどな．酸塩基平衡は，細胞の機能を正常に維持するために必須である機構の一つやで．

も～，それくらいはわかってますよ！

そやな．そしたら血液ガス，血漿の正常の pH が，7.4である理由は何かわかるか？

え，えーと……？

細胞内の機能に重要なタンパク質の至適な pH というのは，pH7.0といわれておるんや．そして，細胞内で代謝活動が起こると，つまり，例えばブドウ糖が酸素（O_2）を利用して代謝されると，二酸化炭素（CO_2）ができるやろ．CO_2は細胞内で H_2O と反応して（$CO_2 + H_2O \rightarrow H_2CO_3$），炭酸 carbonic acid（$H_2CO_3$）が形成されるんやけど，これは p$K_a$3程度の強酸であり，細胞内に水素イオン proton（H^+）が形成される．

ふむふむ．

pH7.0における H^+濃度は，40nM と，他の電解質の濃度（mM）と比較して非常に低い．しかし H^+は，非常に反応性が高く，タンパク質の陰イオンに結合して，タンパク質の高次構造を変化させ，その機能を障害すると考えられておるんや．
ということは，細胞の正常な機能を維持するためには？

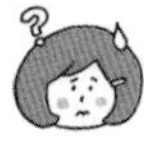
細胞活動によって生じた H^+ を細胞外に輸送して，細胞内の pH の変化を少なくする必要がある，ってことでしょうか？

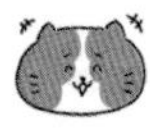
そういうことや．そしたら血漿の正常の pH が7.4である理由もわかるんやないか？

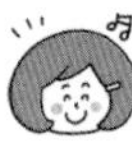
そっか，血漿，つまり「細胞外液の pH が弱アルカリ，pH7.4に維持されているのは，H^+ を細胞外に移行しやすくするため」ということですね！

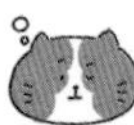
そや．まあそんな単純なものではないかもしれんけど，少なくとも臨床の現場では，そう考えておいて問題はほとんどないはずや．ワイは，細胞レベルで酸塩基平衡を考えてみると，「細胞が活動することで，酸塩基平衡が乱れるが，細胞機能を維持するために，細胞内外へ電解質，つまりイオンを移動させて，酸塩基平衡の乱れ・変動を少なくする」といえるのではないかと考えとるんや．この考え方を，細胞からヒトの生体，全体に拡大するとどうなる？

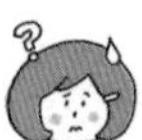
細胞からヒトの生体，全体って……？

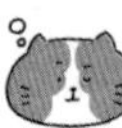
ヒトを液体の入った大きな袋と考えたら，どうなる？ そして，その袋の内外の物質，イオンの動きはどうなっとるかな？ 例えば食物を摂取すると……？

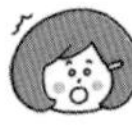
そうか，食物を摂取すると，消化・吸収のために，消化管において体内外の物質の動きが生じますね．さらに，呼吸器系，特に肺において，酸素，二酸化炭素，水蒸気の動きがあります．また，腎臓においても，電解質や水の体内外への移動があります．

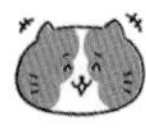
そういうことや．他にもあるんやけど，思いつくかな？

えーと……あっ，皮膚でも，汗腺などを介して，電解質・水が移動しますね．じゃあきどにゃん，消化管，肺，腎臓，皮膚が，酸塩基平衡に関与しているということですか？

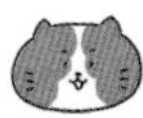
そうや，その通りや．

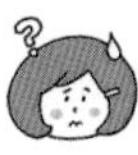
あれっ，でも血液ガスの解釈で，$PaCO_2$は呼吸性，つまり肺で調節され，HCO_3^-は代謝性，つまり腎臓で調節されていると習ったんですけど…….

それは，体内の酸塩基平衡に関する１つの考え方，

Henderson-Hasselbalch 式（HH 式）
$pH = pK_a + \log([HCO_3^-]/(\alpha \times pCO_2))$
（K_a：定数，α：溶存度〈0.03〉）

によるもので，理論的には非常に優れているんやけど，この式は実際の臨床に用いるには，やや単純すぎるとワイは最近考えとるんや．クロリンの言うように，HH 式＝血液ガスの解釈＝酸塩基平衡異常という図式に，酸塩基平衡異常の臨床が難しいと考える原因があるように思うで．

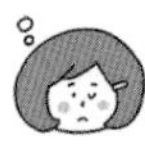
そんなもんですかねー？

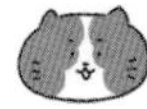
ではな，ヒトの生体を液体の入った大きな袋と考えるんやけども，１つの細胞内液の入った袋，その周りの細胞外液が入った袋，と考えてみよか．そして，肺胞上皮，消化管上皮，腎尿細管上皮，皮膚上皮を介して，生体内外の水・電解質・イオンをやり取りすることで，（袋の中の）細胞外液の酸塩基平衡の調節を行っている．さらに，細胞外液と細胞内液の水・電解質・イオンのやり取りを介して細胞内液の酸塩基平衡の調節を行っている．そして，細胞内液の酸塩基平衡の維持が，正常な細胞機能の維持に重要であると考えるべきでないかなと思うで．

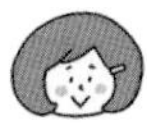
なるほど．

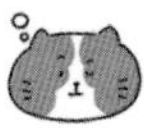
この考えを，脊椎動物の陸への適応という点から考えると，水中生活をしてい

る脊椎動物・魚類は，主に，エラ，皮膚，消化管の上皮での物質のやり取りを介して，酸塩基平衡の調節を行っていたが，陸に生活の場を移すにつれ，肺，消化管が主に物質のやり取り・酸塩基平衡の調節を行うようになった．そして哺乳類になると，腎臓も物質のやり取り・酸塩基平衡の調節に加わるようになってきたといえるのではないかな．

陸に適応するために，肺や消化管，腎臓も酸塩基平衡の調節に関わるようになってきたんですね．
ここまでのきどにゃんの話をまとめると，細胞内液の酸塩基平衡異常は，細胞内液・外液の水・電解質・イオンのやり取りや，肺胞上皮，消化管上皮，腎尿細管上皮，皮膚上皮を介して行われる細胞外液と体外との水・電解質・イオンのやり取りの異常で生じると考えるべき，ということですか？

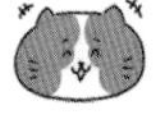

その通りや．細胞内外の水・電解質・イオンの移動を考慮して酸塩基平衡異常を考えるというのは，酸塩基平衡の解釈の一つである Stewart 法に近い考え方であるし，最近よくいわれる，酸塩基平衡と水・電解質代謝を同時に考えようということにもつながるはずや．

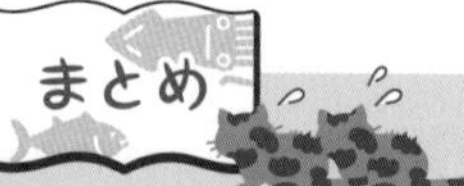

- 細胞内液の酸塩基平衡異常は，
  ①細胞内液・外液の水・電解質・イオンのやり取りや，
  ②肺胞上皮，消化管上皮，腎尿細管上皮，皮膚上皮を介して行われる細胞外液と体外との水・電解質・イオンのやり取りの異常によって生じている．
- 細胞内外の電解質の移動という観点から，酸塩基平衡について考えよう．

文　献

1) Seifter JL, Chang HY: Extracellular Acid-Base Balance and Ion Transport Between Body Fluid Compartments. Physiology (Bethesda) 32: 367-379, 2017. PMID: 28814497

2) Seifter JL, Chang HY: Disorders of Acid-Base Balance: New Perspectives. Kidney Dis (Basel) 2: 170-186, 2017. PMID: 28232934

実在

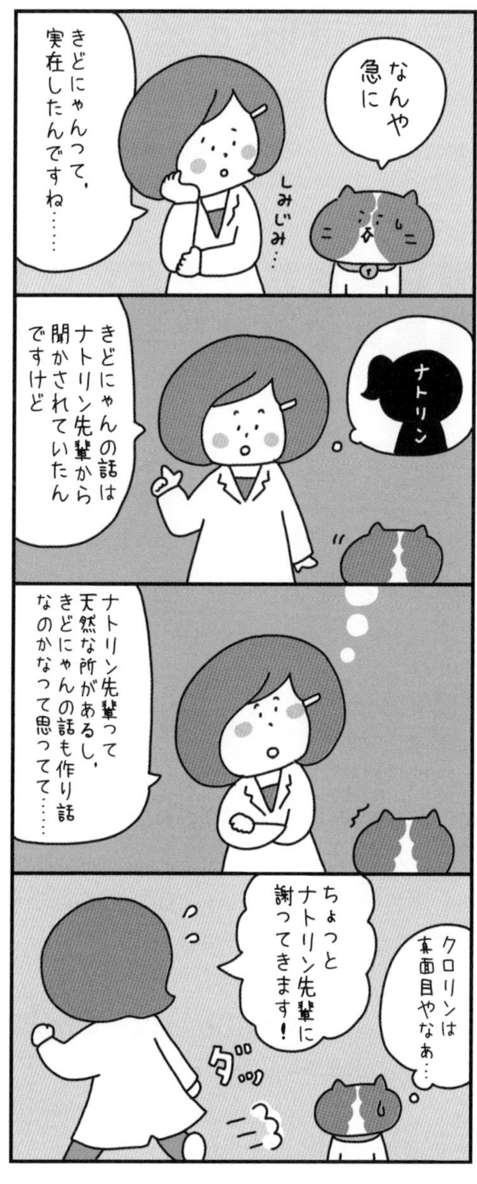
きどにゃんって、実在したんですね……
なんや急に
しみじみ…
きどにゃんの話はナトリン先輩から聞かされていたんですけど
ナトリン
ナトリン先輩って天然な所があるし、きどにゃんの話も作り話なのかなって思ってて……
クロリンは真面目やなぁ…
ちょっとナトリン先輩に謝ってきます！
ダッ

第2話
海中の魚の血液ガス，$PaCO_2$ 5mmHgが意味することは？

きどにゃんによる酸塩基平衡についての授業が本格的に始まりました．魚が陸に進出してきた過程で，その酸塩基平衡にどのような影響があったかを考えるということですが……？

今回のポイント！

- 脊椎動物が海から陸に進出したときに，酸塩基平衡の調節に大変革が起こった．

1　哺乳類は呼吸性アシドーシス？

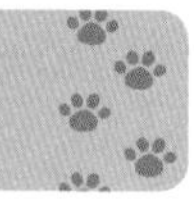

最近，ワイは，**表2-1**をみて酸塩基平衡の調節について考えとるんや．

魚に，カエル，トカゲの血液ガス……．魚の $PaCO_2$ 5mmHgって，魚ってすごい呼吸性アルカローシスなんですね．

違うねん．われわれ，ヒト（哺乳類）の $PaCO_2$ 40mmHg がすごい呼吸性アシドーシスと考えるべきやねん．

え～，私たちのほうが異常なんですか？

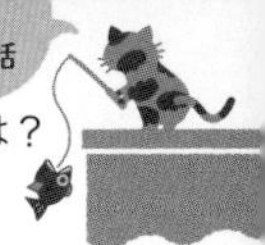

表2-1　種々の脊椎動物の$PaCO_2$

種	$PaCO_2$ (mmHg)
魚	5
カエル	5～15
トカゲ	10～30
ヒ　ト	40

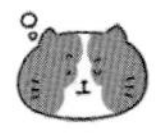

そうや．魚が陸に進出したときに，酸塩基平衡の調節にどのような変化が生じたかを考えたら，わかるはずや．

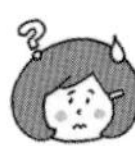

魚が，陸に進出？

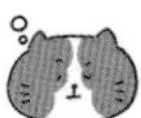

なぜ，魚が陸に進出したんやろか？

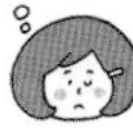

……そこに陸があったから？

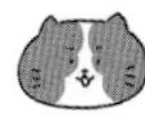

……地球の大気の酸素分圧が低下して，それに伴い海中（水中）の酸素分圧が低下した．そこで，酸素を求めて，陸に進出せざるをえなかったという意見があるんや．

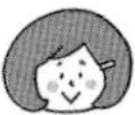

大気中の酸素分圧が低下すると，海中の酸素分圧も低下したんですね．

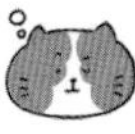

魚の海中・水中での呼吸器官といえば，エラやけれども，エラは酸素分圧が低い水中から酸素を取り込むことに非常に適した器官と考えられているんや．クロリン，呼吸器官に求められる機能ってなんや？

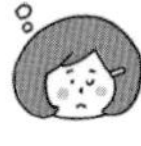

酸素（O_2）を外界から取り込んで，二酸化炭素（CO_2）を吐き出すということですかね？

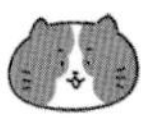

水中のエラにとって，O_2を取り込むことは非常に重要だけれども，CO_2を吐き出すことはあんまり重要ではないんや．O_2を取り込むことには，非常に努力・工夫をしているけど，CO_2は勝手に出ていくということやな．

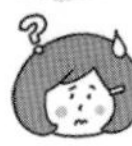
えっ，どういうことですか？

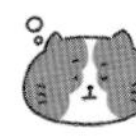
O_2の水への溶解度は低いけど，CO_2は，CO_2として水に溶解するばかりでなく，水と反応して，炭酸 carbonic acid（H_2CO_3）から bicarbonate（HCO_3^-）として，水に溶解するという経路も存在する．せやから CO_2の水への溶解度は O_2と比較して，桁違いに高い（20倍ぐらい溶解する）んや．だから，エラから O_2を取り込む過程で勝手に CO_2が出ていくんやな．
また，水中にいるので，CO_2が皮膚から水中へどんどん溶出していく，という経路もあるんや．

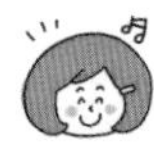
だから，水中の魚類の $PaCO_2$は5 mmHg と自然に低くなるんですね．

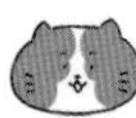
この，エラで呼吸している魚類が陸に移行したらどうなると思う？

CO_2がうまく排泄できなくなって，体内に CO_2が蓄積するということですか？

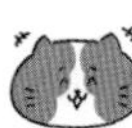
その通り．陸でも短期間生存可能なある種のウナギを，水分の乏しい陸の環境に移すと，大気中は水中より O_2分圧が高いので，口腔粘膜から十分に O_2を取り込むことができて，血液中の O_2分圧はほとんど低下しないそうや．しかし，血液中の CO_2分圧が増加し，血液は酸性に傾くことが知られているんや．

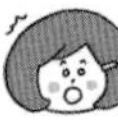
呼吸性アシドーシスになるということですね．じゃあ，このウナギ，陸にはいられませんね．

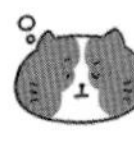
そうでもないんや．陸の環境にて，血液中の CO_2分圧が増加するのに伴い，腎臓から酸である ammonium（NH_4^+）の排泄が増加して，血液の pH の変化を減少させようとするんや．

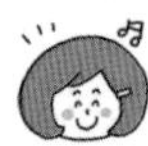
ここで，腎臓が出てくるんですね！

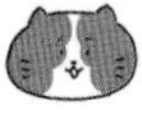
つまり，脊椎動物が，陸へ移行するために克服すべきことの一つに，陸では蓄積しやすい CO_2をいかに排泄させるかということがあげられると，ワイは考

えておるんや．つまり，次の3つが陸上生活には必須ということやな．

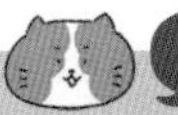

①CO_2を排出させるのに適した換気能力を有した呼吸器系の適応
②体内で生じた CO_2を呼吸器系まで運搬する循環器系の適応
③CO_2は体液中に溶存して強酸である carbonic acid（H_2CO_3）が生じるので，carbonic acid の負荷を緩衝させる機構の適応

2　爬虫類，そして哺乳類へ

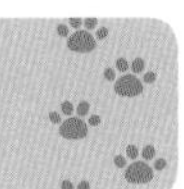

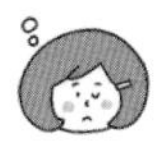

じゃあ，陸での生活を開始したカエルでは $PaCO_2$が5～15mmHg なのは，陸での生活で，CO_2が排泄しづらくなったことを意味するのかな……？

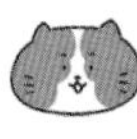

そやな．カエルなどの呼吸器系は，われわれと異なり，胸郭や横隔膜の発達が未熟なんや．特にカエルは，ゲコゲコ鳴いている姿が示しているように，陽圧系の換気システムを採用しており，CO_2の排泄能は高くないんや．でもカエルには，奥の手があるんや．

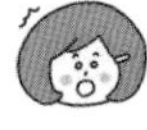

奥の手？

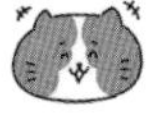

カエルは，水中に移動して，皮膚上皮から CO_2を排泄するということが可能なんや．一部のカエルでは，肺が退化しているものもおるぐらいや．

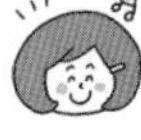

へー，カエルは，水中にある腹部の皮膚から水を再吸収できるって聞いたんですけど（「きどにゃんとゆく！ 水・電解質を学ぶ旅　腎生理がわかれば，水・電解質異常がわかる！」第2話〈p.19〉参照），CO_2も排泄してるんですね．

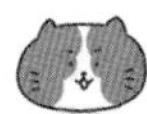

さらに，より陸での生活に適した爬虫類になると，肋骨や横隔膜から構成される胸郭構造が形成され，ヒトと同じ，陰圧呼吸を用いた呼吸器系が完成するんや．

呼吸器系の換気能力が陸での生活に適応するように進化したんやけど，爬虫類は乾燥に強い皮膚をもっているので，両生類のように水中で CO_2 を皮膚から排泄することができないんや．そのため，$PaCO_2$ 10〜30mmHg と上昇してしまうともいえるな．トカゲなどの爬虫類は，この呼吸器系の限界のために，代謝を亢進させることができず，変温動物であるといえるのではないかな．

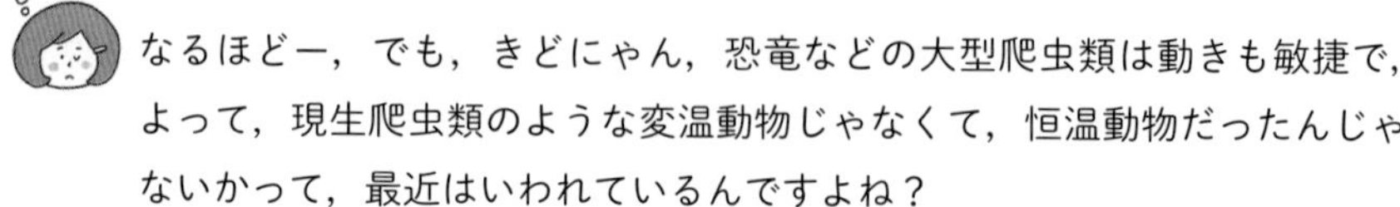

なるほどー，でも，きどにゃん，恐竜などの大型爬虫類は動きも敏捷で，よって，現生爬虫類のような変温動物じゃなくて，恒温動物だったんじゃないかって，最近はいわれているんですよね？

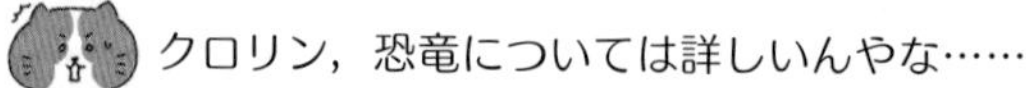

クロリン，恐竜については詳しいんやな…….

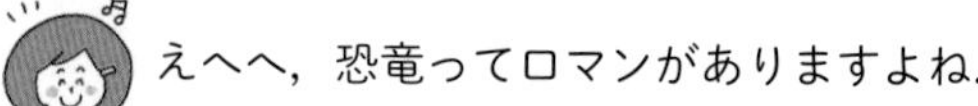

えへへ，恐竜ってロマンがありますよね.

しかし，なかなかええ質問やで.
dermal bone と呼ばれる，皮下に存在する骨組織（頭蓋天井や肩の周囲）を有する爬虫類（正確には，大型初期陸生四肢動物）の化石が見つかっとる．これは，現生の脊椎動物の骨組織とは，構造が少し異なるものなんや．この dermal bone の化石には，小孔が多数存在し，豊富な血流の還流を受けていたのではないかと考えられているんや.

頭部や肩の皮下に骨組織が存在していたんですね．外敵から身を守る鎧みたいな機能を果たしていたんでしょうか？

確かに，鎧のような機能を果たしていたのではないかという意見もあるんやけど，この dermal bone は，CO_2 の酸の負荷を緩衝するアルカリの貯蔵庫として作用していたんではないかという仮説があるんや.

骨組織がアルカリの貯蔵庫ですか……？ あっ，そういえば，慢性腎臓病の病態が進行して代謝性アシドーシスが出現すると，骨組織がアシドーシスを改善させるために溶解するということが，われわれ，ヒトでもいわれていますね．それと同じようなことでしょうか？

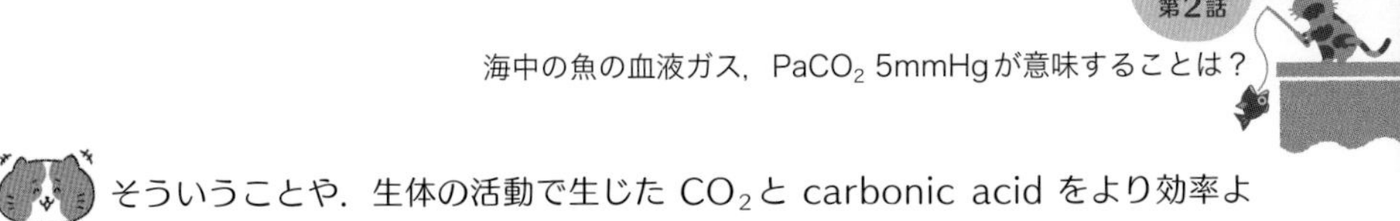

そういうことや．生体の活動で生じた CO_2 と carbonic acid をより効率よく dermal bone で緩衝させるために，dermal bone への循環・毛細血管網が構築されたのではないかといわれているんや．

dermal bone への循環・毛細血管網が構築された……？
あっ，そうか，末梢組織への循環系の確立，全身末梢組織への O_2 の供給増加からの代謝の亢進，これが恒温化につながったんですね．そして恒温化することで，気温の下がる夜間や寒冷地でも活動できるようになったということですね！

しかし，代謝亢進・恒温化はいいことばかりでなく，これは CO_2 の産生が増加することを意味しとる．そして，dermal bone 緩衝系の限界をきたすことになったんや．

う～ん，確かに全身の皮下の骨組織，つまり鎧を着たまま動くことは大変ですよね．

そこで，われわれの祖先は，2つの方法を選択したんや．1つは，全身の代謝を下げ，CO_2 の産生を減らすこと，つまり恒温から変温に戻る選択やな．現生のワニはこの方法を選択したのではないかといわれているんや．そして，もう1つがわれわれ，哺乳類の祖先の選択で，dermal bone に代わって CO_2 から生じる酸を緩衝，もしくは排泄する組織・器官を獲得することや．

酸を緩衝，もしくは排泄する組織・器官の獲得？……あっ，腎臓ですか!?
哺乳類は，酸を緩衝・排泄するために腎臓を使うようになったということなんですね！

その通りや．哺乳類の腎臓は高濾過・高吸収型なのが特徴や．ということは？

ということは……酸に対する重要な緩衝物質である HCO_3^- を腎臓で効率よく再吸収し，そして NH_4^+ の形で，余剰な酸を腎臓から排泄するようになったということですか？

表2-2 酸および塩基の表記

	未電離	電 離	イオンの荷電（+, −）
乳 酸	lactic acid	lactate	anion
尿 酸	uric acid	urate	anion
アンモニア	ammonia	ammonium	cation

そういうことや，クロリン！「陸での生活に適応することは，陸生によって生じた CO_2 排出困難から発生する酸の過剰負荷に対して，どのように対応してきたか，という酸塩基平衡代謝の変化の歴史でもある」といえるんではないかな．そして，この仮説を考える過程で思いついたのが，「生体の酸塩基平衡の変化というのは，物質の生体内外の移動に依存する」ということかな．

CO_2 の排泄は生体にとって酸の負荷になるということですよね．でも，酸塩基平衡に生体内外の物質の移動が関わっているって……（どういうこと？）

それについては，クロリンと初めて会ったときに解説したはずやで？（総論第1話「酸塩基平衡の新しい考え方」p.2参照）

あっ，そうでした！ ちょっとあのときのメモを読み返して復習します！

日本語では，酸 acid や塩基 base の未電離や電離した状態の表記が同じであり，混乱をきたすことになる．せやから本書では，英語で記すことにするで（表2-2）！

Column

酸塩基平衡異常に挑んだ人類の歴史

1952年，デンマーク，コペンハーゲンのとある病院では，ポリオによる呼吸筋麻痺からの呼吸不全の症例が多数入院していた．「鉄の肺」と呼ばれる陰圧呼吸器を装着することでチアノーゼ cyanosis が消失し，酸素化の改善が得られたはずであったが，ほとんどの症例は数日で亡くなってしまう状況であった．そのほとんどの症例で，血漿総 CO_2 濃度（現在の検査の表記として）の上昇がみられ，アルカローシス alkalosis を発症していると判断された．

現在からみれば，呼吸筋麻痺によるⅡ型呼吸不全からの呼吸性アシドーシスが主な病態だと思われるが，なぜ当時は alkalosis と判断されたのだろうか？

それは，当時用いられていた血液ガス測定機械が，現在のものとは異なる原理で血液ガスを測定していたからである．

動物の血液を真空に曝すと血液から気体が放出される，という現象が確認されたことで，血液中に気体が溶存していることが明らかになった（蒸気機関で真空ポンプを作動させた）．そこで，血液中に溶存している気体は何かという分析が始まり，O_2，CO_2 などの気体が血液に溶存していることが明らかになった（血液ガスの存在の確認）．当時の血液ガスの分析方法は，血液に，O_2 であれば ferricyanide，CO_2 であれば酸を投与して，血液から気体として放出される O_2，CO_2 を検出して定量するものであった．

この血液ガスの検討とは別に，18～19世紀には血液中にアルカリが存在していることが判明し，呈色反応でその存在が確認できるようになった．Bence Jones タンパクにその名前を残す Henry Bence Jones は，食事の際の胃酸の分泌に伴い，血液のアルカリが増加することを見いだしている．また，激しい下痢を起こすコレラの症例において，下痢によってアルカリが消失し，血液が酸性となることが知られるようになった（O'Shaughnessy）．これらの症例の血液中の CO_2 を前述の方法で検出すると，CO_2 が減少していることが判明し，血液中 CO_2 は血液中のアルカリと関連していると考えられるようになった．

この考え方は，

$CO_2 + H_2O \leftrightarrows H_2CO_3 \leftrightarrows H^+ + HCO_3^-$

の反応式にある，血液中の強酸である H_2CO_3 の存在に当時の人々が気がついていなかったことに起因しているようである．

一方，生理学の基礎医学的分野においては，20世紀初頭に Henderson が，血液が多量の酸を中和する能力を有することを見いだした．このことから血液中の CO_2，H_2CO_3，HCO_3^- の反応式を想定し，これらの血液中の酸，アルカリとしての作用から，

Henderson 式

$H^+ = K(H_2CO_3/HCO_3^-)$

（K：平衡定数）

を導き出した．

血中 proton（H^+）濃度が，正常では40nmol/L であることから，対数を用いた Henderson-Hasselbalch 式

$pH = pK_a + \log([HCO_3^-]/(\alpha \times PCO_2))$

も提唱されるようになった（1922年）．

それと同じ頃，現在のわれわれ医療者が使う酸・塩基の定義，つまり酸は溶液中で H^+ を放出するもの，アルカリは H^+ を受け取るもの（Acid = Base + H^+）という定義も提唱されるようになった（J. N. Brønsted, 1923）．

米国の Donald D. Van Slyke は，血液中に溶存する気体の分析方法，つまり血液ガス測定器の開発を進め，血液（正確には血漿）から放出される気体を分析する機械を開発して，臨床検査機器として使用できるようにした（1930～1960年代）．

以上のことから，1952年のデンマーク，コペンハーゲンでは，Van Slyke が開発した血液ガスの機械を用いて，血漿総 CO_2（CO_2，H_2CO_3，HCO_3^- を含む）を測定し，その値の上昇をみて，alkalosis を発症していると判断するに至ったのであろう．

その後，病院では症例検討会が行われた．この症例検討会に参加した麻酔科医の Ibsen は，呼吸不全の症例でみられる血漿総 CO_2 濃度の上昇は，主に CO_2 の蓄積であり，alkalosis よりもアシドーシス acidosis になっていると主張した．そこで，患者の血液を37℃の温度下で pH 電極を用いて測定すると，血液は酸性になっていることが判明した．よって，これまで，alkalosis と考えられていた病態は，CO_2 蓄積による acidosis であるとわかったため，患者の気管を切開してチューブを挿入し，用手的に肺に陽圧を加えて人工換気を行うと，ただちに血漿総 CO_2 濃度の低下がみられ，患者の病態の改善を得ることができた．その後コペンハーゲンでは医学生まで動員し，この用手的陽圧人工呼吸療法を行うことで，ポリオの呼吸筋麻痺による死亡率は激減した．このとき医師たちは，血液の pH を電極法で実測し，Van Slyke の機械から血漿総 CO_2 濃度を得て，Henderson-Hasselbalch 式に基づいたモノグラムから $PaCO_2$ の計算値を得て，人工呼吸の調節を行っていた．

以上のコペンハーゲンでのポリオの呼吸不全の治療が，ICU の礎になったばかりでなく，現在の血液ガスの機械の開発・酸塩基平衡の考え方の原点になったというが，具体的にはどういうことだろうか？

用手的陽圧人工呼吸療法に自らも参加していた Astrup は，もっと容易に $PaCO_2$ を測定する方法はないかと考えていた．彼は，PCO_2 10～100mmHg では，

PCO_2の対数とpHが直線的に変化することから，血液検体を既知の2つの濃度のCO_2と37℃の条件下で平衡させおのおののpHを測定した検定線から，検体のPCO_2が測定できることを見いだした（平衡法）．さらに，検体と正常血液との検定線の偏位が検体の血液中のアルカリ量の増減をあらわすことから，Astrupは検体を37℃・PCO_2 40mmHg条件下で平衡させたときの血漿総CO_2濃度，つまりHCO_3^-濃度を標準HCO_3^-濃度と呼び，呼吸性の要因を除いた血液中の塩基量の指標となることも提唱した．これらの考え方が，後に，Ole Siggaard-Andersenによる代謝性酸塩基平衡状態の指標としてのbuffer base，base excessモノグラムの開発につながった（buffer base，base excessは，全血中の塩基，Hbも含む概念である）．

さらに，Astrupの平衡法を用いた自動血液ガス測定装置が世界で初めてコペンハーゲンにおいて開発された（ラジオメーター社による）．この機械は，pH電極で検体のpHを，平衡法でPCO_2を測定するものである．そして，HCO_3^-濃度は，Henderson-Hasselbalch式から計算するもので，現在の血液ガスの機械に近いものである（ベテランの医師が血液ガスの測定をAstrupと呼ぶのはこのためである）．

その後，PO_2を測定する酸素電極，PCO_2を測定する二酸化炭素電極が開発され，現在血液ガスの機械としては，pH，PO_2，PCO_2を電極で実測するものが中心に世界中の医療機関で使われるようになった．

これは筆者の私見であるが，pH，PO_2，PCO_2の測定，さらにbase excessの計算と血漿総CO_2濃度，つまりHCO_3^-濃度の測定は，おのおの由来が異なるのだが，最近，特にわが国においてこの由来の違いが理解されていないことが，酸塩基平衡異常の検査における混乱・誤解につながっているように思う（例えば血液ガスの機械では，HCO_3^-濃度は推測値であることを知らない，actual base excessとstandard base excessとの相違を無視している，臨床検査で血漿総CO_2濃度が広まらない，など）．

（注：このコラムの内容は，酸塩基平衡異常の臨床に関する歴史について述べているが，現在の酸塩基平衡異常に関する知識の習得に役立つをことを主眼に述べており，実際の歴史と異なる部分があることをご容赦いただきたい．）

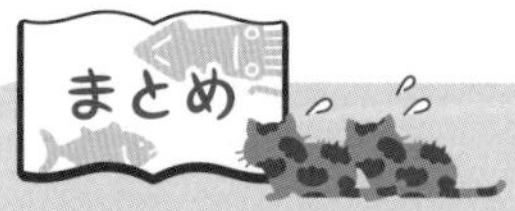

- 哺乳類は，酸を緩衡・排泄するために腎臓を使うようになった．
- 生体の酸塩基平衡の変化は，物質の生体内外の移動に依存するといえる．

文　献

1) Janis CM, Napoli JG, Warren DE: Palaeophysiology of pH regulation in tetrapods. Philos Trans R Soc Lond B Biol Sci 375: 20190131, 2020. PMID: 31928199

2) Janis CM, Devlin K, Warren DE, et al.: Dermal bone in early tetrapods: a palaeophysiological hypothesis of adaptation for terrestrial acidosis. Proc Biol Sci 279: 3035-3040, 2012. PMID: 22535781

本章は，文献 1，2 に筆者が着想を得て，医療者が酸塩基平衡異常を理解するのに有用な知識を得るために執筆したものである．よって，考古学的，進化学的に不正確な記載も含まれているが，読者には，この点を了解いただきたい．

3) Severinghaus JW, Astrup P, Murray JF: Blood gas analysis and critical care medicine. Am J Respir Crit Care Med 157: S114-S122, 1998. PMID: 9563770

4) Kofstad J: 100 years of blood gas and acid base analysis in clinical medicine. 〈https://acutecaretesting.org/en/articles/100-years-of-blood-gas-and-acid-base-analysis-in-clinical-medicine〉(2021 年 4 月アクセス)

5) 吉矢生人，森隆比古（訳）: 生理学の夜明け．血液ガスと酸塩基平衡の歴史．真興交易医書出版部，1989．

Astrup P, Severinghaus JW による“The history of blood gases, acids and bases”の翻訳である．

第3話

酸塩基平衡異常の臨床に最低限必要な化学の知識

魚からヒトへの進化の過程を学ぶことで，クロリンは酸塩基平衡についてだんだんと理解が深まってきました．
そんなある日，帰宅したクロリンのもとにきどにゃんから1通の手紙が届いていました．

今回のポイント！

- 酸塩基平衡を理解するために，水素イオン（proton〈H^+〉）とその表示（pH），buffer について学ぼう．

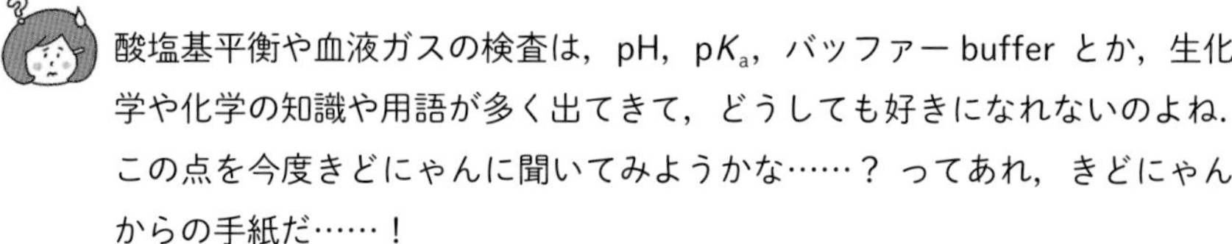

酸塩基平衡や血液ガスの検査は，pH，pK_a，バッファー buffer とか，生化学や化学の知識や用語が多く出てきて，どうしても好きになれないのよね．この点を今度きどにゃんに聞いてみようかな……？ ってあれ，きどにゃんからの手紙だ……！

クロリンのことやから，今頃生化学や化学の知識のことで困っとるんやないかと思ってな．この手紙で「本書を理解するための，酸塩基平衡異常の臨床に最低限必要な化学の知識」を解説するから，しっかり理解するんやで！

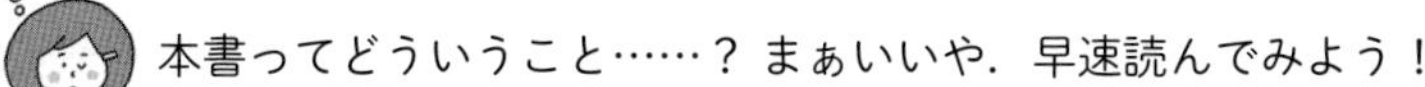

本書ってどういうこと……？ まぁいいや．早速読んでみよう！

1　体液の意味

生体の主たる構成物質は水であり，種々の溶質が水に溶解した状態である体液として存在している．体液は主に，細胞内液 intracellular fluid（ICF）と，細胞外液 extracellular fluid（ECF）の２つの分画に存在している．ECF はさらに，血管内に存在する血漿 blood plasma と，血管外に存在する間質液 interstitial fluid に分けられる．体液内に存在する溶質は分子として存在するが，電荷を帯びて溶解している分子をイオンと呼ぶ（陽性に荷電しているものを cation，陰性に荷電しているものを anion と呼ぶ）．検査で溶解している分子の量を測定するときは，濃度で表示されることが多い．体液中で電離することから，これらの分子を電解質 electrolyte と呼ぶこともある．

2　電気的中性の法則

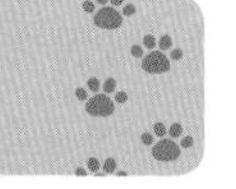

すべての体液は，溶解している分子の陽性の荷電と陰性の荷電が等しく，体液全体は荷電していないという電気的中性の法則 electroneutrality principle に従う（荷電している状態を維持するのには，非常に多量のエネルギーが必要である）．体内で分画されている ICF，ECF もそれぞれ，電気的中性の法則に従って存在している．

3　H^+の重要性

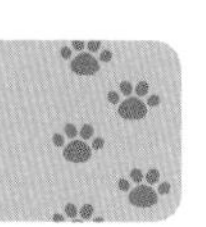

体液中の H^+濃度が相対的に高いものを酸性 acidic，相対的に低いものをアルカリ性 basic と呼ぶ．**表3-1**に示すように，H^+濃度は他の体液中の電解質濃度と比較して非常に低い（pH7.4のとき40nmol/L）が，H^+は分子が非常に小さいことから体積当たりの陽性荷電が強く，また溶液中での運動性も高いことから，体液中の大きな分子（特にタンパク質）の陰性荷電に結合しやすい．

表3-1　H^+濃度とpHの関係

pH	$[H^+]$, nmol/L
7.80	16
7.70	20
7.60	26
7.50	32
7.40	40
7.30	50
7.20	63
7.10	80
7.00	100
6.90	125
6.80	160

(Rose BD, Post TW: Clinical physiology of acid-base and electrolyte disorders. 5th edition. McGraw-Hill, 2000より)

タンパク質の荷電の変化は，三次構造を変化させることから，タンパク質の機能を変容させうる．よって，酵素などとして作用するタンパク質の機能の調節に体液の H^+濃度の変化が重要となる．つまり，生体は，体液中の H^+濃度の変化に非常に感受性が高いといえる．

4　H^+濃度の表示(pH)

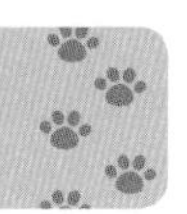

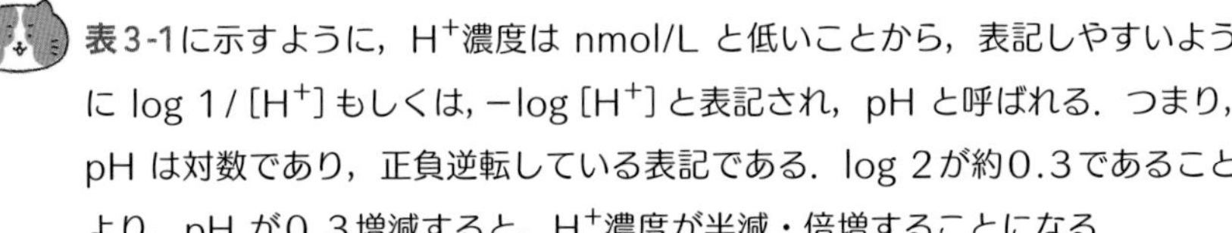

表3-1に示すように，H^+濃度は nmol/L と低いことから，表記しやすいように $\log 1/[H^+]$ もしくは，$-\log[H^+]$ と表記され，pH と呼ばれる．つまり，pH は対数であり，正負逆転している表記である．log 2が約0.3であることより，pH が0.3増減すると，H^+濃度が半減・倍増することになる．

5　酸と塩基

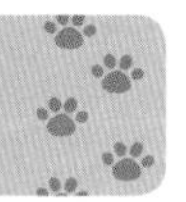

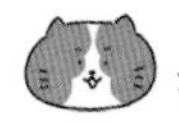

溶液（体液中）において，酸 acid は H^+を放出する物質，塩基 base は H^+と結合する物質と定義される．また，acid は溶液中で H^+濃度を上昇させ pH を減少させる物質，base は溶液中で H^+を減少させ pH を増加させる物質ともいえる．

（これは，Brønsted-Lowry の定義で，弱酸などが多い生体内の酸塩基平衡について説明するのに適しているとされている．他にも，acid，base については複数の定義がある．例えば Arrhenius による，水を電離させて H^+を増やすものが acid，OH^-を増やすものが base という定義もある．）

acid の中で，水溶液中で完全に電離するものを strong acid，不完全に電離するものを weak acid と呼ぶ．weak acid は，電離した状態（$H^+ + A^-$）と電離していない状態（HA）で溶解していることになる．acid の溶液中の電離のしやすさの指標として，解離定数 K があるが，大きな数字となるので，pH と同様に，pK として表記される．よって，pK が小さいほど strong acid であり，逆に大きいほど weak acid となる．

base に関しては，acid と同様に，電離の状態で strong，weak に分けられ，pK に関しては逆に考えることになる．

6　buffer，ルシャトリエの原理

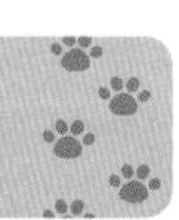

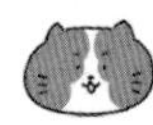

weak acid は溶液中に，HA と $H^+ + A^-$の状態で平衡状態で溶解している（HA，A^-は weak acid であることから，状況に応じて H^+と結合し，base にもなりうるので，共役塩基 conjugated base とも呼ばれる）．weak acid を含む溶液中において，weak acid と conjugated base は平衡状態で存在し，ルシャトリエの原理 Le Chatelier's principle によれば，これらは H^+などの濃度の変化を少なくする方向に平衡状態を変化させる作用を有していると考えられている．よって，溶液に strong acid や strong base を加えても，weak acid と conjugated base は，H^+濃度の変化が少なくなる

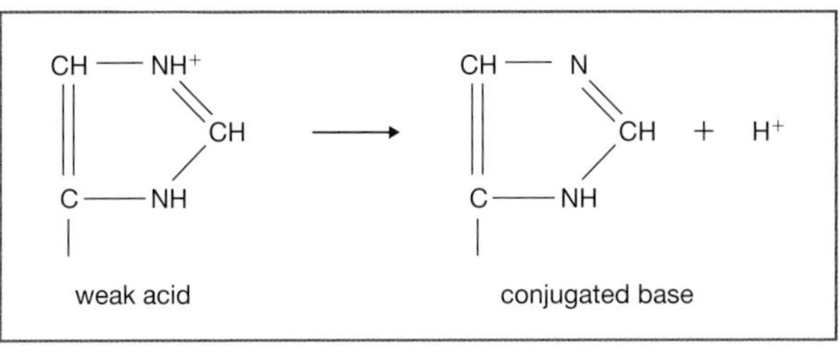

図3-1　ヒスチジンのイミダゾール環の電離

方向に作用する，いわゆる pH 変化の緩衝作用を有すると考えられ，buffer と呼ばれることがある．

例えば，血液中で代表的な weak acid は血清アルブミンやヘモグロビンである．これらのタンパク質は，イミダゾール環を有するヒスチジン histidine を有しており，weak acid，buffer として作用する（図3-1）．

buffer として最大の効果を有するのは，buffer（weak acid，weak base）の pK の±1.5の溶液の pH においてである．

きどにゃん，手紙だと関西弁じゃなくなるんだ…….
生化学とか化学って難しくて苦手だったけど，だんだんわかってきたかも．
酸塩基平衡についてももっと理解したいし，頑張って勉強するぞー！

Column

炭酸 carbonic acid は，弱酸ではないのか？

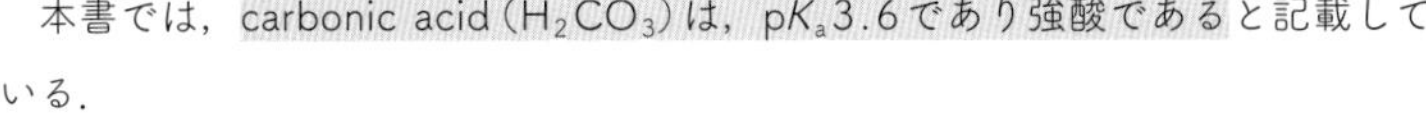

本書では，carbonic acid（H_2CO_3）は，pK_a3.6であり強酸であると記載している．

しかし，生体内の基本的な buffer であり，carbonic acid の conjugated base である bicarbonate（HCO_3^-）との平衡を示し，生体内の酸塩基平衡の状態を表す Henderson-Hasselbalch 式では，

$$pH = 6.1 + \log[HCO_3^-]/[H_2CO_3]$$

と，H_2CO_3 は pK_a 6.1 と弱酸であることが示されている．

元来，H_2CO_3は体液内で次のような化学反応で生じる．

$CO_2 + H_2O \rightleftarrows H_2CO_3 \rightleftarrows H^+ + HCO_3^-$　（**式1**）

式1の最初の反応が著しく左に偏っており，体液中ではほとんどがCO_2の形で存在することから，見かけ上，pK_aが6.1と弱酸のようにふるまうとされている．

CO_2やHCO_3^-の代謝に重要な役割を演じている赤血球・肺胞・尿細管上皮細胞などにおいて，炭酸脱水酵素 carbonic anhydrase が存在し，この最初の反応

$CO_2 + H_2O \rightleftarrows H_2CO_3$

を促進させる触媒・酵素として作用することから，**式1**の経路が，体液中で buffer として重要な役割を演じるのに寄与していると考えられている．

生理学の歴史上，**式1**のH_2CO_3の存在の周知には時間がかかった．この強酸であるH_2CO_3の存在が無視されてきたことが，臨床上の問題（ポリオの呼吸筋麻痺による呼吸性アシドーシスを，最初はアルカローシスと誤解していたこと）を引き起こすことになったのである（p.17の Column を参照）．

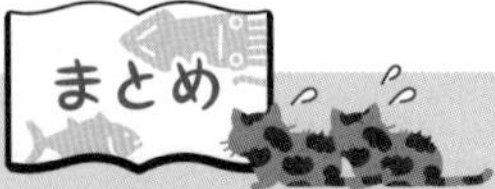

- 生体は，体液中のH^+濃度（対数である pH で表される）の変化に非常に感受性が高い．
- 酸 acid はH^+を放出する物質，塩基 base はH^+と結合する物質と定義され，それぞれ水溶液中で完全に電離するものを strong acid/base，不完全に電離するものを weak acid/base と呼ぶ．
- weak acid と共役塩基 conjugated base は pH 変化の緩衝作用を有し，buffer と呼ばれる．

文　献

1) Abelow B: The Painless Guide to mastering clinical acid-base. 2016

第4話
酸塩基平衡異常の理解に役立つ呼吸生理

きどにゃんからの手紙で，酸塩基平衡異常の臨床に必要な知識を学んだクロリン．
数日後，クロリンの前にふらっときどにゃんが現れました．

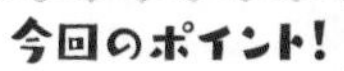

- 酸塩基平衡を理解するために，呼吸生理も理解しよう．
  換気を調節する化学受容器 chemoreceptor，肺胞における O_2 と CO_2，血液の O_2 運搬能，CO_2 運搬能，換気血流比 ventilation-perfusion ratio ($\dot{V}/\dot{Q}$) が O_2，CO_2 の血液中の分圧や血液の運搬能に及ぼす影響について学ぼう．
- 体内の代謝で最も多く産生される酸である CO_2 の運搬について理解しよう．

さあクロリン．これから酸塩基平衡異常の臨床に役立つ呼吸生理の勉強をしようか！

え～，腎生理だけでも難しそうなのに，呼吸生理も勉強する必要があるんですか？

組織への適切な酸素化は，代謝（好気的代謝）に必要なものであり，末梢組織の低酸素症は嫌気的代謝による乳酸アシドーシスの原因になること，さらに，生体内で最も多く産生される酸は肺胞での適切な換気が行われないと排泄されない CO_2・炭酸 carbonic acid であること，酸塩基平衡の状態の解釈に必要な検査の一つである血液ガスの示す指標のほとんどは呼吸に関するもの（表4-1）であることなどから，酸塩基平衡異常の臨床には呼吸生理の知識は必須なんや.

（低酸素血症は，血液の酸素運搬量の低下を指す．原因として PaO_2 の低下〈表4-2〉，ヘモグロビン hemoglobin〈Hb〉量の低下，Hb の酸素結合能の低下〈異常 Hb 症，CO 中毒，メトヘモグロビン血症など〉がある．低酸素症は，組織への酸素運搬が不十分で好気的代謝が維持できない状態を指し，

表4-1　血液ガスの結果が示すphysiological processとその結果の解釈に必要な方程式equation

equation	physiological process
1. $PaCO_2$ equation $PaCO_2$ = CO_2産生量（VCO_2）× 0.863/ 肺胞換気量（VA） $PaCO_2$は，肺胞の換気の指標になる. CO_2産生量の増加で $PaCO_2$が増加することは少ない.	肺胞換気 alveolar ventilation
2. alveolar gas equation PAO_2（肺胞内酸素分圧）= PIO_2（吸入気酸素分圧）− 1.2（$PaCO_2$） PaO_2と PAO_2の比較（A-a DO_2）が，肺胞と血液の酸素交換の指標となる. （筆者は，A-a DO_2より，Five Times Rule（p.103参照）を使用している.）	酸素化 oxygenation
3. oxygen content equation 血液の酸素運搬量 CaO_2（血液の酸素運搬量）= Hb に結合している酸素量＋血漿に溶解している酸素量＝（Hb × 1.34 × SaO_2）＋（0.003 × PaO_2） SaO_2，Hb 酸素飽和度はオキシメトリーで実測した値. 末梢組織の酸素の運搬のほとんどは，Hb に依存している.	酸素化 oxygenation
4. Henderson-Hasselbalch 式 pH = p*K* + log（HCO_3^- / 0.03 × $PaCO_2$） HCO_3^-濃度は，血液ガスの機械が提示するものは計算値である.	酸塩基平衡 acid-base balance

（Martin L: All you really need to know to interpret arterial blood gases. 2nd edition. Lippincott Williams & Wilkins, 1999より作成）

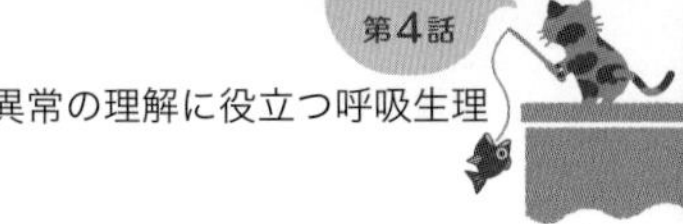

表4-2　PaO_2低下の要因

PaO_2低下の要因	$PAO_2 - PaO_2$
非呼吸性	
右左シャント	増加
吸入酸素分圧低下	正常
肺に戻る静脈の血中酸素分圧低下	増加
呼吸性	
低換気（$PaCO_2$の増加）	正常
肺胞拡散障害	増加
換気・血流 imbalance	増加

CO_2は，O_2より20倍水に溶解可能なことから，肺胞での拡散障害や血流量の増加の影響を受けづらく，肺胞での換気のみが，$PaCO_2$に影響を及ぼす．

(Martin L: All you really need to know to interpret arterial blood gases. 2nd edition. Lippincott Williams & Wilkins, 1999より作成)

末梢組織への酸素運搬能の低下〈低酸素血症と末梢への血流不全〉の他に，組織が酸素を利用できなくなる状態がその原因となる）

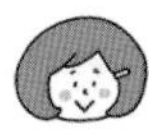

うっ……言われてみれば確かにそうですね．頑張ります…….

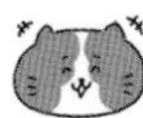

ワイも呼吸生理は非常に難しいと思っているから，ここでは酸塩基平衡の臨床に最低限必要なものだけを勉強しようか．

1　酸塩基平衡の臨床に最低限必要な呼吸生理

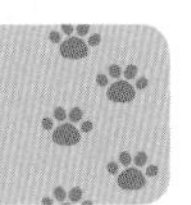

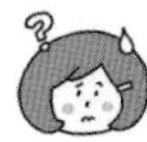

最低限必要なもの？

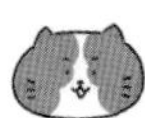

そうや．とりあえずは，この4つやな．

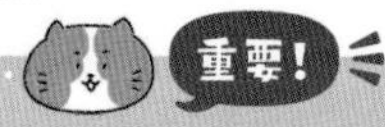

①換気を調節する chemoreceptor
②肺胞における O_2 と CO_2
③血液の O_2 運搬能，CO_2 運搬能
④$\dot{V}/\dot{Q}$ が，O_2，CO_2 の血液中の分圧や血液の運搬能に及ぼす影響

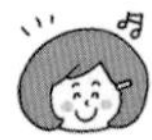
4つだけでいいんですか？ それならなんとか頑張れそうです！

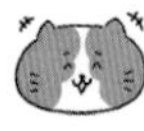
ほな，順番にみていこか．とりあえず内容を掴んでほしいから，真面目に解説するで．

換気を調節する chemoreceptor

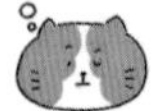
換気を調節する chemoreceptor は，橋や延髄の呼吸中枢に存在する中枢性 chemoreceptor と，頸動脈や大動脈弓に存在する末梢性 chemoreceptor がある．chemoreceptor は動脈血の PCO_2，PO_2，pH の変化を感受して換気を調節している．実際，PCO_2 の増加は直線的に換気量を増加させる（pH の低下が伴えばさらに換気量は増加し，逆に pH が上昇すると換気量は減少する）が，PO_2 は 60 mmHg 未満にならないと換気の増加はきたさないとされている．

中枢性 chemoreceptor は，PCO_2，pH の変化に反応するが，PO_2 には反応せず，PCO_2 の変化に対する換気調節の約 80％ を担っているとされる．一方，末梢性 chemoreceptor は，PCO_2，PO_2，pH の変化を感受しているが，主たるものは PO_2 の変化であり，PCO_2 の変化に対する換気調節の約 20％ 程度に関わっているとされている．

中枢性 chemoreceptor に関して注意すべきことは，血液中の proton（H^+）や bicarbonate（HCO_3^-）は，血液脳関門 blood brain barrier を容易に通過することができず，通過が容易な血液中の CO_2 の影響を受けやすいということである（図 4-1）．

肺胞における O_2 と CO_2

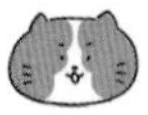
肺胞における O_2 と CO_2 の拡散は，肺胞気の分圧（PAO_2，$PACO_2$）と肺胞

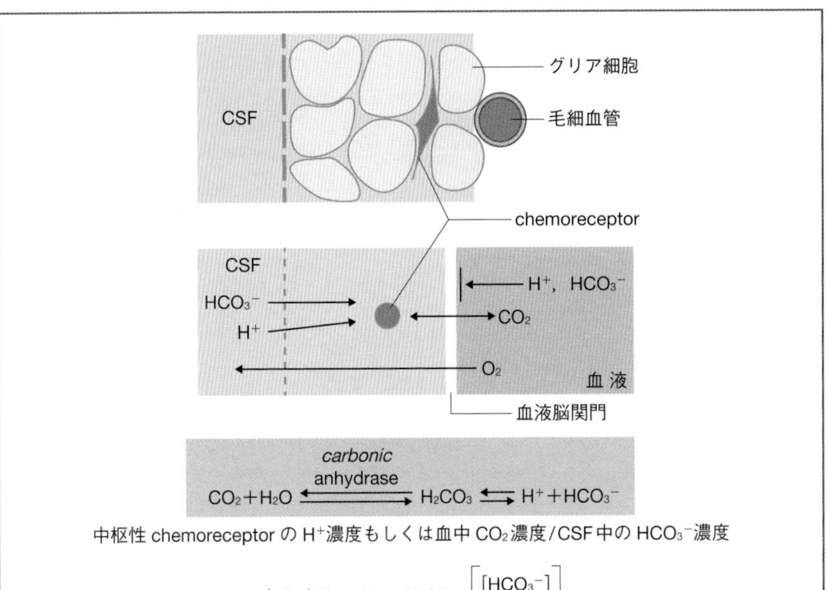

図4-1　中枢性chemoreceptor周囲のCSFのpHの変化

血液脳関門の特性から，中枢性chemoreceptor周囲の脳脊髄液cerebrospinal fluid（CSF）のpHは，血液中のCO_2の影響を受けやすい．このことは，血液のH^+やHCO_3^-の変化が最初に生じる代謝性のアシドーシス・アルカローシスでは呼吸代償がただちに生じないということを意味する．
さらに，血液脳関門に囲まれている中枢全体を考えてみても，血液中のCO_2の変化がまず生じる呼吸性アシドーシス・呼吸性アルカローシスのほうが中枢神経系のpHの変動が大きいことを意味する．よって，中枢性chemoreceptorが，血液中のCO_2の変化を主に感受して換気の調節を行っていることは合目的である．

（Ward JPT, Linden RWA: Part 4 The respiratory system. Physiology at a Glance. 4th edition. Wiley-Blackwell, 2017より作成）

に流入する血漿中の気体の分圧差（混合静脈血，上大静脈血・下大静脈血・冠静脈血の三者が混合されたもので，PvO_2，$PvCO_2$に近似される）に応じて行われる（図4-2，3）．よって，血液ガスで測定する動脈血 PaO_2，$PaCO_2$は，血漿中にガスとして溶解している気体である O_2と CO_2を測定するものであることから，肺胞気や肺胞での O_2の拡散などの状態を知る指標となりうる（図4-3）．

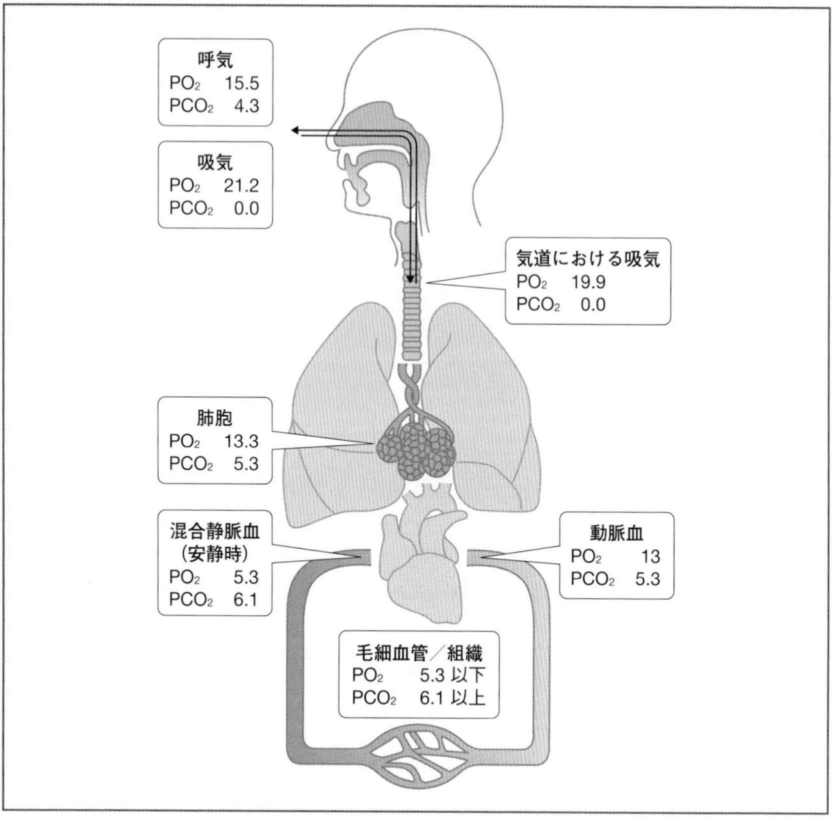

呼気
PO_2　15.5
PCO_2　4.3

吸気
PO_2　21.2
PCO_2　0.0

気道における吸気
PO_2　19.9
PCO_2　0.0

肺胞
PO_2　13.3
PCO_2　5.3

混合静脈血（安静時）
PO_2　5.3
PCO_2　6.1

動脈血
PO_2　13
PCO_2　5.3

毛細血管／組織
PO_2　5.3 以下
PCO_2　6.1 以上

図4-2　気道と血液中のO_2とCO_2分圧

単位はpK_a × 7.5 mmHg，正常若年男性の代表値である．
PIO_2とPAO_2の差は，主に体内での水蒸気の分圧によるものである．PAO_2とPaO_2差は，生理的な右左シャントによる．肺胞気と呼気の差は，死腔換気によるものである．

（Ward JPT, Linden RWA: Part 4 The respiratory system. Physiology at a Glance. 4th edition. Wiley-Blackwell, 2017より作成）

● 血液の O_2運搬能，CO_2運搬能

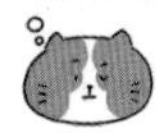

肺胞で血液中で取り込まれた O_2が末梢組織に運搬され，そして末梢組織で代謝により生じた CO_2が肺胞で換気排泄されないと酸塩基平衡異常が発症することから，血液がどのように O_2・CO_2を運搬しているかを知ることは呼吸生理として重要である（図4-4，5）．

表4-1の oxygen content equation から自明のように，血液の酸素運搬の

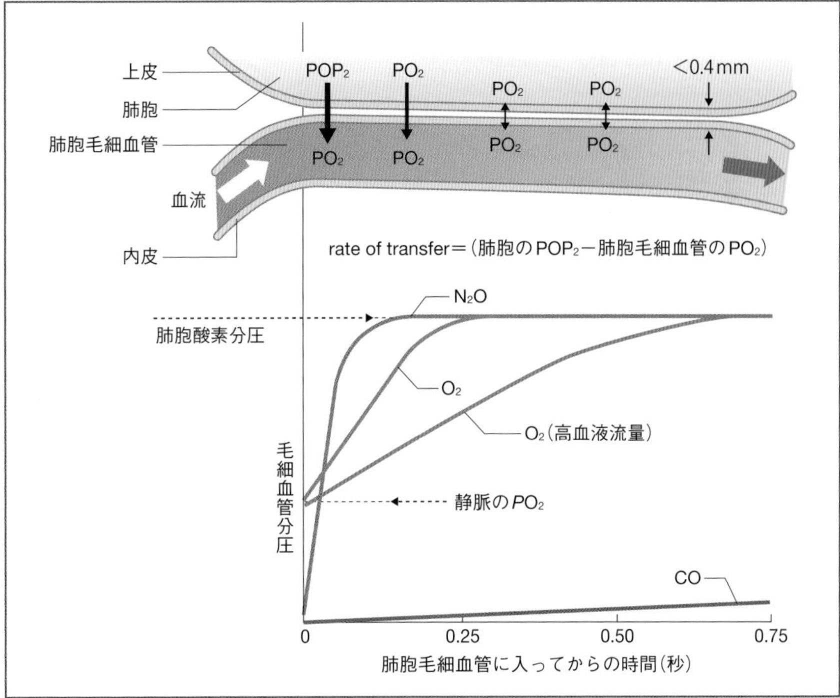

図4-3　肺胞での拡散

肺胞での気体の拡散は，肺胞気と血漿に溶解している気体の分圧差で生じる．肺胞と肺胞毛細血管の間の間隙には細胞外液が存在する．CO_2はO_2と比較して，液体への溶解度が20倍多いことからより拡散しやすく，肺胞の状態や肺胞への血流量の影響をほとんど受けず，CO_2の拡散は肺胞気のCO_2分圧を決定する換気の状態（大気中のCO_2分圧は非常に低いことから）のみに依存する．一方，O_2の拡散は，肺胞の状態や肺胞への血流の影響を受ける（血流が増加すると拡散に時間がかかる）．

（Ward JPT, Linden RWA: Part 4 The respiratory system. Physiology at a Glance. 4th edition. Wiley-Blackwell, 2017より作成）

ほとんどをHbが担っており，PaO_2はHbの酸素飽和度（SaO_2）の決定因子として重要である（**図4-4**）．**図4-4A**からわかるように，PaO_2約60 mmHgより，PaO_2が増加してもそれほどSaO_2が上昇しないことも臨床的に重要である．また，PaO_2が正常でも血液の酸素運搬量が低下し，低酸素症になる病態があることも理解すべきである（**図4-4B**）．

血液のCO_2運搬能は酸素より多く，PCO_2の変化に対して，直線的な正比例の関係で増減する（**図4-5**）．

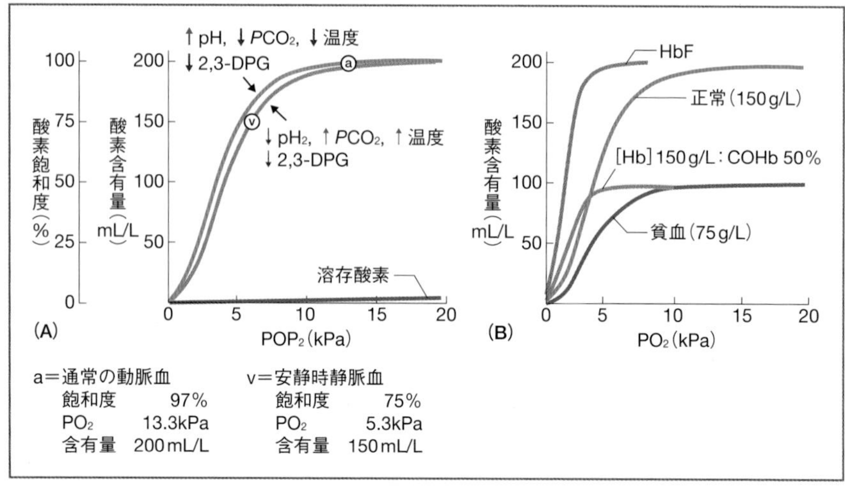

図4-4　血液のO_2運搬能

A：Hbの酸素飽和曲線．Hbが正常な状態を示す．PaO_2は，SaO_2の決定因子として重要である．SaO_2の実測はオキシメトリーでのみ可能なことに注意すべきである．
Hbの飽和曲線を左右に変化させるpH，PCO_2，温度，2,3-diphosphoglycerate (2,3-DPG)などは，効率のよい肺胞での酸素化や末梢組織でのO_2の遊離に必要である．
B：Hbの状態による血液のO_2運搬能の変化．胎児型Hb (HbF) は，酸素飽和曲線が左にシフトする．これは，PaO_2が低い胎盤の環境に適したものといえよう．Hbの減少による貧血は，PaO_2が正常でも血液のO_2運搬能が減少する．COは，O_2と比較してより強固にHbに結合することからO_2がHbに結合できなくなり，O_2運搬能が減少する．HbのO_2結合に重要であるヘモ鉄が酸化されるメトヘモグロビン血症も，O_2運搬能が減少する．これらのHbの異常も，オキシメトリーでないと検出できない．

(Ward JPT, Linden RWA: Part 4 The respiratory system. Physiology at a Glance. 4th edition. Wiley-Blackwell, 2017より作成)

● $\dot{V}/\dot{Q}$ が O_2，CO_2の血液中の分圧や血液の運搬能に及ぼす影響

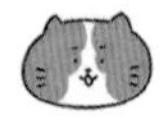

ほとんどすべての呼吸器疾患は $\dot{V}/\dot{Q}$ の異常をきたすので，$\dot{V}/\dot{Q}$ の変化が O_2，CO_2の血液中の分圧や血液の運搬能に及ぼす影響を知ることが重要である．

血流より換気が増加した肺胞（$\dot{V}/\dot{Q}$ の増加した状態）は，換気が増した状態と考えられ，PaO_2の増加，$PaCO_2$の減少をきたす．一方，換気より血流が増加した肺胞（$\dot{V}/\dot{Q}$ の減少した状態）は，換気が減少した状態と考えられ，PaO_2の減少，$PaCO_2$の増加をきたす．

2つの状況の肺胞が混合して存在していると，O_2，CO_2の血液中の分圧や血液の運搬能は当然，血流の多い肺胞での変化の影響を受けやすい（図4-6）．この血流の多い肺胞の影響を緩和するために，低酸素血症が存在するときに，肺

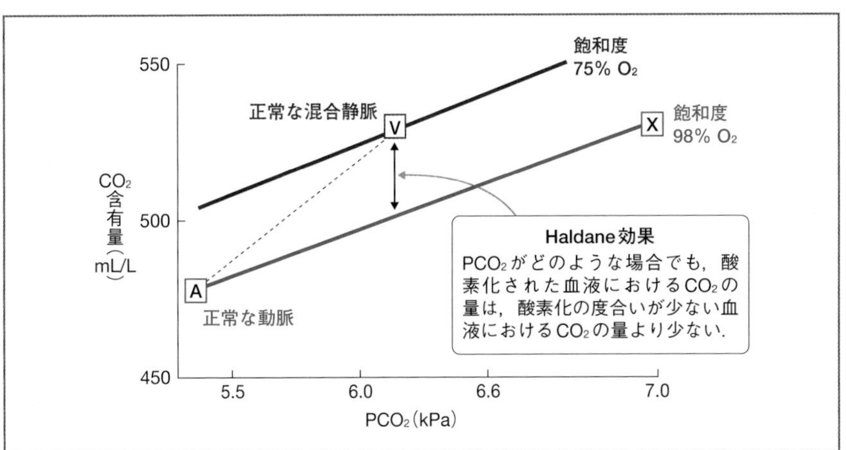

図4-5　血液のCO_2運搬能

CO_2の血液運搬能が，より酸素化された血液において減少することをHaldane効果と呼ぶ．O_2の血液運搬能(200 mL/L前後)より，CO_2の血液運搬能(450～550 mL/L)のほうが大きい．

(Ward JPT, Linden RWA: Part 4 The respiratory system. Physiology at a Glance. 4th edition. Wiley-Blackwell, 2017より作成)

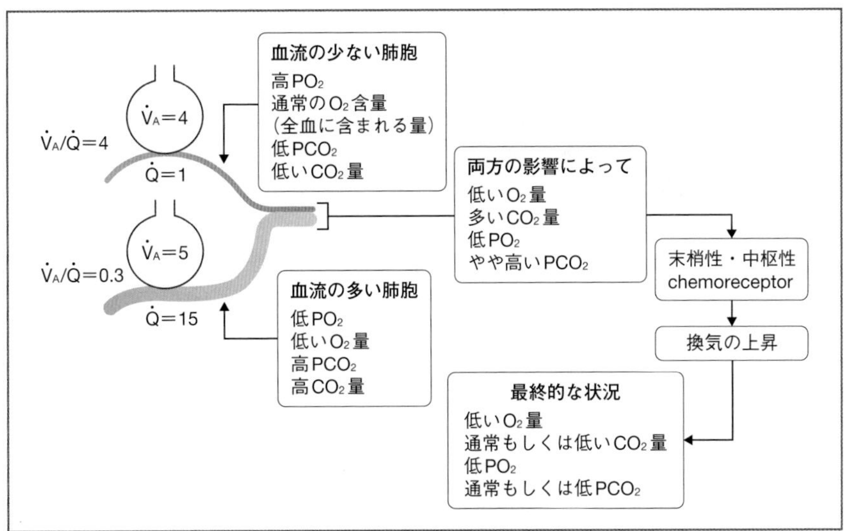

図4-6　$\dot{V}/\dot{Q}$が，動脈血PaO_2，$PaCO_2$に及ぼす影響
($\dot{V}/\dot{Q}$が高い肺胞と$\dot{V}/\dot{Q}$が低い肺胞からの血液が混合された場合)

血流の多い肺胞の影響が大きいことが示されている．

(Ward JPT, Linden RWA: Part 4 The respiratory system. Physiology at a Glance. 4th edition. Wiley-Blackwell, 2017より作成)

胞への血流を減少させる hypoxic pulmonary vasoconstriction が生じるとされる．よって，低酸素血症を改善させるための酸素投与が，この hypoxic pulmonary vasoconstriction を解除し，$\dot{V}/\dot{Q}$ を減少させることに注意すべきである．この酸素投与による $\dot{V}/\dot{Q}$ の減少は相対的な換気能の低下を意味し，もともと換気能が障害されている慢性閉塞性肺疾患 chronic obstructive pulmonary disease（COPD）の状態において，酸素投与による $\dot{V}/\dot{Q}$ の減少による相対的な換気能の低下が，$PaCO_2$ の増加・呼吸性アシドーシスの発症機序として重要であるといわれている．

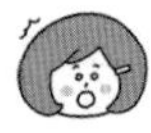

……．

というわけでクロリン，呼吸生理に関してはさらに勉強する必要はあるんやけど，最低限ということで，まずこれらのことを勉強したらどうや？

わかりました．この章の図表もみて，きどにゃんが解説してくれたことを復習します．

2　体内で最も多く産生される酸，それはCO_2

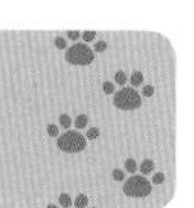

さて，この前は酸塩基平衡の臨床に最低限必要な呼吸生理っちゅーことで4つのポイントに絞って解説したけど，理解してもらえたかな？

完璧ではないかもしれないですけど，きどにゃんの解説や，教えてくれた図表，ほかにも教科書を読んだりして，ちょっとずつ理解できてきました！あっ，そういえば教科書を読んでいてちょっとわからないところが出てきたんですけど…….

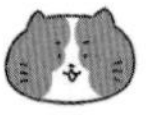

おっ，なんや？

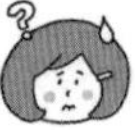

教科書に，「代謝により，CO_2が1日約15,000mmol 産生され，肺から排

泄される．肺の換気作用によって排泄されることから，CO_2を揮発酸と呼ぶ」（図4-7）のような記載がありますが，CO_2は気体ですよね．なぜ，酸となるんですか？

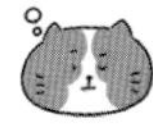

クロリンのいうようにCO_2は気体であり，また脂溶性が高いことから，リン脂質で構成される細胞膜を自由に移行すると考えられているんや．つまり，細胞内外の移動は容易なんやな．しかし，細胞内・外ともに水の含有量が多いので，気体であるCO_2は当然，体内で水と反応して，

$$CO_2 + H_2O \rightarrow H_2CO_3$$

と，carbonic acid（H_2CO_3）が形成される．

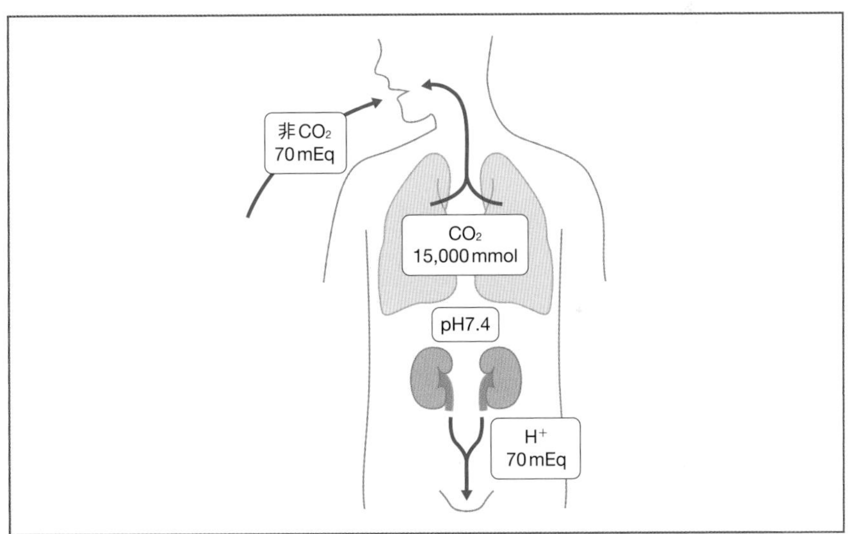

図4-7　体内の代謝における酸の産生・排泄

代謝により，1日約15,000 mmolのCO_2（揮発酸）が産生され，肺から排出される．現代の動物性タンパク質の多い西洋食では，1日1 mEq/kg，約70 mEqの酸（不揮発酸，fixed acid）が産生され，主に腎臓から排出される．CO_2の排泄は肺からの換気に依存しており，肺の換気能の障害はCO_2の蓄積につながり呼吸性アシドーシスを引き起こす（呼吸性アシドーシスの原因としてCO_2の産生増加によるものは，CO_2センサーを含む換気システムが正常である限り生じないと考えてよい）．逆に，換気の亢進によりCO_2の排泄が増加すると，呼吸性アルカローシスを引き起こす．一方，腎臓の機能の障害により酸の排泄が障害されれば酸の蓄積となり，代謝性アシドーシスとなる．さらに，酸は代謝の異常により腎臓の排泄能を超えて過剰に産生されることにより，代謝性アシドーシスが生じることがある．

（杉本俊郎：詳述！学べる・使える　水・電解質・酸塩基平衡異常 Q&A 事典．日本医事新報社，2019より）

この carbonic acid は，pK_a 3.5と強酸であって，生体内ではただちに電離して

$$CO_2 + H_2O \rightarrow H_2CO_3 \rightarrow H^+ + HCO_3^-$$

と，H^+と共役塩基 conjugated base である HCO_3^-が形成されるやろ？

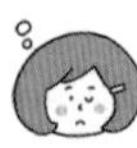

ふむふむ.

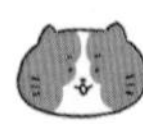

このことから，CO_2は気体であるけれども，酸塩基平衡の観点からは酸であると考えられているんや.

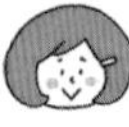

気体である CO_2は，水と反応して，強酸である H_2CO_3を形成するので，酸であるということですね.
そして，代謝で生じた CO_2は，肺の換気作用で排泄されるので，揮発酸と呼ばれる，ということなんですね．まさに，陸上脊椎動物が，進化の過程で得た CO_2排泄機構ですね！

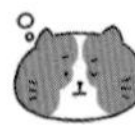

では，末梢組織で代謝などで生じた CO_2を，どんな方法で，肺まで運搬して排泄しているんや？

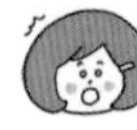

えーーー???

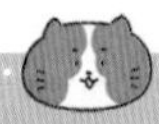

生体内で最も多く産生される酸である CO_2を肺に運搬し，換気によって排泄することが，酸塩基平衡の維持に最も重要である.

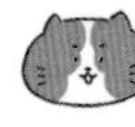

CO_2は1日15,000 mmol 産生される．これは，腎臓から排泄される酸（不揮発酸）が，西洋食摂取下では1日1 mmol/kg，50～70 mmol であることと比較すると明らかに多いやろ．代謝により産生される CO_2，つまり酸の産生は，膨大であるということを意味しているんや．この膨大な酸を，いかに肺の換気機構を用いて体外へ排泄させるかということが，酸塩基平衡で最も重要

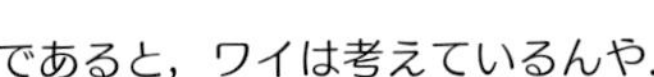

であると，ワイは考えているんや.

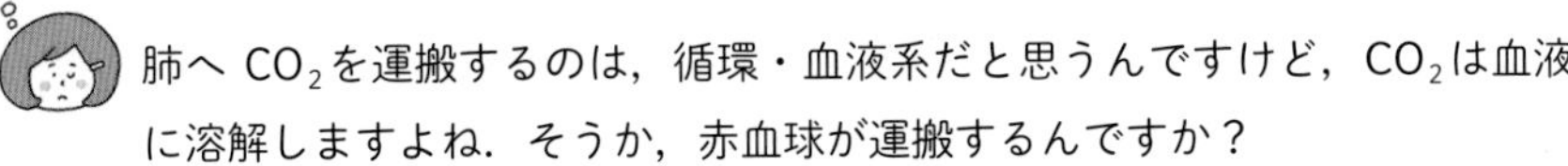

肺へ CO_2 を運搬するのは，循環・血液系だと思うんですけど，CO_2 は血液に溶解しますよね．そうか，赤血球が運搬するんですか？

その通りや．血液の CO_2 の解離曲線は，O_2 とは異なり，より直線的でプラトーがないことから，血液は O_2 よりも CO_2 を多く運搬することが可能なんや．
また，CO_2 は O_2 と比較して，20倍血漿に溶解しやすいんやけれども，血漿に溶解している CO_2 は，多くても血液が運搬する CO_2 量の10％ 程度なんや．

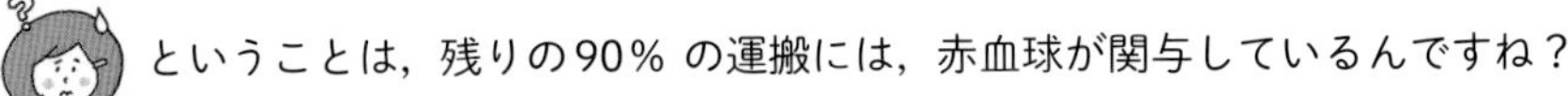

ということは，残りの90％ の運搬には，赤血球が関与しているんですね？

そういうことや．さらに具体的にいえば，赤血球は HCO_3^- の産生（運搬の60％）と，カルバミノ化合物 carbamino compounds（運搬の30％）を用いて，CO_2 を運搬しているんやで．
まず，代謝が活発な末梢の組織を想定してみようか？（図4-8）

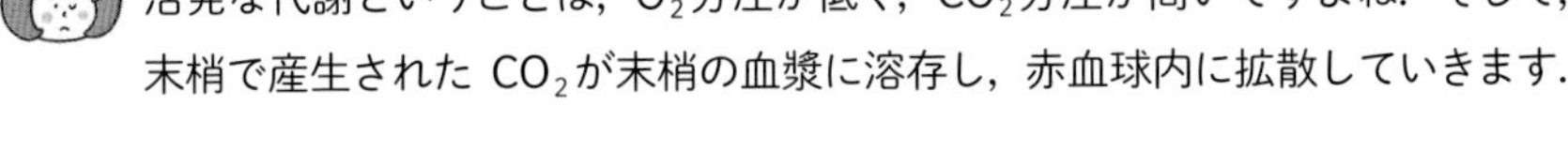

活発な代謝ということは，O_2 分圧が低く，CO_2 分圧が高いですよね．そして，末梢で産生された CO_2 が末梢の血漿に溶存し，赤血球内に拡散していきます．

そうやな．赤血球内で CO_2 は水と反応して，

$$CO_2 + H_2O \rightarrow H_2CO_3 \rightarrow H^+ + HCO_3^-$$

が生じる．通常この反応式の左側の反応速度は非常に遅いけど，赤血球細胞内には炭酸脱水素酵素 carbonic anhydrase が存在し，その反応は劇的に速くなるんや．よって，赤血球細胞内で，どんどん HCO_3^- が産生されるんやな．
産生された HCO_3^- は，赤血球細胞膜の Cl-bicarbonate exchanger を介して，Cl^- と交換で，血漿中に移行する．

へ～，赤血球細胞内の carbonic anhydrase の働きによって，HCO_3^- が効率よく産生されるんですね．でも，反応式の右側では，同時に H^+ も産生されますよね？ このままだと，赤血球細胞内の pH が低下して，細胞機能が障害されるように思うんですけど……？

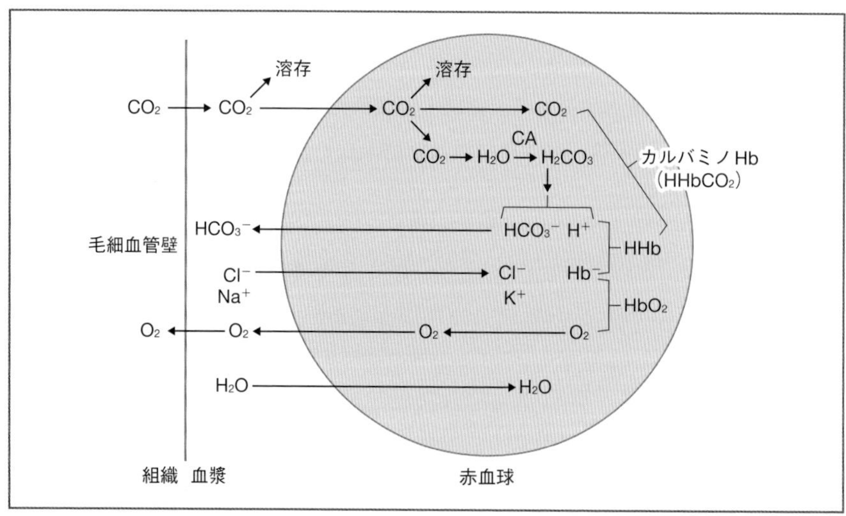

図4-8　血液・赤血球のCO_2運搬機構

Hb：hemoglobin，CA：carbonic anhydrase，HHb：Hb-deoyhemoglobin，HbO_2：oxyhemoglobin

末梢組織でCO_2が産生されると，CO_2は気体であることから，細胞膜を通過して赤血球内の細胞質に移行する．

赤血球細胞質で，$CO_2+H_2O \rightarrow H_2CO_3 \rightarrow H^+ + HCO_3^-$の反応が起こる．最初の反応は，CAが触媒して反応速度が増加する．

H^+は，Hbで緩衝されると同時に，HbO_2からO_2を放出しやすくする．還元型Hbのほうが緩衝能力が高い．

$HbO_2+H^+ \rightarrow HHb + O_2$

還元型Hb (HHb) には，CO_2が結合しやすくなり，カルバミノ Hbが形成される．産生されたHCO_3^-はClと交換で細胞外に移行する．これらの反応を介して，末梢で産生されたCO_2は，血漿に直接溶解するもの，HCO_3^-に代謝されたもの，カルバミノ HbとしてHbに結合したものとして，肺へ運搬される．

酸素が多く，CAも豊富に存在する肺胞では，反対の反応が起こる．

$HHb+O_2 \rightarrow HbO_2+H^+$

$H^+ + HCO_3^- \rightarrow H_2CO_3 \rightarrow H_2O+CO_2$

最後の反応はCAが触媒する．HbO_2が増え，カルバミノ Hbから，CO_2が離れる．CO_2は，細胞膜，基底膜を通過し，肺胞内へ排泄される．

(West JB, Luks AM: West's Respiratory Physiology: The Essentials. 10th edition. Wolter Kluwer, 2016より作成)

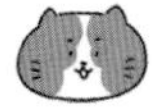

赤血球細胞内には，Hb がたくさんあるよな？ Hb は，ヒスチジン残基が多く含まれており，これが conjugated base として作用するんや．特に，Hb の H^+の結合能は，酸素の結合していない還元型 Hb deoxygenated Hb>>酸素が結合している酸化 Hb oxygenated Hb とされている．酸素

分圧が低い末梢組織（deoxygenated Hb＞＞oxygenated Hb）の状態では，より多くの H^+ が Hb と結合することから，HCO_3^- の産生が継続するんや．また，Hb の酸素結合能は，pH が低下したり CO_2 分圧が増加した時には減少し，deoxygenated Hb が増加することも，HCO_3^- の産生に有利に働くんや．

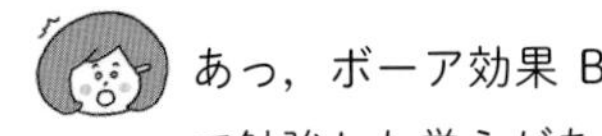

あっ，ボーア効果 Bohr effect と呼ばれる現象ですよね．そういえば何かで勉強した覚えがあります（**図4-4A** 参照）．

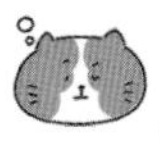

さらに CO_2 は，Hb のアミノ基に直接結合し，カルバミノ化合物である

$$CO_2 + \text{protein-NH}_2 \rightarrow \text{protein-NHCOOH}$$

が生じる．このカルバミノ Hb も血液の CO_2 の運搬に関与しているんや．このカルバミノ化合物合成も，deoxygenated Hb＞＞oxygenated Hb であり，より酸素化した血液では CO_2 運搬能が低下することに関与しているんやな．この現象の名前は覚えとるか？

う～ん，確か……Haldane 効果（**図4-5** 参照）でしたっけ？

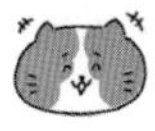

そうや！ では逆に，肺胞内の酸素分圧が高く，CO_2 分圧が低い状態ではどうなる？（**図4-8** 参照）

酸素分圧が高いと，oxygenated Hb＞＞deoxygenated Hb となるので，deoxygenated Hb から H^+ が放出されますよね．

H^+ の放出は

$$H^+ + HCO_3^- \rightarrow H_2CO_3 \rightarrow CO_2 + H_2O$$

の反応を右に進めることから，血漿の HCO_3^- が赤血球細胞内に移行し，CO_2 が赤血球内で産生されます．

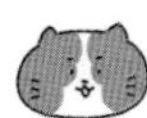

その通りやな．カルバミノ Hb についてはどうや？

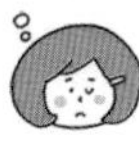

そうか，カルバミノ Hb からも CO_2 が放出されますね．そうして赤血球で産生・放出された CO_2 は，肺胞内へ拡散し，換気作用により，体外へ排泄

されるんですね．

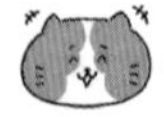
循環血液系で CO_2 が適切に肺まで運搬されることが，酸塩基平衡の維持に重要であることが理解できたかな？

理解できました！

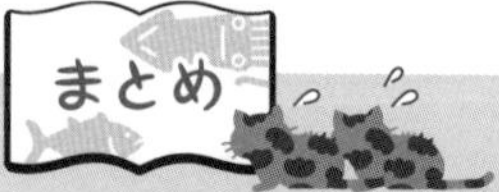

- 換気を調節する chemoreceptor には中枢性 chemoreceptor と末梢性 chemoreceptor がある．中枢性 chemoreceptor は血液中の CO_2 の影響を受けやすい．
- 血液ガスで測定する動脈血 PaO_2，$PaCO_2$ は，肺胞気や肺胞での O_2 の拡散などの状態を知る指標となりうる．
- 血液の CO_2 運搬能は酸素より多く，PCO_2 の変化に対して，直線的な正比例の関係で増減する．
- 酸素投与による $\dot{V}/\dot{Q}$ の減少による相対的な換気能の低下が，$PaCO_2$ の増加・呼吸性アシドーシスの発症機序として重要である．
- CO_2 は気体であり，細胞内へ脂溶性の細胞膜を介して容易に移行する．気体である CO_2 は，厳密には酸ではないが，H_2O と反応して H_2CO_3 という，pK_a 3 台の強酸となる．
- CO_2 は，肺胞から換気により排泄されるが，末梢組織から肺胞へ CO_2 を運搬する機構が重要である．

文　献

1) Ward JPT, Linden RWA: Part 4 The respiratory system. Physiology at a Glance. 4th edition. Wiley-Blackwell, 2017.
2) Martin L: All you really need to know to interpret arterial blood gases. 2nd edition. Lippincott Williams & Wilkins, 1999.

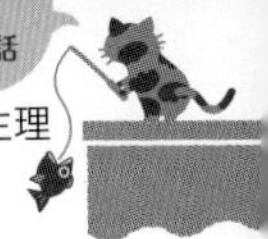

3) Seeger C, Higgins C(著), 有元秀樹（監訳）: Acute Care testing ハンドブック. Radiometer Medical Aps, 2016.〈https://www.radiometer.co.jp/ja-jp/Knowledge%20center/Handbooks/Acute%20care%20testing%20handbook?utm_source=acutecarespot〉(2021年4月アクセス)

ラジオメーター株式会社のサイトから入手可能な血液ガスに関する冊子である.

4) West JB, Luks AM: West's Respiratory Physiology: The Essentials. 10th edition. Wolter Kluwer, 2016.

呼吸生理に関する代表的な教科書. 日本語翻訳版（桑平一郎〈訳〉: ウエスト呼吸生理学入門 : 正常肺編 第2版. メディカルサイエンスインターナショナル, 2017）もある.

5) Danziger J, Zeidel M, Parker MJ,et al.: Renal physiology: A clinical approach. Lippincott Williams & Wilkins, 2012.

6) 杉本俊郎: 詳述！学べる・使える　水・電解質・酸塩基平衡異常 Q&A 事典. 日本医事新報社, 2019.

7) 杉本俊郎: もう困らない外来・病棟での腎臓のみかた. 中外医学社, 2020.

そもそも

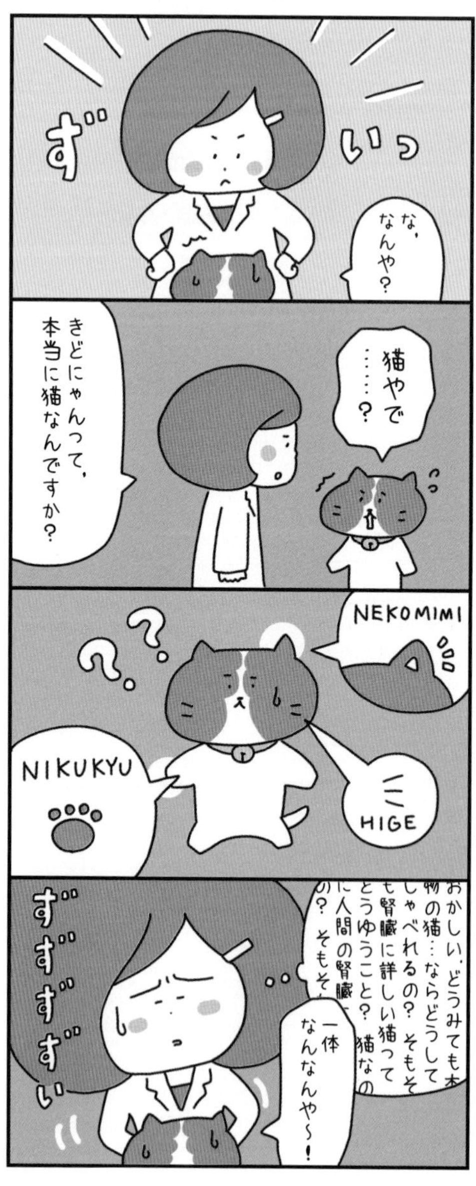
ずいっ
な、なんや？
きどにゃんって、本当に猫なんですか？
猫やで……？
NEKOMIMI
HIGE
NIKUKYU
すずずずい
おかしい、どうみても本物の猫…ならどうしてしゃべれるの？ そもそも腎臓に詳しい猫ってどうゆうこと？ 猫なのに人間の腎臓
の？ そもそ
一体なんなんや～！

第5話

飯を食うと酸塩基平衡が乱れる

生化学や呼吸生理について知識を深めてきたクロリン.
ですが，きどにゃんの授業はまだまだ続きます.

今回のポイント！

- 基質の荷電よりも代謝産物の荷電が陰性であると proton（H^+）が産生される.
- 基質の荷電よりも代謝産物の荷電が陽性であると proton（H^+）が消費される.

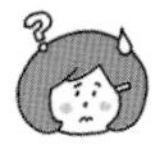
体内での代謝により，酸塩基平衡の変化が生じるといわれていますが，具体的にどう考えたらいいんでしょうか？ 代謝の過程は複雑で理解しづらいんですけど…….

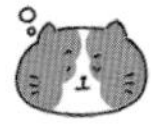
代謝の過程は非常に多くて，ワイも難しいと思うよ．よって，「今回のポイント！」に示したような原則で考えるといいと思う（**表 5-1**）.

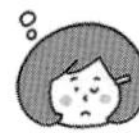
代謝の過程も，電気的中性の法則に従うんですね.

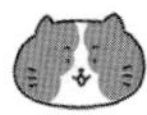
正確には，それほど単純ではないんやけれども，原則，電気的中性と考えて問題ないよ．ではクロリン，体内の代謝で重要な物質には何がある？

表5-1　酸塩基平衡の理解に必要な代表的な代謝過程

H^+が産生される反応（代謝産物は基質よりも陰性に荷電）
グルコース → L-lactate$^-$ ＋ H^+（新たな L-lactate アニオン）
C_{16} 脂肪酸 → 4 ketoacid anions$^-$ ＋ $4H^+$（新たな ketoacid アニオン）
システイン → 尿素 ＋ CO_2 ＋ H_2O ＋ $2H^+$ ＋ SO_4^{2-}（新たな SO_4^{2-} アニオン）
lysine$^+$ → 尿素 ＋ CO_2 ＋ H_2O ＋ H^+（リジンカチオンが除去される）
H^+ が除去される反応（代謝産物は基質よりも陽性に荷電）
L-lactate$^-$ ＋ H^+ → グルコース（L-lactate アニオンが除去される）
glutamate$^-$ → 尿素 ＋ CO_2 ＋ H_2O
citrate^{3-} ＋$3H^+$ → CO_2 ＋ H_2O（citrate アニオンが除去される）
H^+ が産生も除去もされない反応
グルコース → グリコーゲンもしくは CO_2 ＋ H_2O（中性から中性へ）
トリグリセリド → CO_2 ＋ H_2O（中性から中性へ）
アラニン → 尿素 ＋ グルコースもしくは CO_2 ＋ H_2O（中性から中性へ）

（Kamel SK, Halperin ML: Fluid, electrolyte and acid-base physiology, 5th edition. Elsevier, 2017 より）

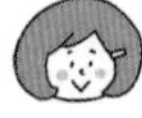

食物に含まれ，体内で代謝される代表的な物質といえば，グルコース glucose と中性脂肪，アミノ酸ですかね．これらの物質の代謝といえば，

グルコース → H_2O + CO_2
中性脂肪　→ H_2O + CO_2
アミノ酸　→ 尿素 + H_2O + CO_2

グルコース，中性脂肪，そして，H_2O + CO_2は中性荷電ですから，この代謝過程では，酸塩基平衡に影響はないと考えていいですか？

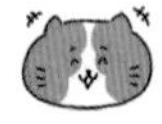

その通りや．代謝で生じたCO_2が，肺の換気で適切に排泄されるという条件が必要やけどな．じゃあ，グルコースや中性脂肪が H_2O ＋ CO_2へ代謝されない場合はどうなる？

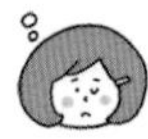

グルコースや中性脂肪が，H_2O ＋ CO_2へ代謝されない場合ですか……？ グルコースが，酸素が十分でない状態で代謝されると，乳酸ができますよね．

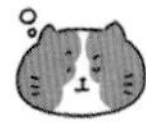

乳酸ではないよな，lactate やろ（第２話「海中の魚の血液ガス，$PaCO_2$ 5mmHg が意味することは？」表2-2〈p.16〉参照）？

あっ，そうでした，lactate ですね．代謝産物が陰性荷電ですから，H^+が産生されるんですね．つまり，乳酸アシドーシス lactic acidosis ということですよね？ 中性脂肪が完全に代謝されないという状態では，インスリン不足のときにみられるケトン体が産生されますよね．ケトン体(ketoacid anion$^-$，表5-1参照)も陰性荷電を有しているので，H^+が産生される，つまりケトアシドーシス ketoacidosis の病態になるということですね(表5-1)！

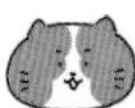
その通りや．では，アミノ酸の代謝はどう考えたらいいかな？

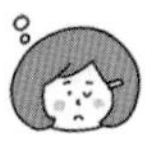
アミノ酸の主な代謝産物は，電気的中性である尿素ですよね．でもアミノ酸には，陽性，陰性の荷電を有しているものや，硫黄(S)を有しているものもありますね．代謝過程による荷電の変化によって，酸塩基平衡に及ぼす影響が異なると考えるべきでしょうか？

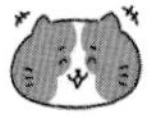
そうやな．図5-1も参考にすると，どう考えられる？

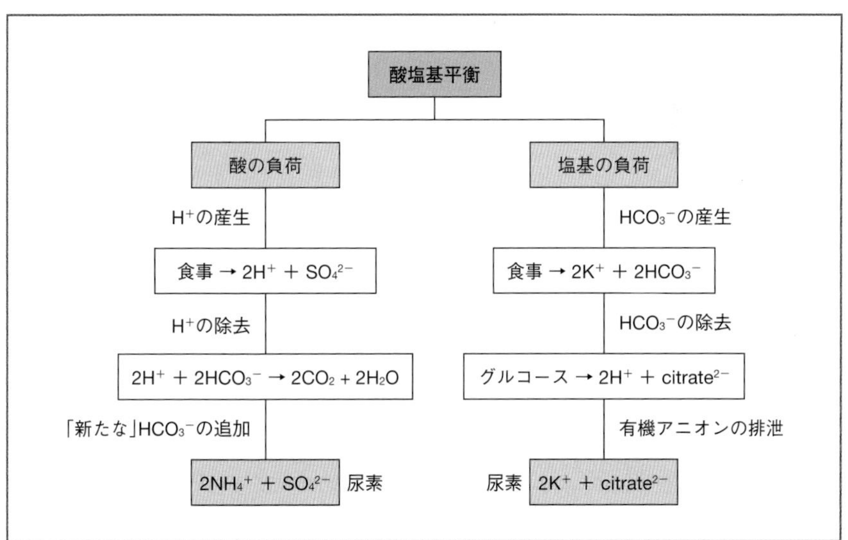

図5-1　食事による酸・アルカリ負荷時の生体の反応

(Kamel SK, Halperin ML: Fluid, electrolyte and acid-base physiology, 5th edition. Elsevier, 2017より)

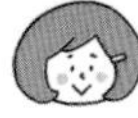

え～っと，

lysine^{+} リジン，arginine^{+} アルギニン → 尿素 + H_2O + CO_2 + H^+

glutamate^{-} グルタミン酸，aspartate^{-} アスパラギン酸 + H^+→ 尿素 + H_2O + CO_2

そして，システイン cysteine，メチオニン methionine は硫黄が代謝の過程で SO_4^{2-} となり，これ以上代謝される経路が存在しないので，

cysteine，methionine → 尿素 + H_2O + CO_2 + $2H^+$ + SO_4^{2-}

という代謝経路をとるんですね．

動物性のタンパク質には，cysteine，methionine が多く含まれていて，代謝の過程で，$2H^+$ + SO_4^{2-}の負荷が生じ，アシドーシスに傾くんや．一方，植物性のタンパク質には cysteine，methionine が少なく，glutamate^{-}，aspartate^{-}が多く含まれることから，代謝によりアルカローシスに傾くことになるんや．

へ～，動物性タンパク質を摂取すると，酸の負荷になるということなんですね．この酸の負荷は，体内でどう処理されるんですか？

$2H^+$ + SO_4^{2-}の負荷により，まず bicarbonate (HCO_3^-) によって，H^+が緩衝される．そして，腎臓でグルタミン glutamine から NH_4^+と HCO_3^-が新たに産生され，尿中に2 NH_4^+ + SO_4^{2-}として排泄されることで，酸塩基平衡が現状に復するんやな (図5-1)．

この HCO_3^-による緩衝，腎臓による NH_4^+と HCO_3^-の尿中への排泄は，lysine^{+}，arginine^{+}の代謝でも，ほぼ同様なんや．

そうなんですね～．じゃあ一方で，アミノ酸の代謝によってアルカリ，つまり HCO_3^-の負荷になった場合はどうですか？

負荷された HCO_3^-は，まず H^+により緩衝されるんやが，この H^+は，肝臓における glucose の代謝，つまり

glucose → $2H^+$ + 有機酸 organic acid^{2-} (クエン酸塩 citrate^{2-})

により生じ，organic acid^{-} (citrate^{2-}) は，尿中へ Na^+，K^+とともに排

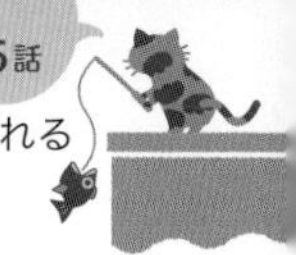

泄されることから，酸塩基平衡が正常化するんや（図5-1）．

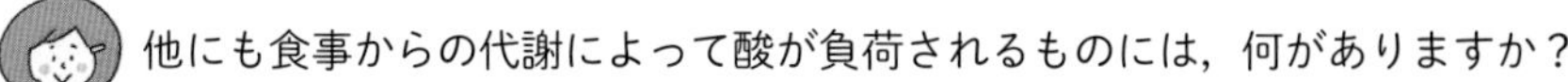

他にも食事からの代謝によって酸が負荷されるものには，何がありますか？

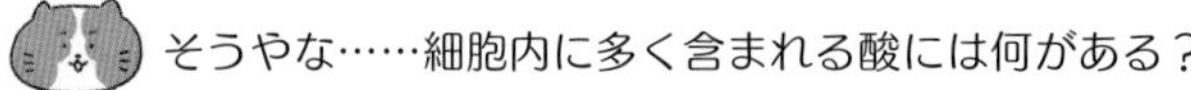

そうやな……細胞内に多く含まれる酸には何がある？

細胞内には，核酸や細胞膜，アデノシン三リン酸 adenosine triphosphate（ATP）などがあるので，リン酸でしょうか？

その通り，リン酸や．細胞内に多いので，K^+とともに存在していると考えるんや．リン酸の pK_a は6.8やから，細胞内の buffer として最適なんや．

$$HPO_4^{2-} + H^+ \rightleftarrows H_2PO_4^-$$

代謝の過程で $K^+ + H_2PO_4^-$が負荷されれば，体内の pH から考えて，左に反応が進む．この反応で生じた H^+は，HCO_3^-により緩衝される．そして，腎臓から HPO_4^{2-}が排泄されるときに，尿中へ H^+が排泄され，$K^+ + H_2PO_4^-$として尿中に排泄される．腎臓で H^+が排泄されるときに，HCO_3^-が合成され，血液中に移行する．

一方，代謝の過程で$2K^+ + HPO_4^{2-}$が負荷されれば，そのまま腎臓に排泄される．排泄されるときに，腎臓で H^+の排泄が起これば，$K^+ + H_2PO_4^-$として尿中に排泄され，同時に HCO_3^-が合成され，血液中に移行する，ということや．

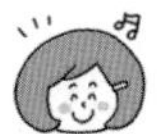

なるほど～．食事からアルカリが負荷されることもありますね．

そうやな，果物や野菜の摂取はアルカリ負荷になると考えられているな．果物や野菜のアルカリは，K^+ + organic acid$^-$（OA^-）で存在するといわれているんや．では，どう生体内で代謝されると思う？ これまでみてきたことを参考にしたら，わかるんやないかな？

え～っと，摂取された OA^-は，肝臓で H^+を消費して代謝されて，HCO_3^-が生じるんでしょうか？

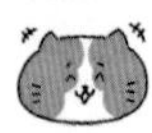
その通りや．それから？

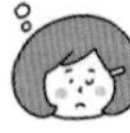
肝臓で，グルコースの代謝から OA^-（$citrate^{2-}$）と H^+ が生じる．H^+ は，HCO_3^- の緩衝に利用される．そして，OA^-（$citrate^{2-}$）は，K^+ とともに腎臓から排泄される……ということですか？

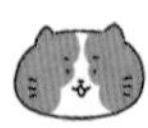
その通りや！

Column

細胞の代謝からエネルギーを得ると酸塩基平衡が乱れる

われわれ動物は，身体を動かすエネルギーを
炭水化物（脂肪・アミノ酸）＋ 酸素 → 二酸化炭素 ＋ 水
という代謝の過程で得ているといえる．

つまり，**動物は酸化反応でエネルギーを得ている**といえる．

化学的には，酸化反応は電子（e^-）を奪う反応と定義されるが，生化学的には，水素（H^+）を奪う反応と考えると理解しやすいといわれている．

このことは，細胞質で行われる解糖系や細胞内のエネルギー産生に重要なミトコンドリアの TCA 回路（クエン酸回路）を触媒する酵素に，脱水素酵素 dehydrogenase と呼ばれるものが多いことで示される．

特に，TCA 回路の dehydrogenase は，基質から奪った H^+ を，水素運搬担体である NAD^+，FAD を介して，ATP 産生に重要な電子伝達系に送る反応に関与している．

$NAD^+ \rightarrow NADH + H^+$，$FAD \rightarrow FADH_2$
（FAD：flavin adenine dinucleotide）

電子伝達系では，基質から奪った H^+ を電子伝達系によりミトコンドリアの内膜と外膜の間の膜間腔に汲み出し，その電位差を利用して大量の ATP を産生する（酸化的リン酸化）．

この H^+ の汲み出しには酸素を利用した呼吸鎖が必要である．

$2H^+ + 1/2O_2 \rightarrow H_2O$

さらに，この呼吸鎖の過程で，水素運搬担体である NAD^+，FAD も酸化され，

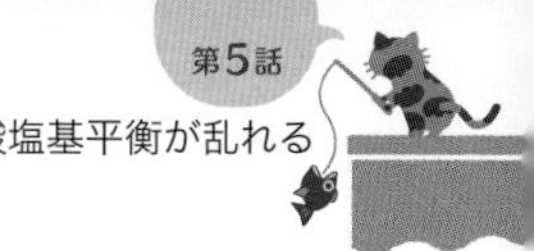

表5-2　グルコースの酸化における代謝産物(グルコース1分子当たり)

	NAD^+ → NADH ＋ H^+	FAD → $FADH_2$	CO_2	H_2O	ATP
解糖系	2				2
アセチル CoA の形成	2		2		2
クエン酸回路	6	2	4		
電子伝達系				12	30.5

(Kamel KS, Oh MS, Halperin ML: L-lactic acidosis: pathophysiology, classification, and causes; emphasis on biochemical and metabolic basis. Kidney Int 97: 75-88, 2020より作成)

補充されることになる.

よって，末梢組織に適切に酸素が供給されないと，上記の経路が障害されることから，乳酸などの有機酸が蓄積し，代謝性アシドーシスが発症する(インスリン不足なども基質の過剰供給をきたしこの経路を障害する．また水素運搬担体である NAD^+ の不足もこの経路を障害する).

また，TCA 回路の過程で CO_2 が産生されることから(**表5-2**)，CO_2 が適切に細胞外へ運搬され，肺での換気により排泄されないと，CO_2・炭酸 carbonic acid (H_2CO_3) の蓄積からアシドーシスを発症することになる.

つまり，細胞でのエネルギーを得るための酸化反応は，酸塩基平衡の乱れを生じさせるので，適切な呼吸・循環がこの酸塩基平衡の乱れの発症を予防するのに重要であるといえよう.

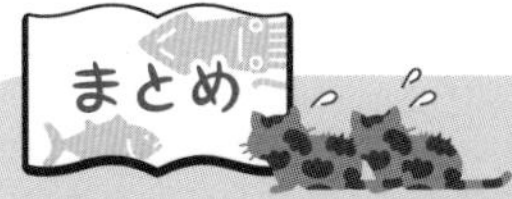

生体内の代謝の過程で，酸塩基平衡に関する因子が形成され，酸塩基平衡に変化が生じる．よって生体は，その変化を最小にするように対応している.

文　献

1) Hall JE, HaLL ME: Guyton and Hall textbook of medical physiology, 14th edition. Elsevier, 2020.

2) Kamel SK, Halperin ML: Fluid, electrolyte and acid-base physiology, 5th edition. Elsevier, 2017

3) Zeidel ML, Hoening MP, Palevsky PM: A new CJASN series: Renal physiology for the clinician. Clin J Am Soc Nephrol 9: 1271, 2014.

4) 田中文彦: 忙しい人のための代謝学 ミトコンドリアがわかれば代謝がわかる. 羊土社, 2020.

すべての内科医必読の書.

5) Kamel KS, Oh MS, Halperin ML: L-lactic acidosis: pathophysiology, classification, and causes; emphasis on biochemical and metabolic basis. Kidney Int 97:75-88, 2020. PMID: 31784049

第6話
酸塩基平衡における腎臓の働き

「飯を食うと酸塩基平衡が乱れる」，つまり生体内の代謝の過程で起こる酸塩基平衡について学んだクロリン．
いよいよ，酸塩基平衡において大きな役割を果たしている腎臓について学んでいくようです．

今回のポイント！

酸塩基平衡における腎臓の役割は，次の２つが基本である．

- 体内での重要な buffer 代謝で生じ最も多く産生される，CO_2，炭酸 carbonic acid（H_2CO_3）の conjugated base である bicarbonate（HCO_3^-）を腎臓からすべて再吸収する．
（糸球体から濾過された conjugated base である HCO_3^- の再吸収では，酸を緩衝することで消費された buffer である HCO_3^- を新たに補充することはできない．）
- 消費された buffer を補充させるためには，腎臓で酸を合成・排泄し，同時に conjugated base であり buffer である HCO_3^- を産生する必要がある．腎臓で合成・排泄される酸の代表が ammonium（NH_4^+）である．

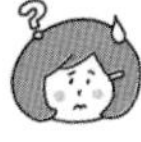

ところで，酸塩基平衡の調節で大事な臓器といえば腎臓ですよね．でも，なんだか腎臓って難しそうで…….きどにゃん，この腎臓の役割について，教えてもらえませんか？

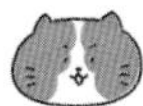

酸塩基平衡における腎臓の役割の原則は２つあって，１つは体内で最も重要な

buffer である HCO_3^- を，糸球体で濾過してすべて再吸収するということ．さらに2つ目は，再吸収だけでは，代謝による酸の負荷で体内の buffer である HCO_3^- がどんどん消費され枯渇してしまうので，腎臓でその補充を行うということかな．

1　腎臓における HCO_3^- の再吸収

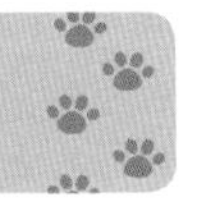

腎臓での HCO_3^- の再吸収の割合を示す図6-1をみてみると，近位尿細管とヘンレのループまでのネフロンセグメントで，糸球体で濾過された HCO_3^- の95％ が再吸収されていることがわかりました．きどにゃん，どんな機

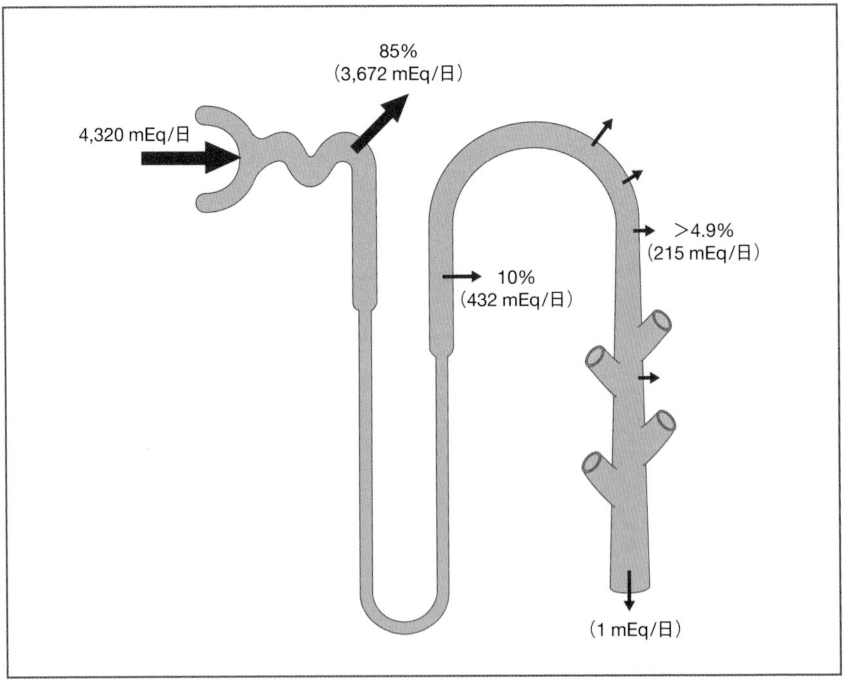

4,320 mEq/日
85%
(3,672 mEq/日)
10%
(432 mEq/日)
>4.9%
(215 mEq/日)
(1 mEq/日)

図6-1　腎臓ネフロンセグメントにおける HCO_3^- の再吸収の割合

(Hall JE, HaLL ME: Guyton and Hall textbook of medical physiology, 14th edition. Elsevier, 2020より作成)

構で HCO_3^- が再吸収されるんですか？

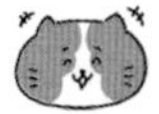

近位尿細管で再吸収される他の物質と同じく，血管側基底膜に存在する Na^+-K^+-ATPase に生じる尿細管上皮細胞内外での Na^+ や電位の差に依存して再吸収されるんや（図6-2）.

ただ，図6-2に示されているように，糸球体で濾過された HCO_3^- が直接再吸収されるのではなく，proton（H^+）の尿細管管腔内への分泌を介して行われるというのが，HCO_3^- の再吸収の特徴といえるんや.

その過程は，次のようになっとる．過程の一つ一つを細かく覚える必要はないけども，何が起こっとるのかは理解しておくとええで.

①H^+ の尿細管管腔内への分泌は，近位尿細管の管腔側細胞膜に存在する Na^+/H^+ exchanger-3（NHE-3）を介して行われる．つまり，H^+ の分泌は，Na^+ の再吸収との交換で行われる．この H^+ の分泌・Na^+ の再吸収は，近位尿細管細胞内の Na^+ の濃度が，Na^+-K^+-ATPase により低く維持されていることに依存している.

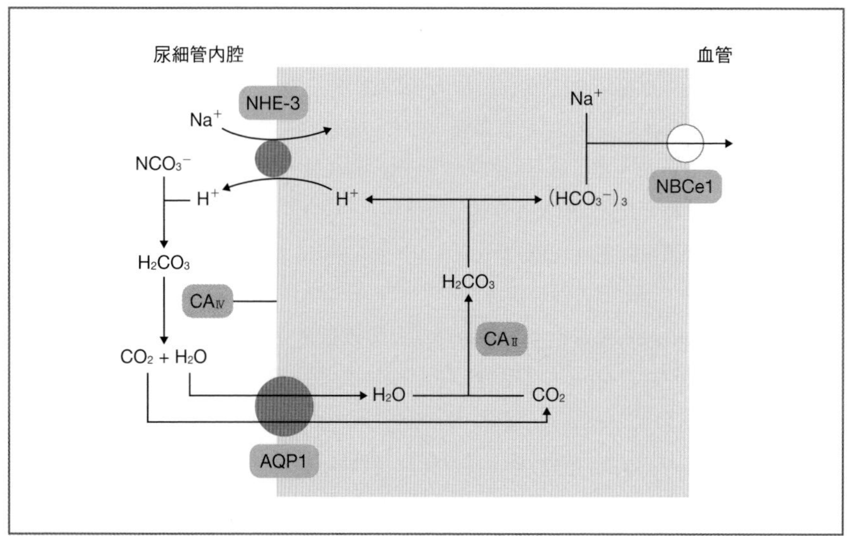

図6-2　近位尿細管における HCO_3^- の再吸収過程

血管側基底膜に存在する Na^+-K^+-ATPaseは省略されている.

(Kamel SK, Halperin ML: Fluid, electrolyte and acid-base physiology, 5th edition. Elsevier, 2017より)

②分泌された H^+は，尿細管管腔内で糸球体で濾過された HCO_3^-と結合し，H_2CO_3が形成される（この反応は非酵素的に行われ反応が速い）．形成された H_2CO_3は，尿細管管腔側にアンカーしている carbonic anhydrase Ⅳにより，酵素的に素早く H_2O と CO_2に分解される（carbonic anhydrase 非存在下では，この反応は非常に遅い）．CO_2は脂溶性であり，脂質で構成される細胞膜も通過可能であることから，細胞膜を貫通して再吸収される．実際は，管腔側に存在する水チャネルのアクアポリン1 aquaporin 1（AQP1）を介しても，H_2O と CO_2が再吸収される．

③再吸収された CO_2は，尿細管細胞内に存在する別の carbonic anhydraseⅡにて，酵素的に H_2O と反応して，H_2CO_3へ変換される．H_2CO_3は，強酸（pK_a3程度）であることから，ただちに H^+と HCO_3^-に電離する．この電離した H^+が管腔内に分泌され，HCO_3^-が血管内へ移行することで，間接的に HCO_3^-の再吸収が完成する．

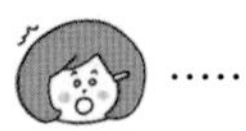

……．

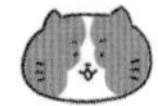

④尿細管細胞の血管側基底膜における HCO_3^-の血管への移動は，血管側基底膜に存在する Na-HCO_3^--cotranporter 1（NBCe1）を介して行われる．NBCe1は electrogenic なトランスポーターであることから，H^+：HCO_3^-は1：3の割合で再吸収され，細胞内の陰性荷電を減らす方向に作用する．よって，Na^+-K^+-ATPase の活性が亢進して，細胞内の荷電が陰性に傾くと，NBCe1活性も亢進し，HCO_3^-の血管への移動が増加する．

⑤近位尿細管以遠のネフロンセグメントも同様に，管腔内への H^+の分泌に伴い，間接的に HCO_3^-が吸収される．H^+の分泌は，ヘンレループでは Na^+/H^+ exchanger を介して，集合管などの遠位ネフロンでは H^+-ATPase や K^+/H^+-ATPase などを介して行われる（図6-3）．

近位尿細管管腔側で，管腔内で $H_2CO_3 \rightarrow H_2O + CO_2$の反応を促進する carbonic anhydrase Ⅳは，近位尿細管以遠のネフロンセグメントには存在しない．このことが，近位尿細管でほとんどの HCO_3^-が再吸収されることにつながるとされている．よって，管腔内から CO_2の再吸収が少ない遠位ネフロンでは，尿細管細胞内における H_2O の電離から，H^+が形成・管腔内へ分泌され，H_2O の電離から生じた OH^-が carbonic

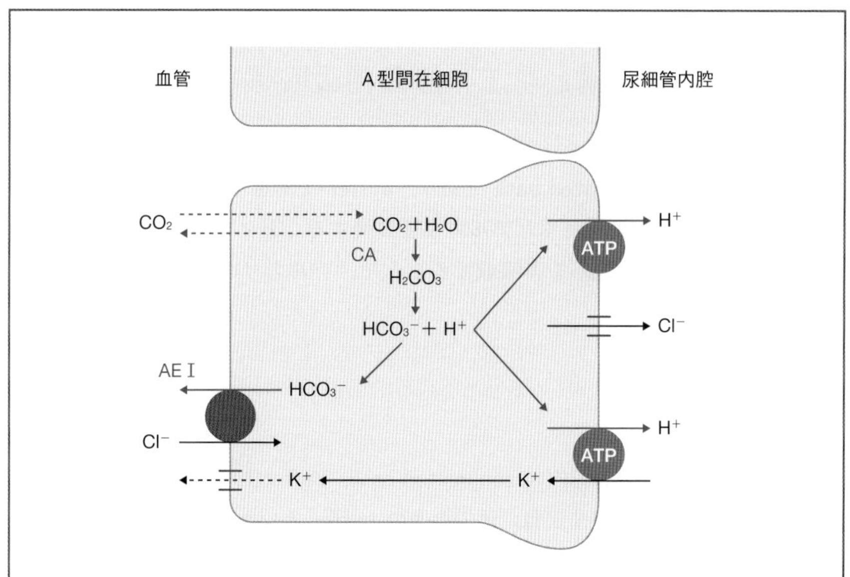

図6-3　遠位ネフロン集合管におけるHCO_3^-の再吸収過程

本図では，H^+：HCO_3^-は，血管側からのCO_2から，carbonic anhydrase Ⅱの触媒作用により合成されると示されている．

(Hall JE, HaLL ME: Guyton and Hall textbook of medical physiology, 14th edition. Elsevier, 2020より作成)

anhydrase Ⅱの触媒作用により，血管側から取り込んだ CO_2とただちに反応して，HCO_3^-が形成される．

近位尿細管では，血管側の HCO_3^-のトランスポーターは NBCe1であるが，下流のネフロンでは，電気的中性のトランスポーターであり，HCO_3^-とCl^-の exchanger である Cl^-/HCO_3^- anion-exchanger 1（AE1）を介して，HCO_3^-の血管内への移動が行われる（図6-3）．

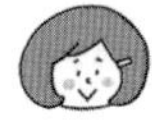
尿細管における H^+を介した間接的な HCO_3^-の再吸収機構について理解した，と思います．それから，この機構は再吸収の機構であり，新たなHCO_3^-の産生はできないことも理解しました．

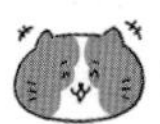
まあ，そうすぐに全部身に付かなくてもええからな．これからも度々復習していけば，だんだん理解できるようになってくるで．

2　phosphate bufferを用いた腎臓でのH^+排泄機構とクエン酸の再吸収機構

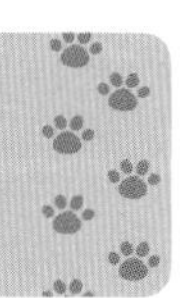

H_2CO_3の conjugated base であり，buffer である HCO_3^-が糸球体で濾過され，尿中に失われるとアルカリを喪失することになる．だから H^+の排泄を介して HCO_3^-を再吸収することで，アルカリの喪失を防ぐということですよね？

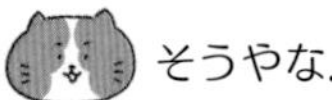

そうやな.

そうすると，他の体内の conjugated base，buffer の腎臓からの喪失を防ぐ機構もあるはずですよね．体内の他の buffer といえば，リン酸 phosphate (PO_4^-) でしょうか？

そうやね．phosphate buffer (PO_4^-) やね.

$$HPO_4^{2-} + H^+ \rightarrow H_2PO_4^- \,(pK_a 6.8)$$

PO_4^-は HCO_3^-と比較して血中濃度が8% 程度しかなく，細胞外液の buffer としてはその作用の役割は小さいけど，pK_a が6.8ということや，細胞内の濃度がより高いことから，細胞内の buffer としては重要と考えられているんや．さらに尿細管腔内においては，水の再吸収によりその濃度が上昇することから，buffer として作用すると考えられとる.

ふむふむ.

酸として phosphate ($H_2PO_4^-$) が排泄されるときは，H^+が尿細管腔に分泌され，HPO_4^{2-}から $H_2PO_4^-$となり，同時に HCO_3^-が血管内に移行するとされているんや（**図6-4**）．よって，$H_2PO_4^-$のままで排泄されると，酸の排泄にはなるけど，HCO_3^-の補充にはならんのや.

しかし，通常状態では，phosphate の大部分は近位尿細管で再吸収され，30～40 mEq/日しか尿中に排泄されないので，特に，酸が負荷されたアシドーシスの状態での役割はあまり大きくないといわれているんやな.

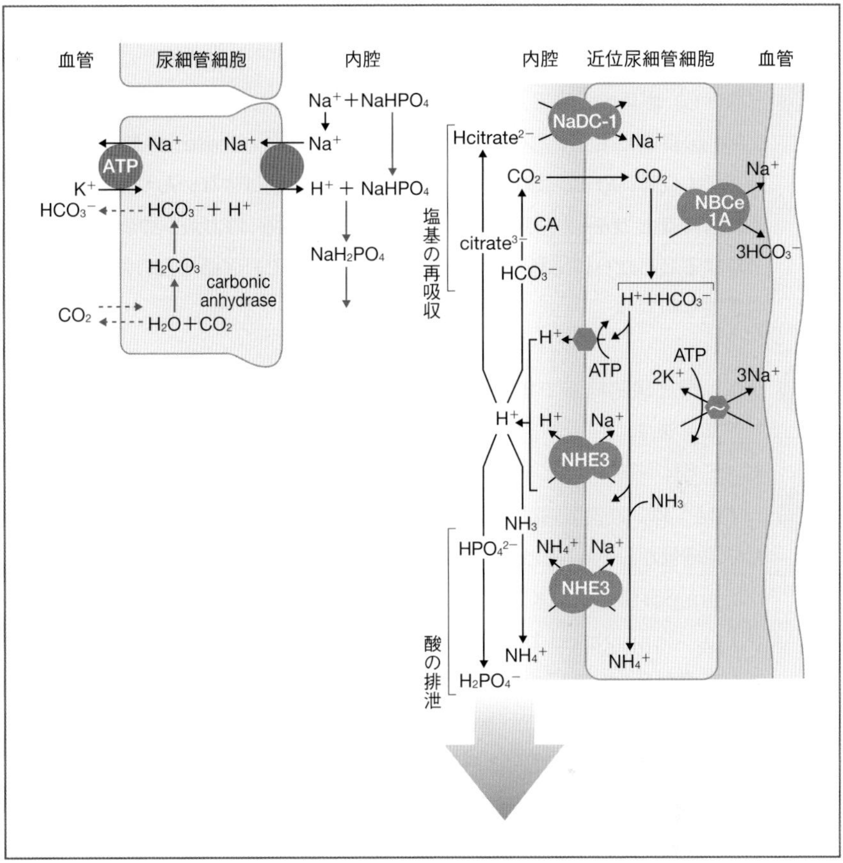

血管
尿細管細胞
内腔
$Na^+ + NaHPO_4$
Na^+
Na^+
Na^+
ATP
K^+
$H^+ + NaHPO_4$
HCO_3^-
$HCO_3^- + H^+$
H_2CO_3
carbonic anhydrase
NaH_2PO_4
CO_2
$H_2O + CO_2$

内腔
近位尿細管細胞
血管
塩基の再吸収
$Hcitrate^{2-}$
NaDC-1
Na^+
CO_2
CO_2
Na^+
NBCe 1A
CA
$citrate^{3-}$
$3HCO_3^-$
HCO_3^-
$H^+ + HCO_3^-$
H^+
ATP
ATP
$2K^+$
$3Na^+$
H^+
H^+
Na^+
NHE3
NH_3
NH_3
HPO_4^{2-}
NH_4^+
Na^+
NHE3
酸の排泄
NH_4^+
NH_4^+
$H_2PO_4^-$

図6-4　PO_4^-の排泄・クエン酸（$citrate^{3-}$）の再吸収過程

（Hall JE, HaLL ME: Guyton and Hall textbook of medical physiology, 14th edition. Elsevier, 2021およびZeidel ML, Hoening MP, Palevsky PM: A new CJASN series: Renal physiology for the clinician. Clin J Am Soc Nephrol 9: 1271, 2014より作成）

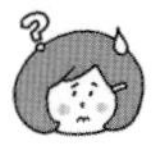

なるほど〜．そういえば PO_4^- の排泄に関していえば，教科書には「滴定酸の排泄」と記載されていることが多いのですが，滴定酸って何ですか？

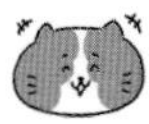

「滴定酸」というのは尿にアルカリを投与して，pH7になるのに必要な量を滴定することで，尿中に含まれる酸の量を知るという方法からきているんやな．この方法やと，pK_a が7前後の酸の量が測定できるということになる．よって，pK_a 6.8である PO_4^- の排泄が「滴定酸の排泄」といわれることになるんや．

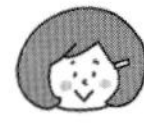

へ～.

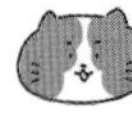

それから，臨床の現場で覚えておかなければならない，尿中への conjugated base の排泄として，クエン酸 citrate^{-}がある．citrate^{-}の血中の濃度は PO_4^{-}より低いので，血中の buffer としての役割は少ないんやけれど，尿中では意味をもつんや．というのは，尿中の citrate^{-}はカルシウムの結晶化を予防することから尿路結石形成予防作用があるので，尿路結石の臨床においては重要なんやな.

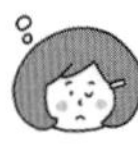

クエン酸と尿路結石ですか？ そういえば，尿酸管アシドーシスで聞いたことがあります.

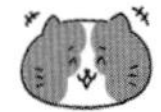

citrate^{3-}は，近位尿細管から分泌された H^{+}と反応して Hcitrate^{2-}となって，近位尿細管から Na^{+}とともに再吸収されるんや（apical Na^{+}-dicarboxylate cotransporter〈NaDC-1〉を介して再吸収される）．これは，酸の排泄というより，conjugated base の再吸収といえるな．つまり，近位尿細管細胞の酸性度が進行し H^{+}の排泄が増加するほど，citrate^{-}の再吸収が増加するといえる．よって，この citrate^{-}の尿中排泄は，従来いわれてきた尿路結石の予防の指標のみならず，体内の酸の負荷の指標，近位尿細管細胞内 pH，慢性腎臓病の代謝性アシドーシスの治療効果などにおけるマーカーになるのではという意見があるんや.

3　腎臓での HCO_3^{-}の産生，NH_4^{+}の合成と尿中への排泄機構

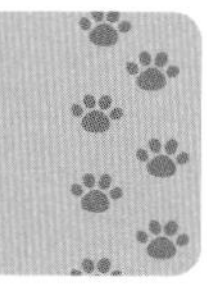

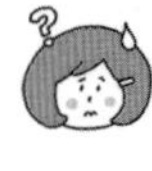

腎臓での HCO_3^{-}の再吸収の機構は理解できました．でも，この HCO_3^{-}の再吸収や PO_4^{-}の排泄では，腎臓で新しく HCO_3^{-}を合成することができないということでしたよね．よって，この経路では，ケトアシドーシス，乳酸アシドーシス，慢性腎臓病などの病態で，酸の負荷によって体内の HCO_3^{-}が消費される病態には腎臓が対応できないと考えてよいということ

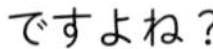

ですよね？

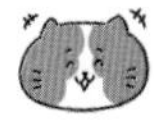

その通りや．よって腎臓には，酸の合成から HCO_3^-を新たに産生する機構が存在するんや．その酸として，ammonium（NH_4^+）が腎臓で合成され，尿中に排泄される．そしてその NH_4^+合成・尿中排泄の過程で，HCO_3^-が産生され，血中に移行するんや．つまり，食事などで生じた不揮発酸により消費された HCO_3^-を再合成するために，腎臓で NH_4^+の合成・排泄，HCO_3^-の産生が行われているんや．

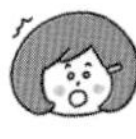

NH_4^+合成・尿中排泄ですか？ 腎臓で直接，酸である H^+を排泄するんじゃないんですね．

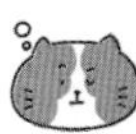

一部，直接 H^+を尿中に排泄することはあるんやけども，尿の pH は酸性に最大に傾いたとしても pH4～5程度，H^+濃度10^{-4}～10^{-5}(0.1～0.01mM）程度やろ？ 西洋食を摂取していると，1日1mEq/kg の不揮発酸の負荷（50mmol/日の酸の負荷）になるけど，これを H^+の直接排泄のみで行おうとすると，1日100L 程度の尿の排泄が必要となってしまう（もしくは，pH 1～2程度の強酸の尿を排泄する必要がある）．よって，conjugated acid である NH_4^+の合成は，酸の負荷に応じて1日 200mmol 程度まで増加することが知られているんや．

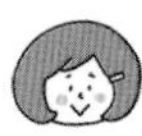

腎臓での NH_4^+の合成・尿中排泄の意義がわかりました！ じゃあ，実際どのような過程で NH_4^+の合成・尿中排泄が行われるんですか？

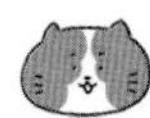

NH_4^+は，腎臓の近位尿細管上皮細胞で，肝臓や筋肉で合成されたグルタミン glutamine を原料に産生されるんや（**図6-5**）．近位尿細管細胞で glutamine は代謝され，ブドウ糖（糖新生）や CO_2 + H_2O（代謝）といった電荷のない産物が生じ，その過程で，NH_4^+と HCO_3^-が合成されるんや．
合成された酸 NH_4^+は，Na^+再吸収に重要である NHE-3を介して尿細管腔へ排泄される．一方，合成された HCO_3^-の血管への移動は，血管側基底膜に存在する NBCe1を介して行われる．この近位尿細管での NH_4^+の合成は，尿細管細胞の pH が酸性に傾くと促進されることが知られているんや．

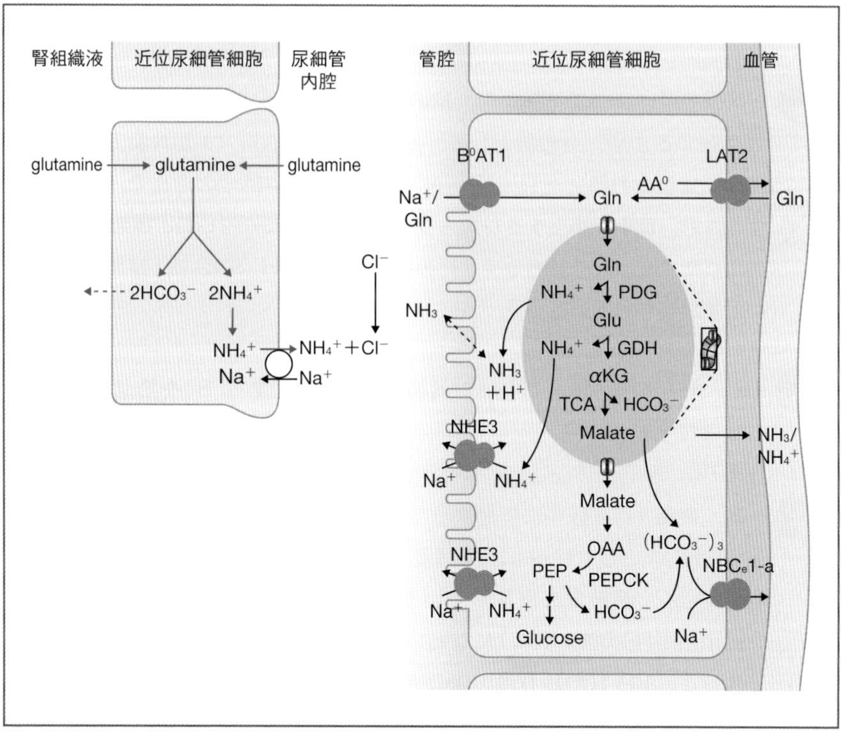

図6-5　近位尿細管におけるNH_4^+の産生・尿中排泄の過程

glutamineは，近位尿細管上皮細胞のミトコンドリアへ輸送され代謝される．まず，phosphate-dependent glutminase (PDG) により，glutamineからglutamate (Glu) が形成される過程にて，一分子のNH_4^+が産生される．Gluからglutamate dehydrogenase (GDH) によりalpha keto-glutarate (αKG)$^{2-}$が産生される過程にて，さらに1分子のNH_4^+が産生される．αKG^{2-}が糖新生や完全に代謝される過程にて，2分子のHCO_3^-が産生される．
NH_4^+が腎臓から尿中に排泄されない場合は，肝臓でHCO_3^-を利用して尿素へ代謝される．

(Hall JE, HaLL ME: Guyton and Hall textbook of medical physiology, 14th edition. Elsevier, 2021およびZeidel ML, Hoening MP, Palevsky PM: A new CJASN series: Renal physiology for the clinician. Clin J Am Soc Nephrol 9: 1271, 2014より作成)

また，この過程では細胞内に過少であるアデノシンニリン酸 adenosine disphosphate (ADP) が必須であり，ADP の供給のために適切な ATP の消費がされる，つまり，近位尿細管での NHE-3を介した Na^+の再吸収も，この経路が進行するために必要とされているんや．

腎臓で新たに産生される NH_4^+の合成過程には，近位尿細管が重要である，って

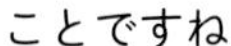

ことですね.

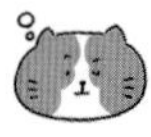

さらに，近位尿細管で尿中に排泄された NH_4^+ は下流のネフロンで図6-6のような再吸収・分布が行われるんや.

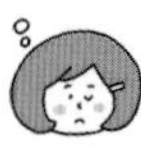

なるほど，NH_4^+ は，ヘンレループで再吸収・分泌されるんですね.

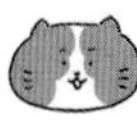

ヘンレの上行脚においては，Na-K-2Cl cotransporter（NKCC2）を介して再吸収されるんやけれども，これは，NH_4^+ と K^+ が分子構造的に相似であるからと考えられているんや.

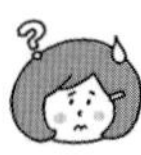

つまり，尿細管の輸送において NH_4^+ が K^+ として振る舞う可能性があるっ

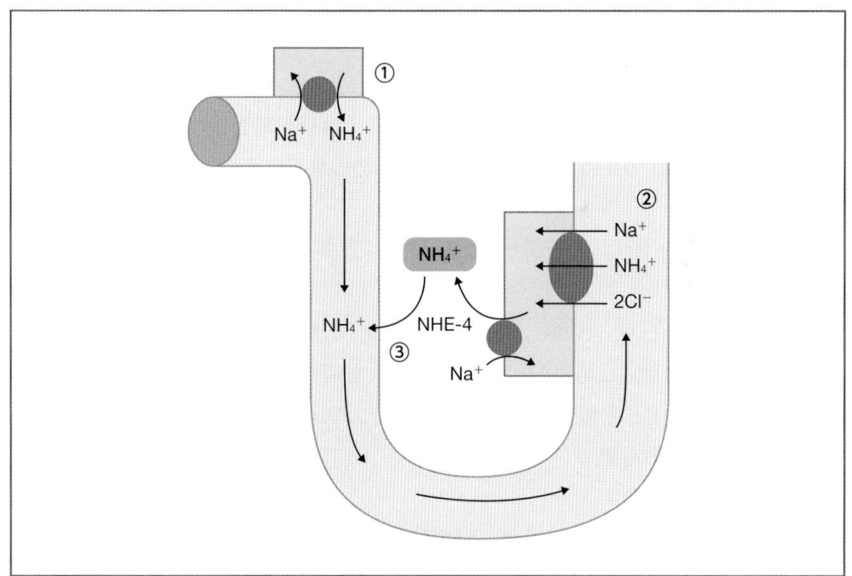

図6-6　NH_4^+ の尿細管ネフロンセグメントの運搬の過程

近位尿細管で産生，管腔内に排泄された NH_4^+（①）は，一部，ヘンレ上行脚のNKCC2を介して，腎髄質間質へ移行する（②）．髄質の NH_4^+ は，ヘンレ下行脚において管腔内に分泌される（③）．この NH_4^+ の対向流増幅系により，腎髄質において NH_4^+ の濃度勾配が形成される（髄質に向かって NH_4^+ が増加する）.

（Kamel SK, Halperin ML: Fluid, electrolyte and acid-base physiology, 5th edition. Elsevier, 2017より）

てことですか？

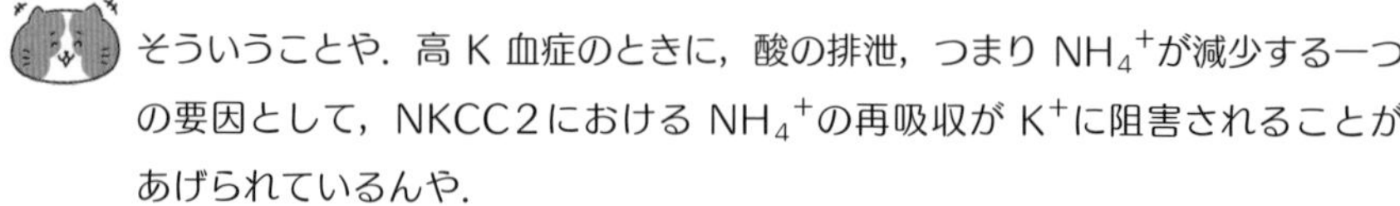

そういうことや．高 K 血症のときに，酸の排泄，つまり NH_4^+ が減少する一つの要因として，NKCC2 における NH_4^+ の再吸収が K^+ に阻害されることがあげられているんや．

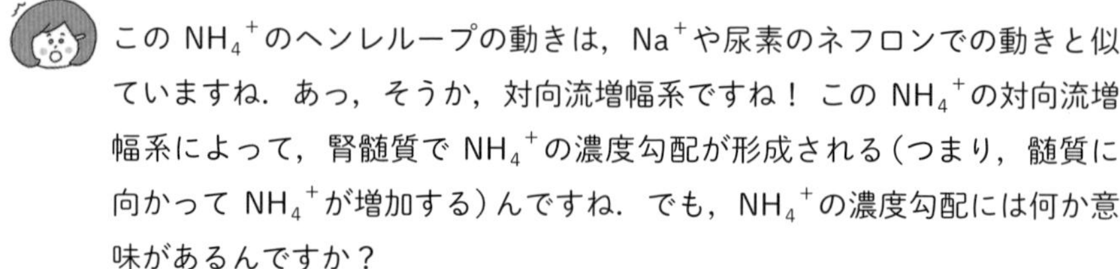

この NH_4^+ のヘンレループの動きは，Na^+ や尿素のネフロンでの動きと似ていますね．あっ，そうか，対向流増幅系ですね！ この NH_4^+ の対向流増幅系によって，腎髄質で NH_4^+ の濃度勾配が形成される（つまり，髄質に向かって NH_4^+ が増加する）んですね．でも，NH_4^+ の濃度勾配には何か意味があるんですか？

この腎髄質の NH_4^+ の濃度勾配が形成されないと，腎髄質集合管からの酸・NH_4^+ の排泄が減少することが知られているんや．腎臓の髄質に，sulfatides という非常に陰性に荷電した糖脂質が存在しているんやけど，この sulfatides に NH_4^+ が腎髄質で結合して存在しているといわれている．酸負荷の状態で sulfatides の合成が増加することや，この合成を障害した実験動物では腎臓からの NH_4^+ の排泄が減少することが認められておる．

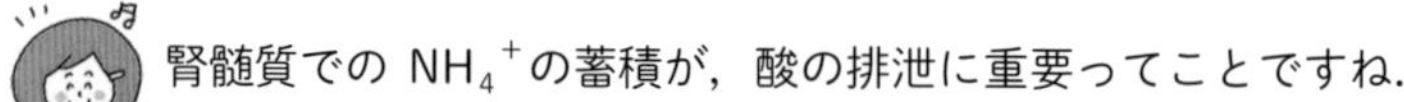

腎髄質での NH_4^+ の蓄積が，酸の排泄に重要ってことですね．

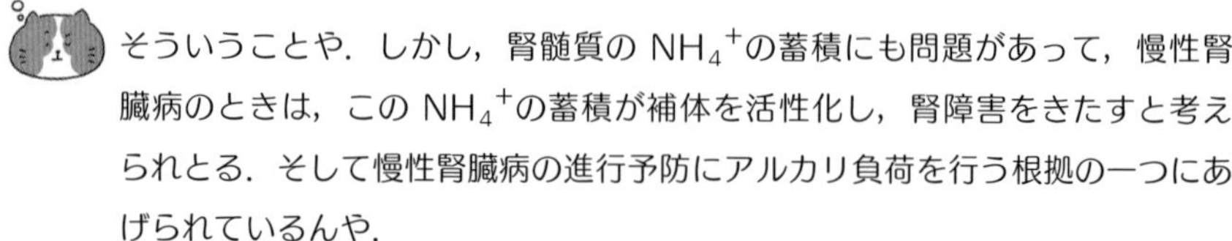

そういうことや．しかし，腎髄質の NH_4^+ の蓄積にも問題があって，慢性腎臓病のときは，この NH_4^+ の蓄積が補体を活性化し，腎障害をきたすと考えられとる．そして慢性腎臓病の進行予防にアルカリ負荷を行う根拠の一つにあげられているんや．

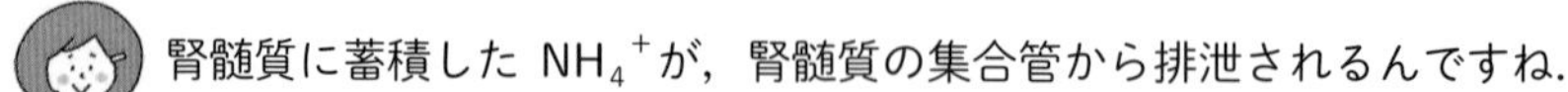

腎髄質に蓄積した NH_4^+ が，腎髄質の集合管から排泄されるんですね．

腎髄質の集合管，主に髄質集合管における A 型 intercalated cell から酸が排泄されるといわれているんやけれども，NH_4^+ のままで排泄されるんやない．ammonia（NH_3）として細胞内から管腔内へ拡散し，管腔内において H^+-ATPase や K^+/H^+-ATPase を介して，管腔内に排泄された H^+ と結合し，

NH_4^+が形成されて，最終的に尿中へ排泄されると考えられておるんや（diffusing trapping，図6-7）．

集合管細胞上皮の血管側・管腔側の細胞膜には，nonerythroid Rh glycoprotein（Rhbg，Rhcg）が発現しており，ガスチャネルとして機能していると考えられておる（親油性 lipophilic なチャネルの入り口において，NH_4^+の pK_a が減少することで，$NH_4^+ \rightarrow NH_3 + H^+$の反応が起こる．この反応から生じた H^+は，集合管細胞内での carbonic anhydrase Ⅱの触媒作用で合成された HCO_3^-と反応し，CO_2となる．この CO_2は，集合管で分泌される H^+の合成に利用される）．

酸塩基平衡における腎臓の役割というのは，HCO_3^-の再吸収，そして，新しい酸として NH_4^+の合成・尿中排泄・HCO_3^-の合成にある，ってことですね．今回の勉強の過程で，尿細管細胞自身が，体内の pH のセンサーの役割をしているんじゃないかと思いました．

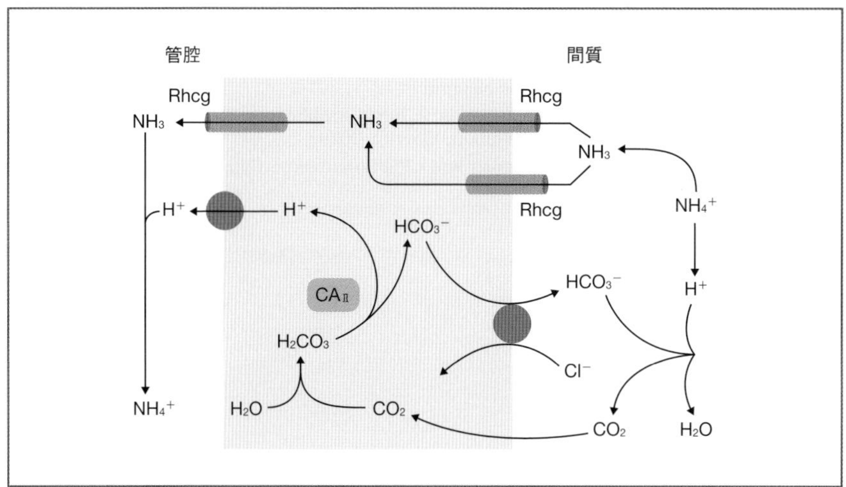

図6-7　髄質集合管におけるNH_3・NH_4^+の排泄機構

また，髄質のNH_4^+は，集合管細胞基底膜側に存在するNa-K-ATPaseを介する経路によっても，集合管細胞内に移行するとされている．しかし，この経路により細胞内に移行しNH_4^+が管腔内に分泌される経路は，H^+-ATPaseやK^+/H^+-ATPaseを介すると考えられているが，詳細は不明である．

（Kamel SK, Halperin ML: Fluid, electrolyte and acid-base physiology, 5th edition. Elsevier, 2017より作成）

おっ，クロリン，その通りやと思うで！ それから，尿細管細胞の pH は，細胞内外の物質のやり取りや，細胞内の K^+ や Cl^- 濃度の変化，還流する血液中の CO_2 の影響を受けることも理解する必要があると思うで．

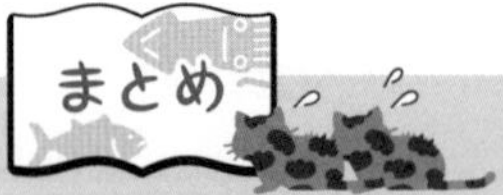

- 酸塩基平衡における腎臓の役割は，
  ①HCO_3^- の再吸収，
  ②NH_4^+ の合成・尿中排泄・HCO_3^- の合成である．
- 尿細管細胞自身が，体内の pH のセンサーの役割をしている．

文　献

1) Hall JE, HaLL ME: Guyton and Hall textbook of medical physiology, 14th edition. Elsevier, 2020.
2) Kamel SK, Halperin ML: Fluid, electrolyte and acid-base physiology, 5th edition. Elsevier, 2017.
3) Zeidel ML, Hoening MP, Palevsky PM: A new CJASN series: Renal physiology for the clinician. Clin J Am Soc Nephrol 9: 1271, 2014.
4) Weiner JD, Verlander JW: Chapter 9: Renal acidification mechanisms. Brenner and Rector's The kidney. 11th edition. Elsevier, 2020.
5) Madias NE: Metabolic Acidosis and CKD Progression. Clin J Am Soc Nephrol 2020. PMID: 32769096

第7話 代謝性アルカローシスの病態の理解には，腎臓の働きを理解することが必要

酸塩基平衡における腎臓の働きが理解できてきたクロリンですが，まだまだわからないことがあるようです．

今回のポイント！

- bicarbonate（HCO_3^-）は，腎臓がちょっとサボれば簡単に排泄される．代謝性アルカローシスには，腎臓がサボれない理由がある．

今，病棟で代謝性アルカローシスの症例を担当していて，代謝性アルカローシスの勉強をしているんです．

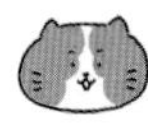

そうやな，代謝性アルカローシスは，入院中の症例の酸塩基平衡異常の約50％を占めるという報告もあり，その病態生理を知ることは重要やと思うな．

教科書を読んでいると，代謝性アルカローシスには，代謝性アルカローシスを引き起こす成因 generation と，代謝性アルカローシスを持続させる維持因子 maintenance があると書いてあるんですが（表7-1，2）……．成因はなんとなく理解できるのですが，維持因子があまり理解できません．

今まで解説してきた通り，生体の代謝などにより常に酸の負荷を受けている腎臓は，HCO_3^-を体内から喪失しないようにいつも頑張っているんや．よって，

腎臓が少しサボれば，容易に HCO_3^- を腎臓から排泄することが可能になるので，通常であれば代謝性アルカローシスは持続しないと考えられておる．つまり代謝性アルカローシスが臨床上問題になるということは，腎臓がサボれない病態があるということを意味するんや．

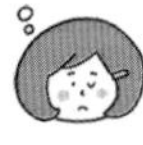

腎臓がサボれない病態……．なるほど，これらの病態を，代謝性アルカローシスの維持因子と呼ぶんですね．

1　代謝性アルカローシスの成因

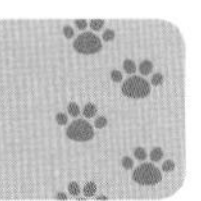

代謝性アルカローシスの成因は，一般的に，過剰な HCO_3^- が蓄積する病態と考えるとわかりやすいんやないかな（**表7-1**）．

アルカリ（$NaHCO_3$，もしくはその前駆体）の摂取，つまり外因性のアルカリの負荷が代謝性アルカローシスの成因というのは，理解できます．外因性があるということは，内因性のアルカリ負荷もあるんですね．

そや．内因性のアルカリ負荷は，体内からの proton（H^+）の喪失により，内因性に HCO_3^- の産生が増加する病態が知られておるんや．例えば，K^+ 欠乏による低 K 血症は，細胞内から細胞外への K^+ 移行に伴い細胞外液の H^+ が細

表7-1　代謝性アルカローシスの成因

- アルカリ（$NaHCO_3$，もしくはその前駆体）の摂取
- 遠位ネフロンにおける H^+ の排泄亢進に伴う HCO_3^- の産生増加
  遠位ネフロンへの Na^+ の流入増加による Na^+ の再吸収亢進
- K^+ 欠乏（細胞内への H^+ の移行）
- 体内からの HCl の喪失（胃液の喪失，Cl が多い下痢）

（Emmett M: Metabolic Alkalosis: A Brief Pathophysiologic Review. Clin J Am Soc Nephrol 15: 1848-1856, 2020より作成）

胞内に移動するので，細胞外液への HCO_3^- の負荷になると考えられておる.

そうすると，嘔吐などの胃液が喪失する病態は，胃液から胃酸（H^+）が体外に喪失するので，HCO_3^-，つまりアルカリの負荷が生じるということですね. しかし，腎臓からの HCO_3^- の産生増加はどう考えたらいいんでしょうか？

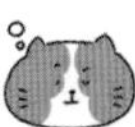

腎臓で，HCO_3^- を産生する部位はどこやったかな？

近位尿細管は，HCO_3^- を再吸収するんでしたよね……. そっか，遠位ネフロン distal tubule ですね.

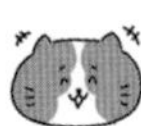

その通り. 遠位ネフロン，特に遠位曲尿細管 distal convoluted tubule（DCT）以遠のネフロン（結合尿細管 connecting tubule〈CNT〉）や，皮質集合管 cortical collecting duct（CCD）における H^+ の排泄亢進に伴う HCO_3^- の産生増加が，内因性アルカリ負荷につながると考えられておるんや. 遠位ネフロンにおける H^+ の排泄が亢進する病態は，遠位ネフロン，特に CCD における Na^+ の再吸収亢進に伴うものが多いんや（**表7-2**）.

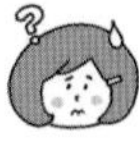

遠位ネフロンにおける H^+ の排泄亢進……？ 遠位ネフロンにおける Na^+ の再吸収亢進……???

CNT や CCD の Na^+ 再吸収は，上皮性 Na チャネル epithelial Na channel

表7-2　代謝性アルカローシスの維持因子

近位尿細管での HCO_3^- の再吸収増加
• 細胞外液量の減少 • K^+ 欠乏
間欠的，もしくは持続的な HCO_3^- の産生
• 腸管からの HCl の喪失 • アルカリの投与 • 遠位ネフロンにおける HCO_3^- の産生亢進の持続
糸球体での HCO_3^- の濾過量の減少

（Emmett M: Metabolic Alkalosis: A Brief Pathophysiologic Review. Clin J Am Soc Nephrol 15: 1848-1856, 2020より作成）

(ENaC) が主に行っている．このチャネルでは，Na^+再吸収に伴い，管腔内の電位が陰性になるやろ (図7-1) ？

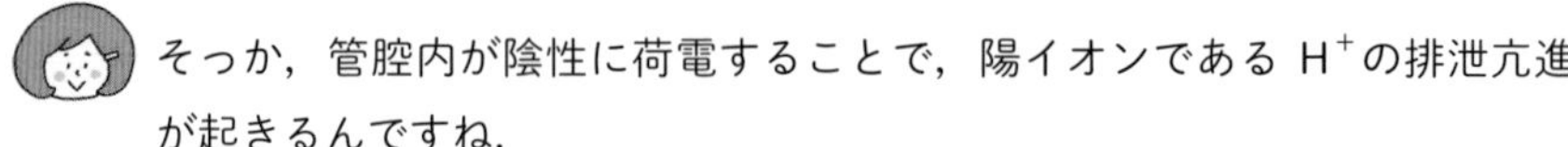

そっか，管腔内が陰性に荷電することで，陽イオンである H^+の排泄亢進が起きるんですね．

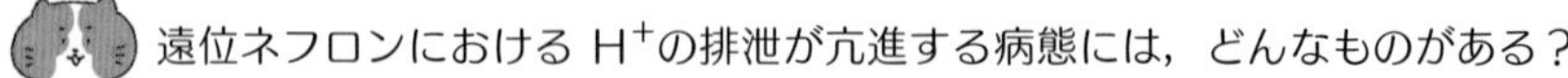

遠位ネフロンにおける H^+の排泄が亢進する病態には，どんなものがある？

遠位ネフロンにおける H^+の排泄が亢進する病態，つまり遠位ネフロンで Na^+再吸収が亢進する病態，CNT や CCD で Na^+再吸収が亢進する病態といえば，

重要！

①ENaC を活性化するアルドステロン (その作用を有する物質も含む) の作用が亢進している病態
　例：原発性アルドステロン症，体液量減少によるレニン・アンジオテンシン・アルドステロン系 renin-angiotensin-aldosterone system (RAAS) の活性化

②DCT 以遠の遠位ネフロンにおける Na^+の流入増加による Na^+再吸収が亢進している病態
　例：サイアザイド系利尿薬やループ利尿薬の投与，Bartter 症候群・Gitelman 症候群 (体液量減少によるアルドステロンの作用亢進も関与)

③Na^+と腎臓で再吸収しづらい陰イオンの投与 (ペニシリン G ナトリウムなど)

があげられると思います．

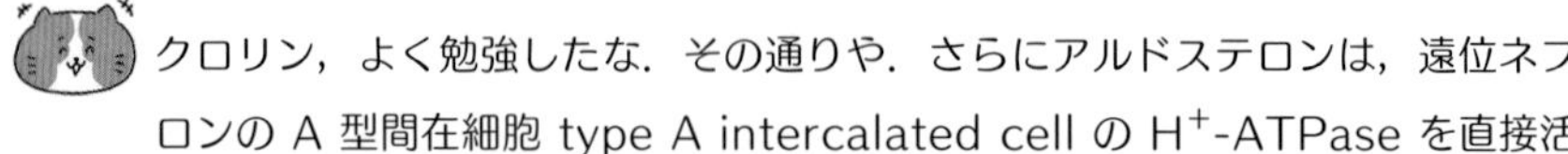

クロリン，よく勉強したな．その通りや．さらにアルドステロンは，遠位ネフロンの A 型間在細胞 type A intercalated cell の H^+-ATPase を直接活

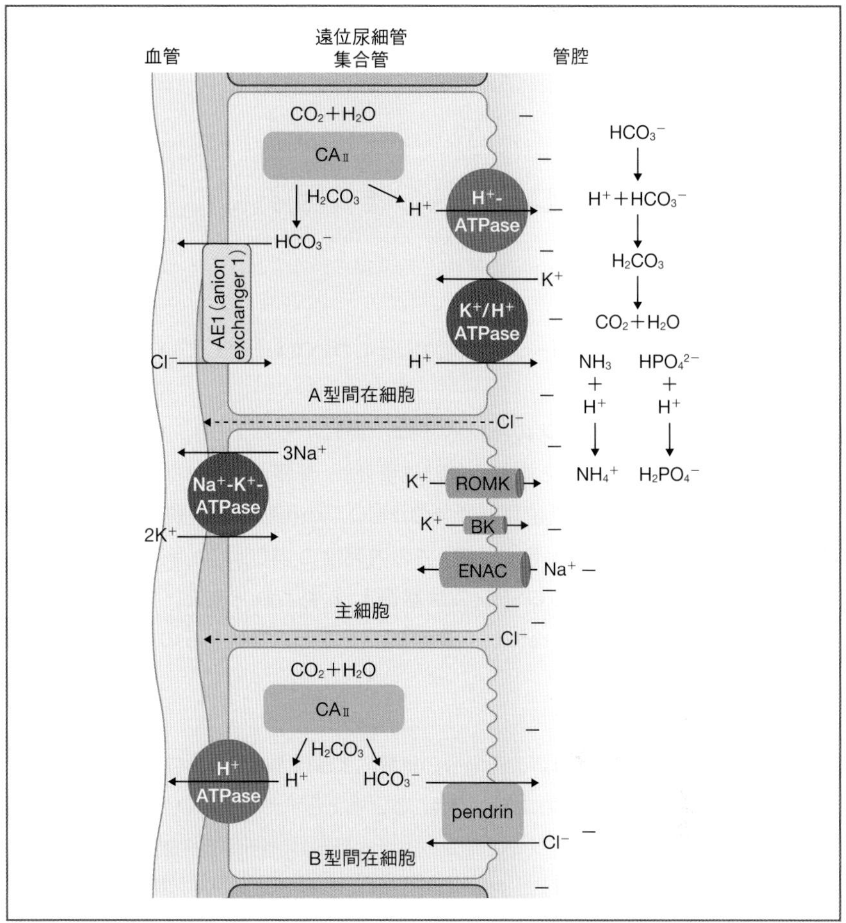

図7-1　腎臓の遠位ネフロンにおいて，HCO_3^-の産生が増加するメカニズム

遠位ネフロンのCNTやCCDの上皮細胞を構成する主細胞 principal cell (図中段) において，ENaCを介したNa^+の再吸収が行われると，管腔内の荷電が陰性になる．ENaCを介したNa^+の再吸収はアルドステロンの作用で増加する．

管腔内の陰性荷電が増加すると，A型 intercalated cellのH^+-ATPaseからH^+の分泌が増加する．H^+は，A型 intercalated cellにおいて，CO_2とH_2Oが，炭酸脱水酵素 carbonic anhydrase II (CA_{II}) の触媒作用を介して生じたcarbonic acidから，HCO_3^-とともに産生され，H^+-ATPaseを介して管腔内に分泌される．H^+は管腔内において，HCO_3^-，phosphate (PO_4^-)，ammonia (NH_3) と反応するので，原尿中のpHの低下が抑制され，H^+の分泌は継続する．一方，HCO_3^-は血管側にあるanion exchanger 1 (AE 1) を介してCl^-と交換され，血管内へ分泌される．

アルドステロンは，A型 intercalated cellのH^+-ATPaseを直接活性化して，H^+の排泄を促進する作用も有する．K欠乏状態においては，K欠乏を改善させるために遠位ネフロンのA型 intercalted cellにおけるK^+-H^+ exchangerの活性を増加させ，腎臓におけるHCO_3^-の産生が増加する．

(Emmett M: Metabolic Alkalosis: A Brief Pathophysiologic Review. Clin J Am Soc Nephrol 15: 1848-1856, 2020より作成)

性化して，H^+の排泄を促進することで，HCO_3^-の産生を増加させるという作用も有しているんや．

2　代謝性アルカローシスの維持因子

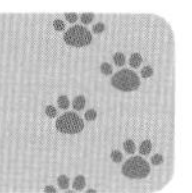

●細胞外液量に注目

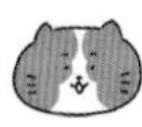

次は，代謝性アルカローシスの維持因子についても勉強していこか．

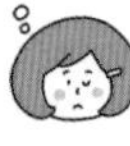

代謝性アルカローシスの維持因子は，腎臓からの HCO_3^-の排泄が障害されている病態のことですよね（表7-2参照）．腎臓がサボれない病態か…….（表7-2を見ながら）近位尿細管での HCO_3^-の再吸収の継続……．アルカリの負荷や，体内（消化管や腎臓）での内因性の HCO_3^-の産生が持続していると，代謝性アルカローシスは継続しますよね．また，糸球体濾過量 glomerular filtration rate（GFR）が減少すると，腎臓からの HCO_3^-の排泄は減りますよね．

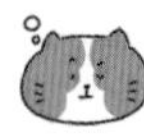

近位尿細管での HCO_3^-の再吸収の継続による代謝性アルカローシスの維持は，図7-2に示すようなメカニズムで起こると考えられているんや．有効循環血漿量が減少することで，アンジオテンシンⅡ angiotensin Ⅱや交感神経系などによる近位尿細管における Na^+の再吸収に重要である Na^+/H^+ exchangerの活性増加が生じることにより，HCO_3^-の再吸収も亢進することから，腎臓からの HCO_3^-の排泄が減少し，代謝性アルカローシスが維持されるんや．
この近位尿細管での HCO_3^-の再吸収の継続は，図7-3に示すようにカリウム（K）の欠乏でも生じるんや．

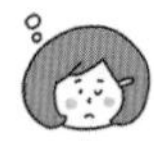

K の欠乏は，近位尿細管での細胞外から細胞内への H^+の移行と細胞内 pH の低下・細胞内アシドーシスをきたして，近位尿細管における H^+の分泌・HCO_3^-の再吸収が増加するんですね（図7-3）．

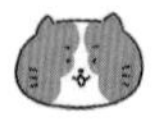

そうやね．さらに K の欠乏は，GFR の減少，ヘンレ上行脚における Na^+-K^+

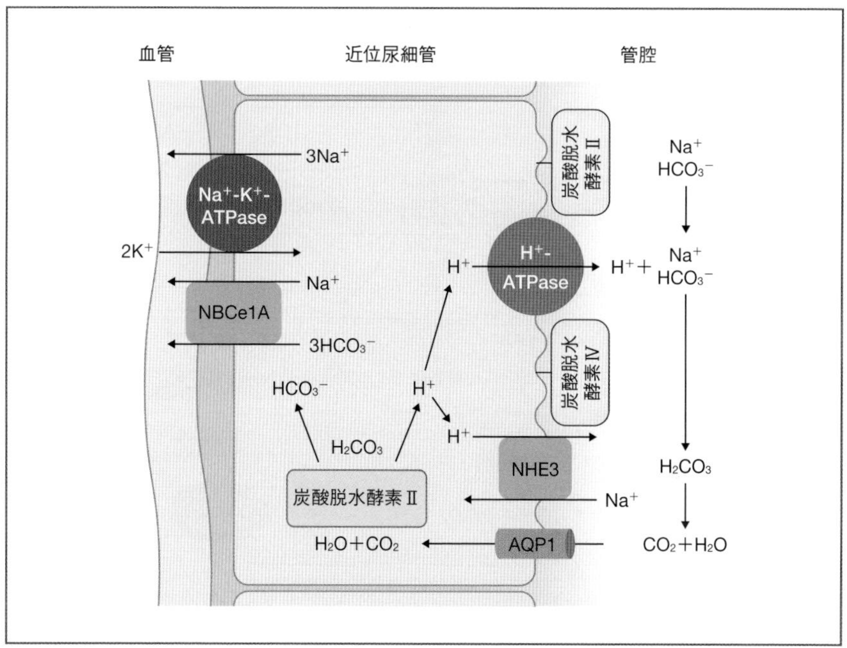

図7-2 近位尿細管において，HCO_3^-の再吸収が亢進するメカニズム

細胞外液量が減少して，angiotensin Ⅱの作用が亢進すると，近位尿細管の管腔側のNa^+/H^+ exchangerの活性が増加し，Na^+の再吸収とH^+の分泌が増加する．近位尿細管上皮細胞においてH^+は，A型 intercalated cellにおいてCO_2とH_2Oがcarbonic anhydrase Ⅱの触媒作用を介して生じたcarbonic acid (H_2CO_3)から，HCO_3^-とともに産生され，Na^+/H^+ exchangerを介して，管腔内に分泌される．分泌されたH^+は，管腔内でHCO_3^-と反応し，H_2CO_3となる．形成されたH_2CO_3は，上皮細胞の管腔側細胞膜に存在するcarbonic anhydrase Ⅳの触媒作用により，CO_2とH_2Oになる．CO_2は，細胞膜や水チャネルのアクアポリン1 aquaporin 1 (AQP1)を介して近位尿細管細胞内へ移行する．細胞内のCO_2は，水と反応して，H^+とHCO_3^-になる．細胞内のHCO_3^-は，血管側にあるNa^+-3bicarbonate exchanger (NBCe1-A transporter)を介して再吸収される．NBCe1-A transporterはelectrogenicであることから，細胞内の荷電が陰性化するとその活性が増加する．Na^+/H^+exchangerの活性化は，細胞内のNa^+の増加からのNa^+-K^+-ATPaseの活性亢進を介して，細胞内荷電を陰性化させ，electrogenicなNBCe1-A transporter を介したHCO_3^-の再吸収が増加する．

(Emmett M: Metabolic Alkalosis: A Brief Pathophysiologic Review. Clin J Am Soc Nephrol 15: 1848-1856, 2020より作成)

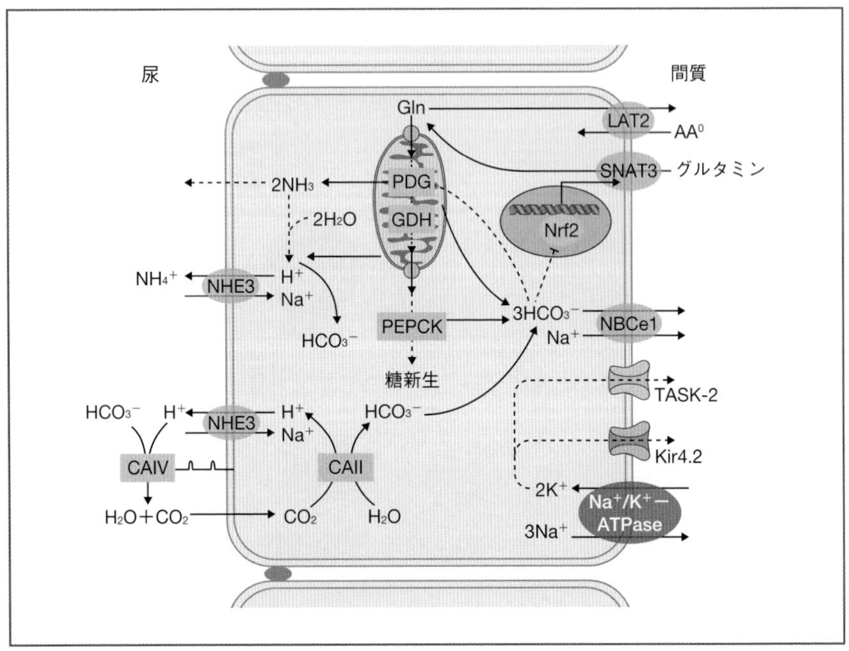

図7-3　K欠乏で，近位尿細管においてHCO_3^-の再吸収やNH_4^+の尿中分泌が増加するメカニズム

K欠乏，低K血症の状態においては，近位尿細管血管側のK^+チャネルを介して，K^+が細胞外に移行する．K^+が細胞外に移行すると，近位尿細管細胞へのH^+の移動を伴うことから，細胞内のpHの低下をきたすことにより，Na^+/H^+ exchangerの活性やNH_3の合成が増加し，H^+やNH_4^+の尿細管腔への分泌が増加する．H^+やNH_4^+の尿細管腔への分泌が増加すると，細胞内のHCO_3^-の産生により，NBCe1-A transporterを介したHCO_3^-の血液中への再吸収が増加する．近位尿細管血管側のK^+チャネル（Kir4.2）を欠失した実験マウスでは，近位尿細管におけるH^+の尿中への分泌・HCO_3^-の再吸収の障害が認められる．

（Imenez Silva PH, Wagner CA: Potassium channels in control of renal function. Kidney Int 97: 253-255, 2020より作成）

-2Cl cotoransporter の機能抑制による遠位ネフロンへの Na^+の流入の増加，遠位ネフロン尿細管上皮細胞内アシドーシスによる H^+・NH_4^+の排泄増加，遠位ネフロン A 型 intercalated cell における K^+/H^+ exchanger の活性化（K の欠乏を改善させるため，**図7-1**参照）なども腎臓における HCO_3^-の再吸収や産生の増加から代謝性アルカローシスを維持するといわれているんや．また，**表7-2**に示した代謝性アルカローシスの維持因子は，Seldin や Rector が1972年に提唱した，代謝性アルカローシスの病態を細胞外液量（実際は，細胞外液量の減少や細胞外液を調節するアルドステロン作用）に注目して説明する考えに基づいているんや．最近は，細胞外液量より，Cl 欠乏が代謝性アルカローシスの維持因子として重要であるという考え方もあるで．

●Cl 欠乏に注目

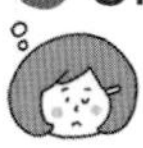
Cl 欠乏も代謝性アルカローシスの維持因子として重要なんですね．

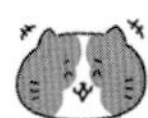
この考え方は，実験動物の代謝性アルカローシスの改善が，細胞外液量を増加させることではなく，Cl を補充しないと起こらないという研究の結果から導かれた考え方なんや．ワイは，Cl 欠乏が代謝性アルカローシスを維持する病態を臨床的には次のように考えると理解しやすいと思っとる．

Cl の欠乏においても K の欠乏と同じく，GFR の減少によって近位尿細管での HCO_3^-の再吸収が増加し，さらにヘンレの上行脚における Na^+/K^+-2Cl cotransporter の機能抑制によって遠位ネフロンへの Na^+の流入が増加することで，腎臓における HCO_3^-の産生が増加すると考えられておるんや．（Na^+/K^+-2Cl cotransporter の機能抑制からの Na^+の流入の増加は，遠位ネフロンでの K^+の分泌増加からの K 欠乏もきたす．K 欠乏も代謝性アルカローシスの維持因子となる．）

さらに，Cl 欠乏は，皮質集合管の B 型 intercalated cell において Cl^--HCO_3^- exchanger（pendrin）の機能低下によって腎臓からの HCO_3^-排泄が減少することも代謝性アルカローシスの維持に重要といわれているんや（図7-4，表7-3）．

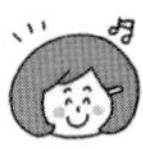
きどにゃん，ありがとう．代謝性アルカローシスの成因・維持因子について勉強になりました．

代謝性アルカローシスの成因，そして維持因子にも，腎臓の遠位ネフロンの機能が重要な役割を演じていることが理解できました．

今回のまとめとして，この図7-5がわかりやすいんじゃないでしょうか？

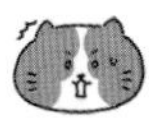
ああ，ほんまやな．ってそれ，ワイがクロリンに紹介した論文の図やないか！

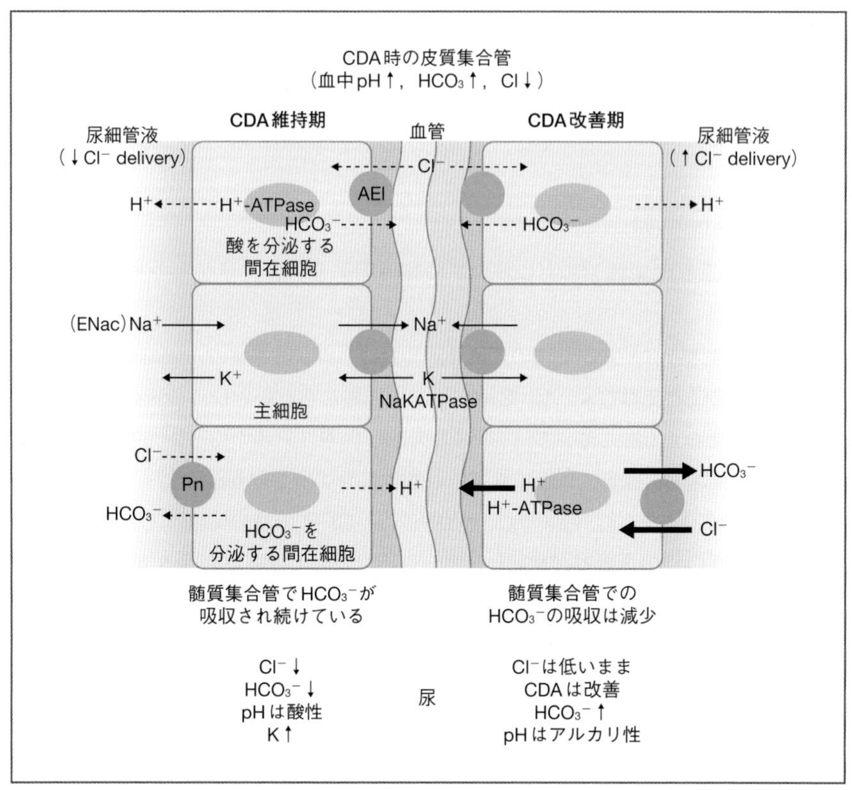

図7-4　Clの欠乏によって，遠位ネフロン集合管での尿中へのHCO_3^-の分泌が減少する

CDA：Cl depletion alkalosis，左：アルカローシス維持期，右：Clが補充されたアルカローシス改善期

Cl欠乏状態（左）では，遠位ネフロンへのClの流入が減少し，B型 intercalated cellにおけるpendrin（Pn）からのHCO_3^-の尿中への分泌が減少して代謝性アルカローシスが維持される．この状態にClが補充されると，B型 intercalated cellのpendrinにおけるClの再吸収・HCO_3^-の分泌が増加し，さらに，血管側のH^+-ATPaseの活性も増加することから，アルカローシスが改善する．

（Luke RG, Galla JH: It is chloride depletion alkalosis, not contraction alkalosis. J Am Soc Nephrol 23: 204-207, 2012より作成）

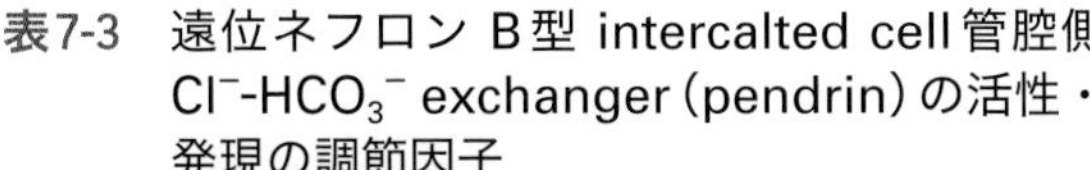

表7-3　遠位ネフロン B型 intercalted cell 管腔側 Cl^--HCO_3^- exchanger (pendrin) の活性・発現の調節因子

	活性・発現
低 Cl 食	↑
高 Cl 食	↓
Cl 欠乏アルカローシス	↑
代謝性アシドーシス	↓
呼吸性アシドーシス	↓
K 欠乏	↓

K欠乏は細胞内アシドーシスをきたし，細胞内のHCO_3^-が減少し，pendrinの活性が低下する．

(Luke RG, Galla JH: It is chloride depletion alkalosis, not contraction alkalosis. J Am Soc Nephrol 23: 204-207, 2012より作成)

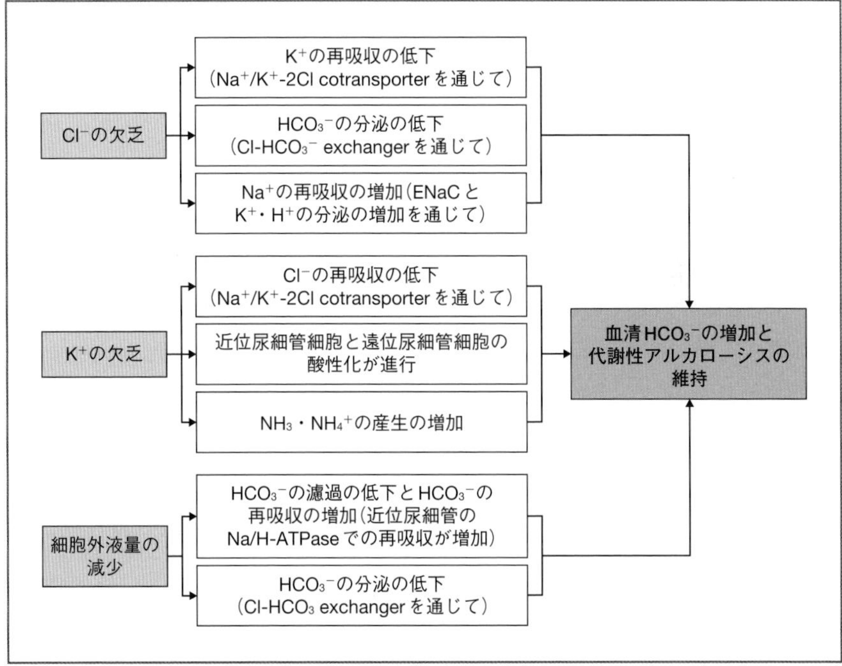

図7-5　臨床の現場で役立つ代謝性アルカローシスの維持の病態生理

代謝性アルカローシスの病態には，Cl^-欠乏，K^+欠乏，細胞外液量の減少が重要である．症例の病態の理解・治療において，これらの因子に注目すべきである．

(Reddi SA: Acid-base disorders: Clinical evaluation and management. Springer, 2020より作成)

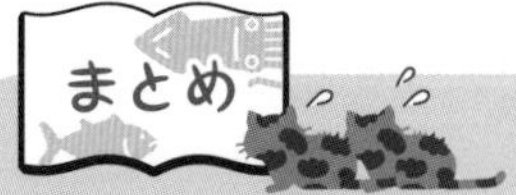

代謝性アルカローシスの病態には，Cl^-欠乏，K^+欠乏，細胞外液量の減少が重要（図7-5）．

文　献

1) Emmett M: Metabolic Alkalosis: A Brief Pathophysiologic Review. Clin J Am Soc Nephrol 15: 1848-1856, 2020. PMID: 32586924
2) Luke RG, Galla JH: It is chloride depletion alkalosis, not contraction alkalosis. J Am Soc Nephrol 23: 204-207, 2012. PMID: 22223876
3) Imenez Silva PH, Wagner CA: Potassium channels in control of renal function. Kidney Int 97: 253-255, 2020. PMID: 31980072
4) Reddi SA: Acid-base disorders: Clinical evaluation and management. Springer, 2020.

第8話 酸塩基平衡における肺・腎臓以外の臓器の役割

これまで，魚からヒトへの進化の歴史や，呼吸生理，食事との関係や腎臓の働きなどさまざまな観点から酸塩基平衡について学んできたクロリン．これで酸塩基平衡についてはバッチリ，と思いきや，きどにゃんは最後にまだ教えたいことがあるようです．

今回のポイント！

- 酸塩基平衡においては，肺・腎臓以外にもさまざまな臓器が重要な役割を果たしている．その中でも肝臓は，①lactate の代謝，②ケトン体の代謝，③bicarbonate (HCO_3^-)，ammonium (NH_4^+) の代謝（アミノ酸代謝における），④アルブミンの合成を通じて，体内の酸塩基平衡を調節している．

教科書を読むと，肺や腎臓が酸塩基平衡異常の病態の中心であるという記載が目立ちますが，他の臓器や器官も，当然，酸塩基平衡の調節に関与していると考えていいですよね？

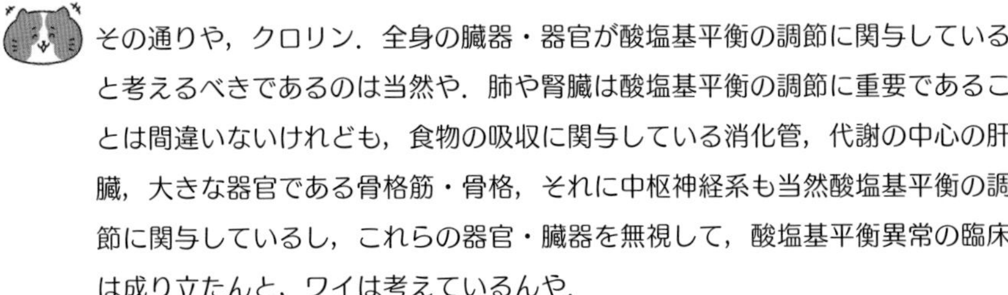

その通りや，クロリン．全身の臓器・器官が酸塩基平衡の調節に関与していると考えるべきであるのは当然や．肺や腎臓は酸塩基平衡の調節に重要であることは間違いないけれども，食物の吸収に関与している消化管，代謝の中心の肝臓，大きな器官である骨格筋・骨格，それに中枢神経系も当然酸塩基平衡の調節に関与しているし，これらの器官・臓器を無視して，酸塩基平衡異常の臨床は成り立たんと，ワイは考えているんや．

1　消化・吸収する消化管も酸塩基平衡の調節を行っている

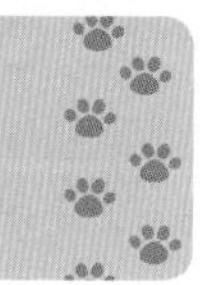

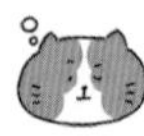
さて，今ワイは消化管も酸塩基平衡の調節に関与しているって言ったけれども，どう関与しとるかはわかるか？

あんまり具体的にはわからないです．ただ，嘔吐や下痢で代謝性アルカローシス，代謝性アシドーシスが発症するっていうことは，消化管も酸塩基平衡の維持に関与していると考えていいのかな？っていうぐらいで…….

● 上部消化管の酸塩基平衡における働き

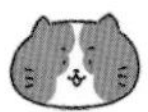
具体的にはこれからみていくから，今はそれくらいで十分や．
消化管上皮を介して，食物の吸収が行われているやろ？消化管においては消化・吸収を行う際に，多量の腸液の分泌・吸収が行われている．例えば胃液は1日に1.5L（pH1.5，proton〈H^+〉45mEq）分泌されていて，消化管全体で考えると食事に加えて1日に10L が腸液として分泌され，そのほとんどが吸収されているんや．
消化・吸収という消化管の生理的活動においては，多量の電解質・水が腸管上皮を介して移動することによって，常に酸塩基平衡の変化が生じるといえるんや．

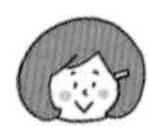
なるほど，上皮を介した体外・体内の物質の移動が酸塩基平衡の変化をきたすという考え方ですね．

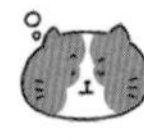
この考え方をもう少し詳しく解説すると，腸管上皮は尿細管上皮と同様に，その正常な機能の発現においては，消化管内腔側と基底膜（血管）側といった極性を有している（図8-1）．この上皮の極性が，酸塩基平衡の変化に重要なんや．

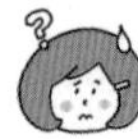
極性が重要？具体的にはどういうことですか？

例えば，胃液として，pH1，100mM の H^+が胃上皮の壁細胞 parietal cells

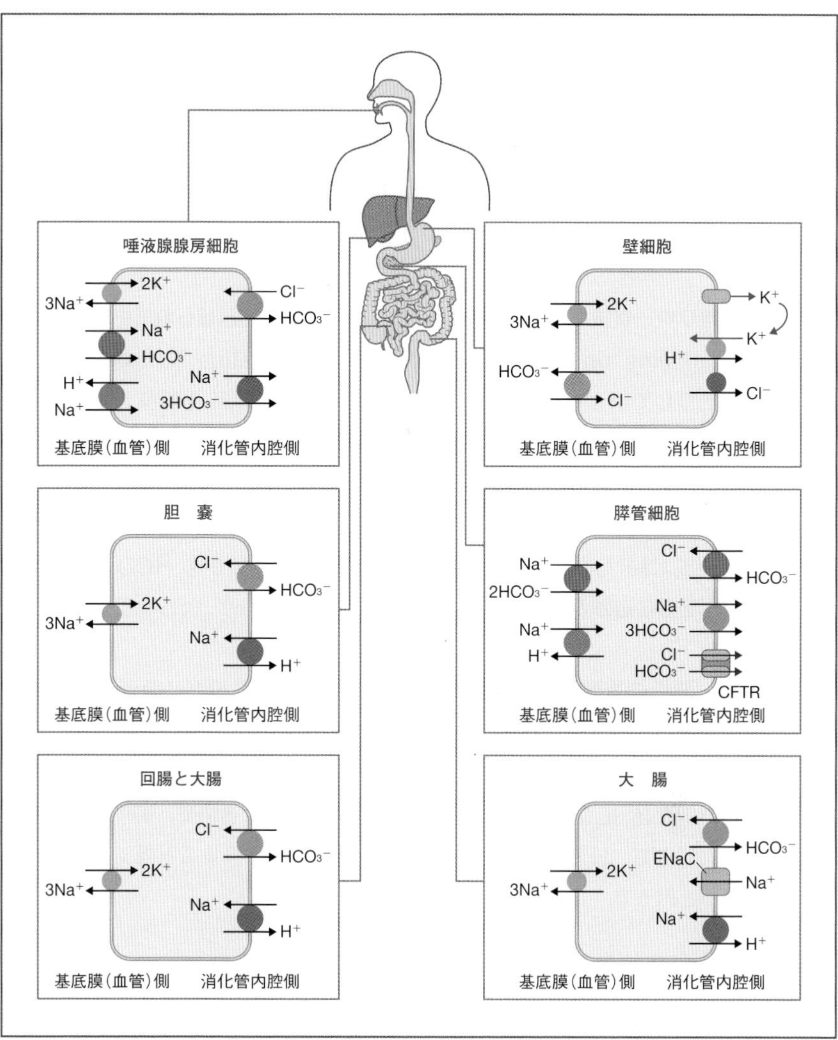

図8-1 消化管上皮細胞での電解質輸送

(Seifter JL, Chang HY: Extracellular Acid-Base Balance and Ion Transport Between Body Fluid Compartments. Physiology (Bethesda) 32: 367-379, 2017より作成)

から分泌される(電気的中性を保つために，Cl^-が伴って分泌される)と，当然，細胞内の pH はアルカリに傾く.

細胞内の pH がアルカリに変化すると適切な機能が維持できなくなるので，

ただちにアルカリ，つまり HCO_3^- が Cl^- と交換され，基底膜側から血管内へ移行する，ということや！

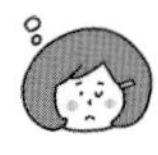

ふむふむ，胃酸が胃内（消化管管腔内）に分泌されると同時に，体内に HCO_3^- が分泌されるということですね．そうすると，食事を摂取して，胃で消化されるたびに，体内はアルカリに傾くということですか？

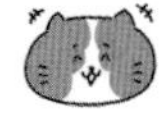

その通りや．食後に，体液や尿がアルカリに傾くことが知られており，この現象は alkaline tide と呼ばれているんや．この alkaline tide は，ヒトでははっきりしていないんやけど，細胞外液の Cl^- の75％を胃酸として分泌するワニ alligator は，食後に血液の pH が8まで上昇することが知られているんや．また，食後に尿がアルカリに傾く機序として，食事で増加するセクレチン secretin が，遠位ネフロンの B 型間在細胞の pendrin（管腔側に発現している Cl-HCO_3^- exchanger）を活性化して，尿中の HCO_3^- の排泄を増加させることが示されておる．

へ〜．酸性の胃酸についてはわかりましたけど，アルカリの消化液である膵液（pH 8，140 mM HCO_3^-）はどう考えたらいいですか？

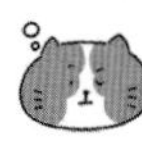

アルカリ（$NaHCO_3$ として）を消化管管腔内に分泌するので，細胞内は酸性に傾く．そこで，H^+ が，HCO_3^- と交換で血管内に移行すると考えるとわかりやすいと思うで．

胃液から酸を分泌して，体内がアルカリに，膵液からアルカリが分泌され，体内が酸性に，ということですね！ 正常の場合は，胃酸の分布と膵液の分泌が連動して食物の消化を行うので，酸塩基平衡の変動は少ないと考えていいということですね．

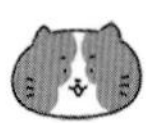

そういうことや．よって嘔吐や……

嘔吐や吸引による胃液喪失，腸瘻などによる膵液の喪失でその連動が障害されると，代謝性アルカローシスやアシドーシスが発症するってことですね！

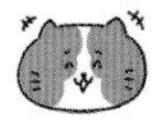

その通りやな．クロリンも，だいぶ理解できてきたな．

下部消化管の酸塩基平衡における働き

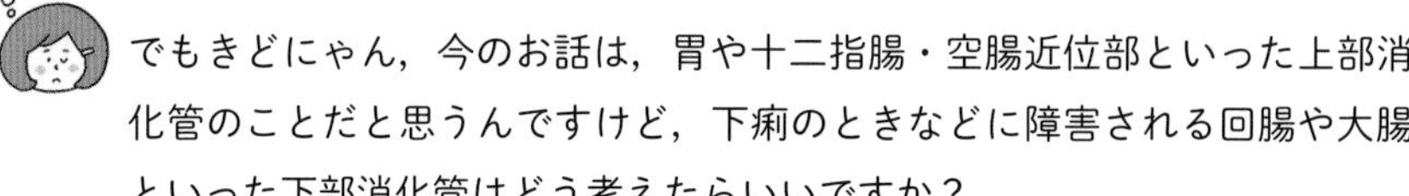

でもきどにゃん，今のお話は，胃や十二指腸・空腸近位部といった上部消化管のことだと思うんですけど，下痢のときなどに障害される回腸や大腸といった下部消化管はどう考えたらいいですか？

下部の消化管は原則として，消化のために分泌された腸液（1日分泌量：唾液1L，胃液 2L，胆汁 1L，膵液 2L，上部小腸 1L）を吸収する能力（1日吸収量：上部小腸 4L，回腸 3.5L，大腸 1.5L）が非常に高いと考えるとわかりやすいんや．
吸収を行っている小腸や大腸の管腔内の腸液はほぼ血清浸透圧と同じであり，小腸や大腸の上皮細胞は，等張性 isosmotic に吸収を行うといわれているんや．

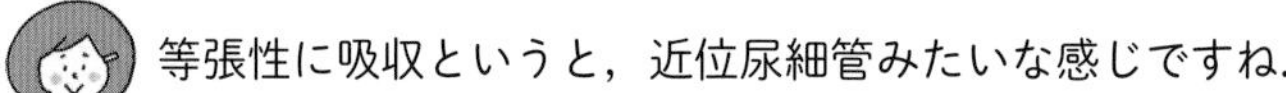

等張性に吸収というと，近位尿細管みたいな感じですね．

近位尿細管と異なるのは，腸管上皮には Cl-HCO_3^- exchanger（腸管上皮では downregulated in adenoma〈DRA〉と呼ばれる）が管腔側に存在していて，同じく管腔側に存在し Na^+の再吸収を行う Na/H^+ exchanger と協働しながら，上流から流入してくる腸液の電解質の質と量に応じて，Cl^-やHCO_3^-の吸収や分泌を行っている点かな．
また，大腸上皮の管腔側には，集合管の主細胞と同じく，上皮型 Na チャネル epithelial Na channel（ENaC）が発現しており，アルドステロン依存性に electrogenic な Na^+の吸収と K^+の分泌を行っている．さらに管腔側には，cystic fibrosis transmembrane conductance regulator（CFTR）にて調節される Cl^-の分泌を行う Cl channel が存在している，というのも近位尿細管とは異なる点かな．

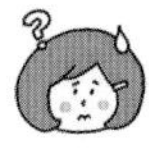

う～ん，やや複雑ですね．

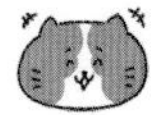

簡単にいうと，腸管での吸収が障害され，Cl^-の喪失が生じると，H^+も喪失

することが多く，HCO_3^-を喪失すると，Na^+やK^+を喪失するということや．さらに腸管は，Cl^-やHCO_3^-の吸収や分泌を行っているので，どのような下痢性疾患であるかによって，このCl^-やHCO_3^-の吸収や分泌の障害の程度が異なっているため，代謝性アシドーシスになったり代謝性アルカローシスになったりするということや（ほとんどの下痢はHCO_3^-を喪失するため，代謝性アシドーシスになることが多い）．

やっぱりちょっと難しいですけど，面白いですね！

2　代謝の中心の肝臓は当然，酸塩基平衡の調節にも重要である

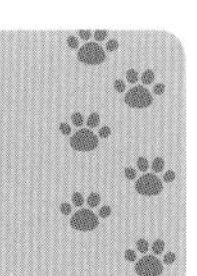

それじゃあ次は，代謝の中心である肝臓の酸塩基平衡異常における役割を教えてもらえませんか？

おっ，ええで．クロリンはこれまで，肝臓と酸塩基平衡について考えたことはあるか？

う～ん，確かに，肝硬変の腹水・浮腫の治療に利尿薬を用いた，低K血症・代謝性アルカローシスの症例を経験したことはありますけど，肝臓そのものが酸塩基平衡の調節に重要であるとはあまり考えたことがありません．

今まで述べてきたように，代謝や生体内の物質の動きが体内の酸塩基平衡に影響を及ぼすことから，生体の代謝の中心である肝臓は，当然酸塩基平衡の調節に重要な働きをしとるんやで！

なるほど．具体的には，どんな働きなんですか？

肝臓は，

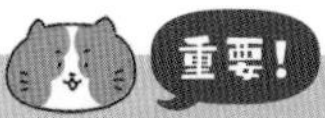

①lactate の代謝
②ケトン体の代謝
③HCO_3^-，NH_4^+の代謝（アミノ酸代謝における）
④アルブミンの合成

を通じて，体内の酸塩基平衡を調節していると考えられているんや．
ここからは，酸塩基平衡における肝臓のこの4つの役割についてみていくで．

lactate の代謝

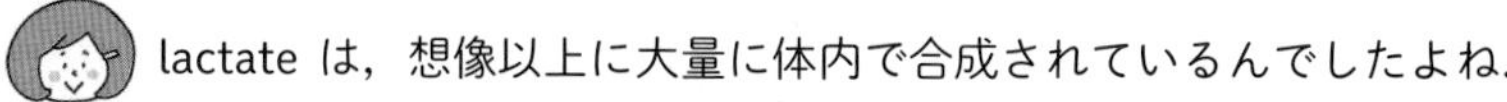

lactate は，想像以上に大量に体内で合成されているんでしたよね．

そうや，1日約20mmol/kg，よって，1日1,200～1,400mmol 産生されているんや（症例編第3話「代謝性アシドーシス」乳酸アシドーシスの項〈p.160〉参照）．

多量に産生されているのに，正常状態であれば血清 lactate 濃度が1.5mmol/L 未満と非常に低い濃度に保たれているのは，産生された lactate が常に適切に代謝されていると考えるべきですよね．そうか……肝臓が lactate の代謝に重要なんですね！

その通り．肝臓は約700mmol，腎臓は400mmol，そして心臓は80～100mmol 程度の lactate を代謝していることが知られているんや（図8-2）．

じゃあ，肝臓で lactate の代謝が障害されれば，lactate が蓄積して，乳酸アシドーシスが発症することがあるんでしょうか？

クロリン，それは十分ありうるよ．けどその前に，肝臓での lactate の主な代謝経路はなんや？

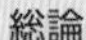

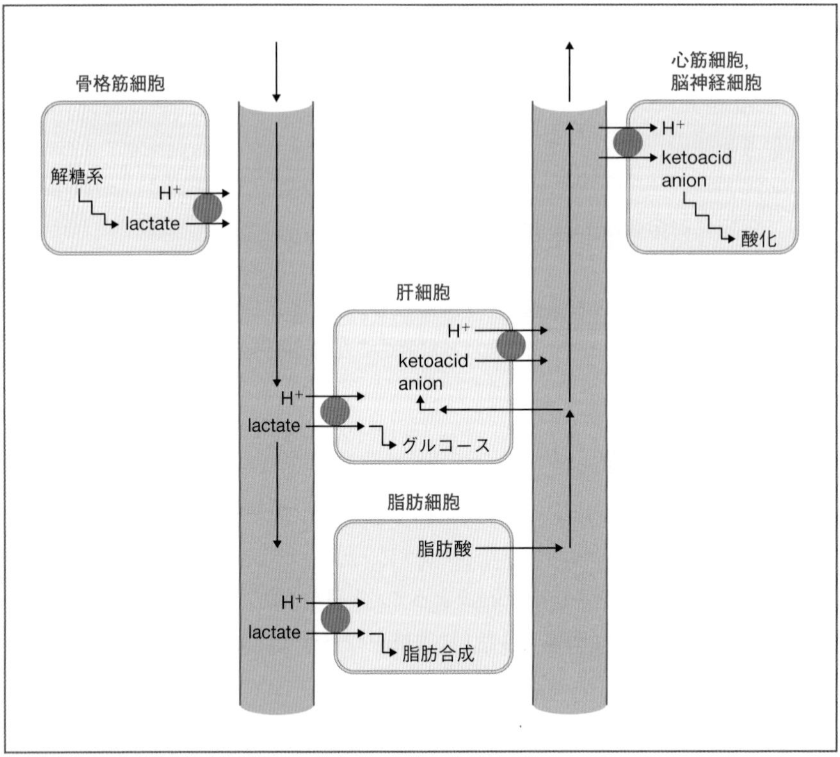

骨格筋細胞
解糖系
H^+
lactate
心筋細胞,
脳神経細胞
H^+
ketoacid
anion
酸化
肝細胞
H^+
ketoacid
anion
H^+
lactate
グルコース
脂肪細胞
脂肪酸
H^+
lactate
脂肪合成

図8-2　lactate，ケトン体の臓器間の代謝経路

MCT：mono-carboxylate transporter

(Seifter JL, Chang HY: Extracellular Acid-Base Balance and Ion Transport Between Body Fluid Compartments. Physiology (Bethesda) 32: 367-379, 2017より作成)

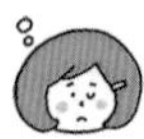

lactate の代謝ですか……？ lactate は，glucose の合成，つまり糖新生（Cori 回路）に代謝されたり，CO_2 と H_2O に代謝されたりします．

$lactate^- + H^+ \rightarrow glucose$	H^+除去（HCO_3^-の負荷）
$lactate^- + H^+ \rightarrow H_2O + CO_2$	H^+除去（HCO_3^-の負荷）

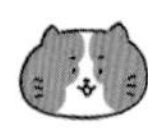

lactate は，細胞内で産生されるときに H^+の産生を伴う（症例編第３話「代謝性アシドーシス」乳酸アシドーシスの項〈p.160〉参照）が，代謝されるときに H^+を消費するので，産生と代謝が均衡していると，酸塩基平衡の乱れは生じないと考えられているんや.

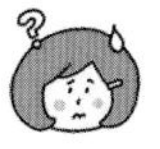
あれっ，じゃあ肝臓で lactate の代謝が障害されて，乳酸アシドーシスになる病態はないんですか？

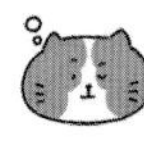
糖新生には，ニコチン酸アミドジヌクレオチド nicotinamide adenine dinucleotide（NAD^+）が必要とされており，NAD^+が肝臓で枯渇すると体内に lactate が蓄積する病態が知られているよ．

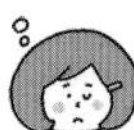
肝臓で NAD^+が枯渇する，ですか？ それって一体どういう……？

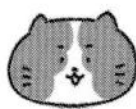
エタノールの代謝には，NAD^+が必要やで．

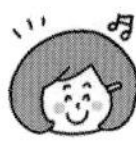
そうか……急性アルコール中毒にみられる乳酸アシドーシスですね！ 大量に摂取されたエタノールの代謝では，肝臓で NAD^+が消費されるので，肝臓での lactate の代謝の一つである糖新生が抑制され，lactate が蓄積するということですね．

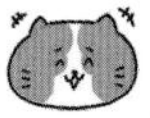
そういうことや．さらに，

ピルビン酸 pyruvate + NADH + H^+ → lactate + NAD^+

という経路を促進させることで，エタノール代謝に必要な枯渇した NAD^+を補充する代謝も亢進し lactate の産生が増加することも，急性アルコール中毒にみられる乳酸アシドーシスに関与していると考えられているんや．

●ケトン体の代謝

代謝産物というと，ケトン体もありますね．

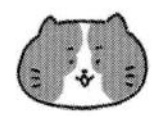
通常状態では，脂質は完全に代謝されて，そのほとんどが H_2O と CO_2へ代謝されるので，ケトン体はほとんど産生されない．しかし飢餓やインスリン不足，アルコール多飲時などには，不完全に糖質や脂質が代謝されることから，肝臓において大量に産生され，血中に分泌されるんや（アセト酢酸 acetoacetate，β-ヒドロキシ酪酸 β-hydroxybutyrate，**図8-2**参照）．

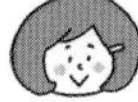

ケトン体産生時には，H^+も産生され，アシドーシスになりますね．そして，ケトン体が過剰に産生される病態が改善すると，再度，肝臓などに取り込まれ，代謝されるときに

acetoacetate$^-$，β-hydroxybutyrate$^-$ ＋ H^+ → CO_2 ＋ H_2O （H^+除去，HCO_3^-の負荷）

となり，H^+が消費されることによってアシドーシスが改善するのですね．

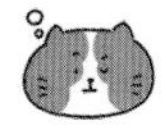

そういうことやな．注意してほしいのは，将来，肝臓などで代謝されるべきケトン体が Na^+や K^+とともに腎臓から排泄されると，アシドーシスが継続することになるということや．

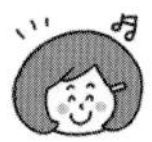

はい，わかりました！ 肝臓は常に lactate やケトン体を代謝することで，酸塩基平衡の調節に関与しているんですね．

● HCO_3^-，NH_4^+の代謝（アミノ酸代謝における）

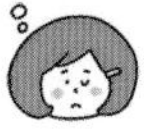

肝臓の重要な働きというと，摂取や代謝されたタンパク質・アミノ酸の代謝がありますね．特にアミノ酸に含まれる窒素の代謝・尿素合成が肝臓で行われますよね．この，窒素の代謝・尿素合成も酸塩基平衡に影響しますか？

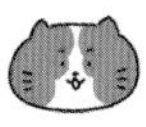

アミノ酸には，電荷を有する部分が conjugated acid や base として作用するので，その代謝過程で当然，酸塩基平衡は変化するよ．

アミノ酸の conjugated base は，

COO^-＋H^+ → 尿素 urea ＋ CO_2＋H_2O （H^+除去，HCO_3^-の負荷） アミノ酸の S^-は代謝されないので，SO_4^{2-}＋$2H^+$（H^+負荷，HCO_3^-の除去）

アミノ酸の conjugated acid は，

NH4$^+$ →尿素 ＋ CO_2 ＋ H_2O ＋ H^+（H^+負荷，HCO_3^-の除去）

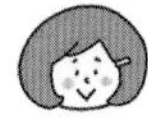

つまり，食事や代謝されるアミノ酸の内容によって酸塩基平衡の状態が変化し，その変化に肝臓が関与しているということですね．

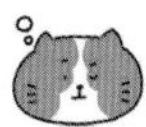

1日に100g のタンパク質を摂取することは，1,000mmol の conjugated

acid（NH_4^+，H^+の負荷と同じ）や conjugated base（HCO_3^-の負荷と同じ）が1日に負荷されることと同じであるといわれておる．これほど多くの酸やアルカリは，腎臓から尿としてただちに排泄することはできないので，肝臓でのタンパク質・アミノ酸の尿素などへの代謝が，酸塩基平衡を正常に保つために必要といえるんや．

$$2HCO_3^- + 2NH_4^+ \rightarrow \text{尿素} + CO_2 + 3H_2O$$

もしくは

$$2HCO_3^- + 2NH_4^+ \rightarrow \text{尿素} + CO_2 + H_2O + 2H^+$$

さらに肝臓には，NH_4^+を glutamine へ代謝する経路も存在し，この経路も肝臓の酸塩基平衡調節機構に重要であることが知られているんやで（図8-3）．

そうか，図8-3にあるように，アシドーシスの状態であれば肝臓は，NH_4^+からの尿素の合成を抑制（10% の抑制でも，1日100 mmol の HCO_3^-が合

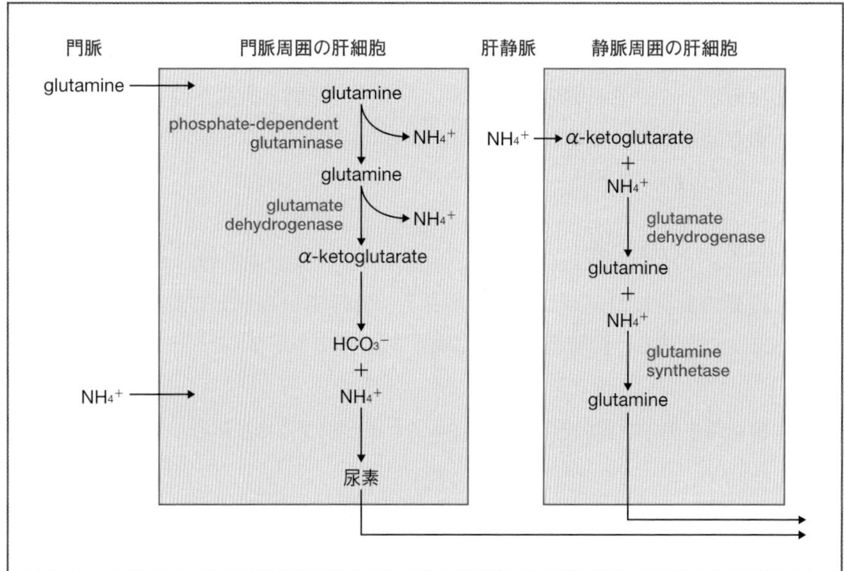

図8-3　肝細胞における尿素，glutamineの合成経路

アミノ酸に含有されるconjugated acid（NH_4^+）が，尿素に代謝されると，HCO_3^-が除去される．尿素に代謝されなかったconjugated acid（NH_4^+）は，glutamineへ合成され，腎臓へ運搬され，近位尿細管にてNH_3へ代謝され，H^+（NH_4^+として）の尿中への排泄に寄与する．

（Reddi SA: Acid-base disorders: Clinical evaluation and management. Springer, 2020より作成）

成されるといえる）し，HCO_3^-が合成されることから，アシドーシスが改善するのね．さらに，尿素の合成が抑制されると，NH_4^+は glutamine の合成に利用され，glutamine は腎臓に輸送されて，近位尿細管で NH_4^+と HCO_3^-へ代謝され，腎臓での H^+の排泄，HCO_3^-の合成につながり，アシドーシスを改善させるっていうことなんだ．アルカローシスのときは逆に，肝臓での NH_4^+からの尿素の合成の増加・glutamine の合成の低下により，HCO_3^-が消費され，アルカローシスが改善されることになる（さらに，肝臓での glutamine の分解・尿素の合成増加もアルカローシスの改善となる）んだ．

（クロリン，ずいぶん集中しとるな……）
体内に酸が負荷され，アシドーシスの状態では，腎臓で産生された NH_4^+は尿中に排泄されるけど，アルカローシスの状態では尿中への排泄が減少して，NH_4^+は腎静脈から体循環へ移行する量が増えるんや．体循環へ移行した NH_4^+は，肝臓で尿素へと代謝されるんやけれども，その時に HCO_3^-が消費され，アルカローシスが改善されることになる，っちゅーことや．

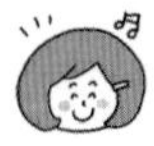
なるほど．アミノ酸の窒素代謝において，肝臓と腎臓が協力して酸塩基平衡を調節していることが理解できました．

アルブミンの合成

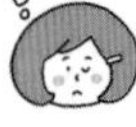
肝臓の重要な役割として，アルブミンの合成がありますよね．このアルブミンの合成も，酸塩基平衡に影響があるんですか？

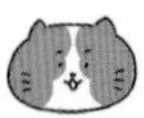
酸塩基平衡の状態の解釈に，Stewart 法という方法があるんやけど…….

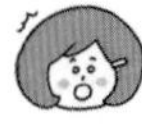
あ，詳しくは勉強してないんですけど，聞いたことあります！

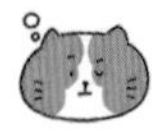
この Stewart 法は，酸塩基平衡を調節する独立した因子として，血液中の弱酸，つまり血液中のアルブミンが重要であることを提唱しているんや．つまり肝臓は，弱酸であるアルブミンの合成を介して酸塩基平衡を調節していると，Stewart 法的な観点からはいえる．血中アルブミン濃度が1 g/dL 減少すると，

base excess が3.7 mEq/L 増加するといわれとる．この考え方には異論も多いんやけれど，アルブミン合成が減少する肝不全時の代謝性アルカローシスや，多臓器不全の時の集中治療室において，細胞外液の多量輸液時に生じる希釈性の低アルブミン血症時の代謝性アルカローシスの成因を説明するもので，集中治療専門医や麻酔科専門医には支持されている考え方なんや．

3 骨格筋や骨組織も酸塩基平衡の調節に重要

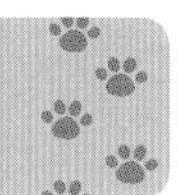

肺，腎臓，消化管，そして肝臓以外にも，酸塩基平衡異常に関与している臓器・組織に他に何があると思う？

他にですか？ ……慢性腎臓病における代謝性アシドーシスのときに，骨格筋・骨組織が緩衝作用を有して，アシドーシスの進行を抑制しているという話を聞いたことがあります．

そうやな．慢性腎臓病において，代謝性アシドーシスの進行とともに尿中カルシウム排泄が増加することが知られていて，骨組織の脱灰がアシドーシスを緩衝していると考えられているんや．骨組織は，conjugated base となりうる calcium hydroxyapatite ($Ca_{10}\langle PO_4\rangle_6\langle OH\rangle_2$)，炭酸カルシウム calcium carbonate ($CaCO_3$) で構成されていて，骨組織に25,000～30,000 mEq のカルシウムアルカリ塩が貯蔵されていると考えられているんや．また，骨格筋は，生体内で最も大きな臓器の一つであることから，その細胞内液容積は大きく，電解質や buffer のプールとしての役割も有しているといわれとる．

だから，筋肉量の少ない高齢者や女性に，電解質異常が多いんですね．

その通りやな．

4　脳・中枢神経組織も酸塩基平衡に非常に重要

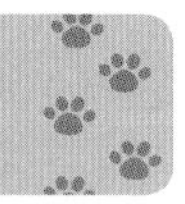

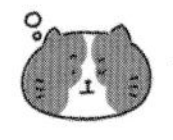

さてクロリン，今まで，肺や腎臓だけでなく，全身すべての臓器が酸塩基平衡の調節に関与していることを勉強してきたけど，体液の pH の変化に最も影響を受ける臓器はどれや？

pH の変化に感受性の高い臓器ということですね…….生体内で常に活動していて，代謝が活発な臓器と考えればいいんじゃないでしょうか？ っていうことは，中枢神経組織ですか？

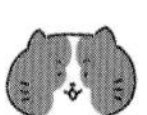

その通りや．脳は，グルコースの代謝を表す PET の画像をみても，グルコースの取り込みが非常に多く，代謝活性が高い．さらに，中枢神経は頭蓋骨に囲まれていることから，組織の容積を変化させることが困難で，buffer の蓄積には上限がある．これらのことから，中枢神経組織は，pH の変化に感受性の高い臓器と考えられる．実際，中枢神経組織の細胞外液といえる脳脊髄液 cerebrospinal fluid（CSF）の pH は，末梢組織の細胞外液より，より狭い範囲の変化しか示さず，厳密にコンロトールされていることが知られているんや．さらに，中枢神経そのものが，呼吸・換気の調節を介して $PaCO_2$ を変化させることで，体液の酸塩基平衡を調節していることも重要やな．

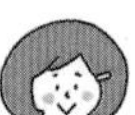

中枢神経組織も酸塩基平衡に重要ということですね．

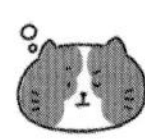

また，中枢神経組織の酸塩基平衡は，末梢神経と異なる部分もあるんや．中枢神経組織に特有のものといえば？

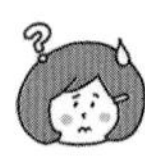

うーん，血液脳関門 blood brain barrier（BBB）ですか？

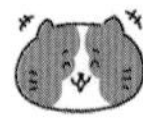

BBB は，酸塩基平衡に重要な，二酸化炭素 carbon dioxide（CO_2），H^+，HCO_3^- の透過性が異なるんや．つまり，脂溶性の CO_2 は BBB の透過性は高いが，水溶性の H^+ や HCO_3^- は低いんや．

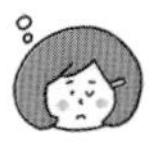
この BBB の透過性の違いは，酸塩基平衡にどのような影響があるんですか？

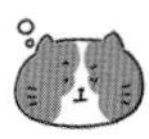
例えば，代謝性アシドーシスに重炭酸ナトリウム sodium bicarbonate ($NaHCO_3$) を投与した場合を考えてみたらどうや？

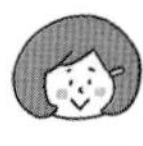
代謝性アシドーシスに，$NaHCO_3$，つまり HCO_3^-を投与すると，

$$HCO_3^- + H^+ \rightarrow H_2CO_3 \rightarrow CO_2 + H_2O$$

末梢では H^+が buffer されますが，中枢神経組織では，同時に産生された CO_2が脂溶性の BBB を通過，でも投与された HCO_3^-は BBB を通過しないので，中枢神経組織はアシドーシスに傾くことになります．BBB が存在することで，末梢組織と中枢神経組織で異なる酸塩基平衡状態になるということですね．

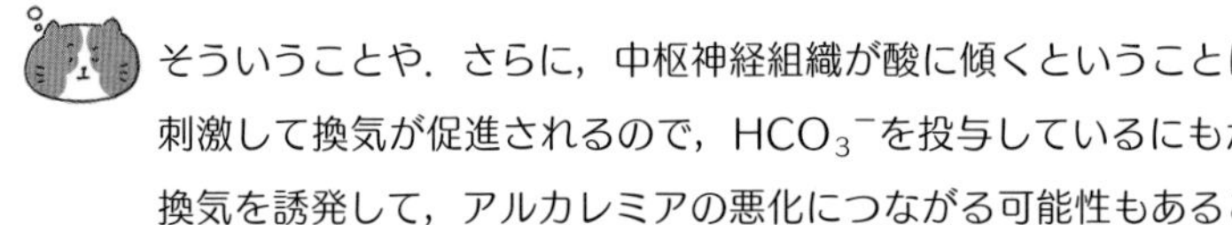
そういうことや．さらに，中枢神経組織が酸に傾くということは，呼吸中枢を刺激して換気が促進されるので，HCO_3^-を投与しているにもかかわらず，過換気を誘発して，アルカレミアの悪化につながる可能性もあることを考える必要もある．

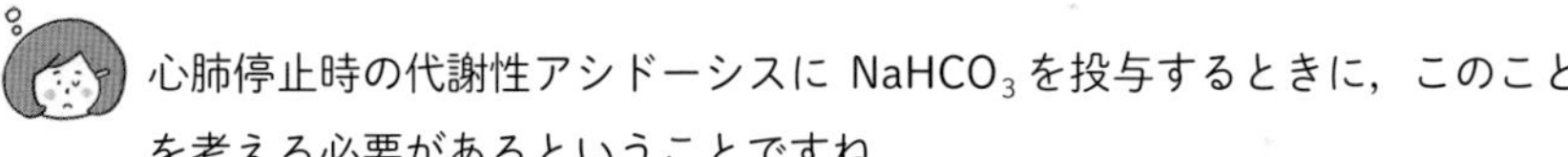
心肺停止時の代謝性アシドーシスに $NaHCO_3$ を投与するときに，このことを考える必要があるということですね．

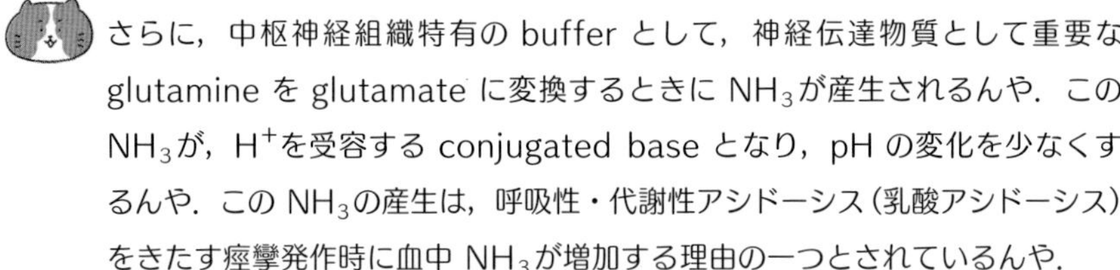
さらに，中枢神経組織特有の buffer として，神経伝達物質として重要な glutamine を glutamate に変換するときに NH_3が産生されるんや．この NH_3が，H^+を受容する conjugated base となり，pH の変化を少なくするんや．この NH_3の産生は，呼吸性・代謝性アシドーシス（乳酸アシドーシス）をきたす痙攣発作時に血中 NH_3が増加する理由の一つとされているんや．

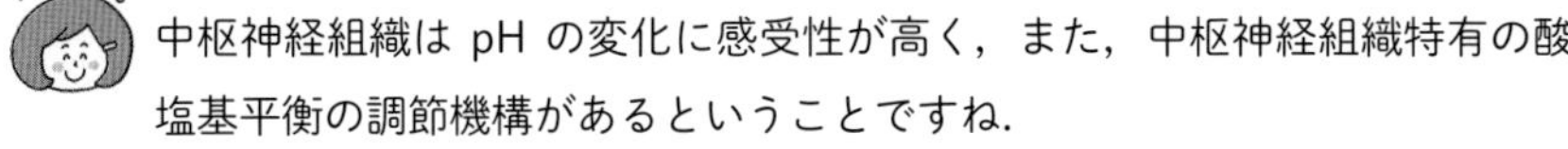
中枢神経組織は pH の変化に感受性が高く，また，中枢神経組織特有の酸塩基平衡の調節機構があるということですね．

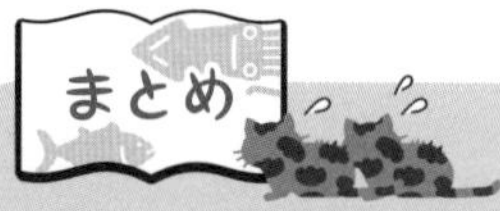

- 消化・吸収という消化管の生理的活動では，常に酸塩基平衡の変化が生じている．胃液や膵液，腸液の分泌が連動することで酸塩基平衡が保たれているが，嘔吐や下痢によってこの連動が障害されると，代謝性アシドーシスやアルカローシスが発症することがある．
- 肝臓は，代謝の過程で生じる lactate，ケトン体の代謝や，摂取されたタンパク質の窒素代謝の中心である．これらの物質の代謝は生体の酸塩基平衡に重要であることより，肝臓が，酸塩基平衡の調節に重要な役割を演じていることは，当然である．
- 骨格筋や骨組織は，電解質などの貯蔵庫としての働きがあり，酸塩基平衡の調節に重要である．
- 中枢神経組織は，pH の変化に感受性が高く，また，中枢神経組織特有の酸塩基平衡の調節機構がある．

文　献

1) Seifter JL, Chang HY: Extracellular Acid-Base Balance and Ion Transport Between Body Fluid Compartments. Physiology (Bethesda) 32: 367-379, 2017. PMID: 28814497

2) Seifter JL, Chang HY: Disorders of Acid-Base Balance: New Perspectives. Kidney Dis (Basel) 2: 170-186, 2017. PMID: 28232934

3) Reddi SA: Acid-base disorders: Clinical evaluation and management. Springer, 2020.

4) Lin WY, Muallem S: No Zoom Required: Meeting at the β-Intercalated Cells. J Am Soc Nephrol 31: 1655-1657, 2020. PMID: 32716314

5) Kaptein EM, Sreeramoju D, Kaptein JS, et al.: A systematic literature search and review of sodium concentrations of body fluids. Clin Nephrol 86: 203-228, 2016. PMID: 27616761

6) 杉本俊郎：もう困らない外来・病棟での腎臓のみかた．中外医学社，2020.

7) Frassetto L, Banerjee T, Powe N, et al.: Acid Balance, Dietary Acid Load, and Bone Effects-A Controversial Subject. Nutrients 10: 517, 2018. PMID: 29690515

検査とその解釈

酸塩基平衡異常における検査の基本とその解釈方法

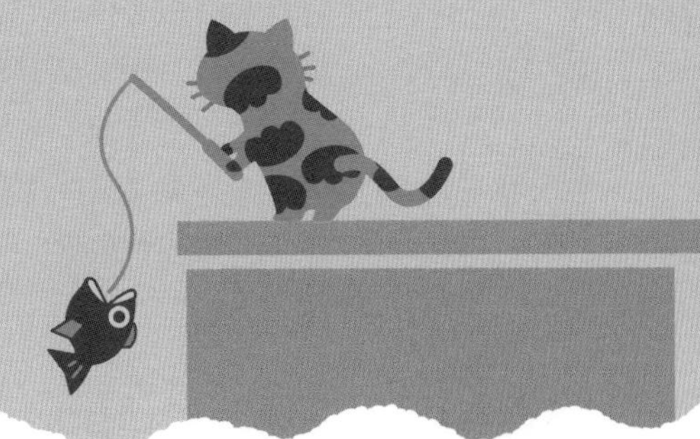

第1話 血液ガスの機械のプリントアウトを読もう

酸塩基平衡についてきどにゃんから教えてもらったクロリン．腎臓や，その他のさまざまな臓器の酸塩基平衡における役割を学んだことで，さらにその理解が深まりました．
そして数日後，クロリンが病棟で思い悩んでいると，きどにゃんが不意に現れました．

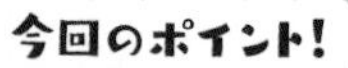

- 血液ガスの機械のプリントアウトをみることで，多くのことがわかる．
- 血液ガスの機械と中央検査室では電解質の測定法が異なるため，結果が異なることがある．
- alpha-stat と pH-stat について学ぼう．

1　血液ガスの機械のプリントアウト

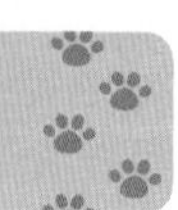

クロリン，血液ガスの測定の結果をどうやって確認している？

うわっ，きどにゃん！ どこ行ってたんですか？ この前，腎臓以外の臓器の酸塩基平衡における役割を教えてくれた後，ふらっと出かけちゃったから心配してたんですよ！

心配って……別にワイはクロリンの飼い猫やないんやから，心配せんでもええで．とにかく，クロリンがまた困っとるようやから来てみたんや．

きどにゃんって自由ですね…….それで，血液ガスの測定の結果をどうやって確認しているか，ですっけ？ 電子カルテに表示されている結果で確認していますけど…….

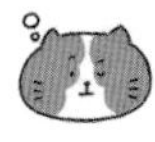
電子カルテをみているだけでは，血液ガスの機械が何を測定しているのかわからんよ．実際のプリントアウトを見てみよか（**表1-1，2**）.

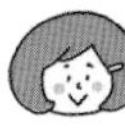
プリントアウトを見てみると，すべての項目が測定されているわけではないんですね．実測値と，演算・計算値という項目がありますね．

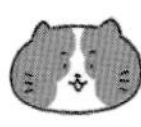
現在の血液ガスの機械は，電極を用いて，全血中に溶存している気体や電解質を測定するというのが基本なんや．よって，血液ガスの機械の基本は，pH 電極，O_2電極，CO_2電極ということになるんやな．そして，機械の性能が上昇するにつれて，電解質電極（Na，K，Cl，Ca など），そして代謝項目（グルコース，lactate など）が測定できるようになってきたんや．

へ～．酸塩基平衡に重要である bicarbonate（HCO_3^-）や base excess は，実測値じゃないんですね．

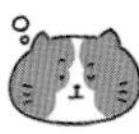
これらの項目はもともと，異なる原理（電極ではなく，血液中から回収する方法）の機械で測定されていた項目やったんや．せやから現在の血液ガスの機械では，演算・計算値として，機械が計算することで表示されるようになったんや．

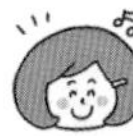
つまり，HCO_3^-濃度は Henderson-Hasselbalch 式を用いて，実測された pH と $PaCO_2$から，計算で導いているということですね．

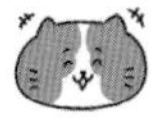
そういうことや．
（base excess は，Van Slyke 式から計算される．Van Slyke は，現在の血液ガス機械より前のタイプの血液ガス測定器の開発者である．）

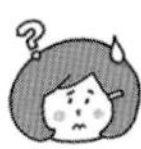
では，**表1-1**のプリントアウトにあるオキシメトリーってなんですか？

表1-1　東近江総合医療センターHCUに設置されている血液ガスの機械のプリントアウト

RADIOMETER ABL 800 FLEX				
ABL835			2020/○●/○●	○●：○●
患者測定	シリンジ　―　195uL		サンプル No.	○●○●
患者情報				
アクセス番号	○●○●○●			
患者 ID				
患者名				
サンプルタイプ	未指定			
血液ガス				
↑ pH	7.477		[7.350 — 7.450]	
pCO2	44.4	mmHg	[32.0 — 48.0]	
↓ pO2	65.0	mmHg	[83.0 — 108.0]	
オキシメトリー				
ctHb	13.8	g/dL		
Hct,c	42.3	%		
FO2Hb	89.7	%		
FCOHb	1.1	%		
FMetHb	1.1	%		
FHHb	8.1	%		
sO2	91.7	%		
電解質				
↑ cNa^{+}	150	mmol/L	[136 — 146]	
↓ cK^{+}	3.3	mmol/L	[3.4 — 4.5]	
↑ cCl^{-}	107	mmol/L	[98 — 106]	
↓ $cCa2^{+}$	1.03	mmol/L	[1.15 — 1.29]	
代謝項目				
↑ cGlu	451	mg/dL	[70 — 105]	
↑ cLac	27	mg/dL	[5 — 14]	
計算値				
cHCO3-(P), c	32.5	mmol/L		
SBE, c	8.5	mmol/L		
ctCO2(P), c	75.8	Vol%		
ctO2, c	17.4	Vol%		
Anion Gap, c	10.2	mmol/L		

米国やわが国以外（代表的には英国など）では，気体の分圧を国際単位系 International System of Units (SI) のkPaで表示することが多い．mmHgに変換するには，0.133で除する．

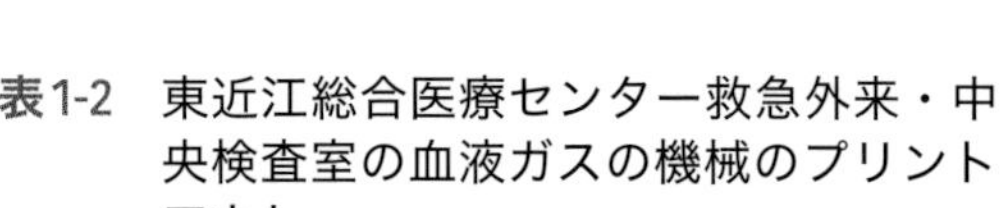

表1-2　東近江総合医療センター救急外来・中央検査室の血液ガスの機械のプリントアウト

	ラジオメーター　ABL80　FLEX 患者測定結果
測定日時：20/○●/○●　○●：○●：○● サンプルタイプ：動脈血	
アクセス番号：○●○●○●	
	測定値
血液ガス (37℃)	
pH	7.02
pCO_2	73.3 mmHg
pO_2	75 mmHg
ヘマトクリット	
Hct	39 %
電解質	
cNa^{+}	146 mmol/L
cK^{+}	4.11 mmol/L
cCa^{2+}	1.29 mmol/L
cCl^{-}	100 mmol/L
cLac	77 mmol/L
	演算値
clHb	12.7 g/dL
$cHCO_3^{-}$ (P)	18.2 mmol/L
ABE	−13.9 mmol/L
SBE	−11.1 mmol/L
$ctCO_2$ (B)	40.9 Vol%
cCa^{2-} (7.40)	N/D mmol/L
Anion Gap (K^{+})	32.1 mmol/L
sO_2	85.5 %
	メッセージ
N/D　演算なし	
	患者情報
患者体温：37.0 ℃	

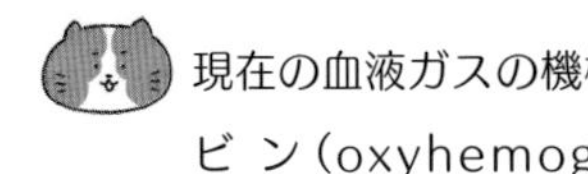

現在の血液ガスの機械には，本来の電極を利用した測定の他に，各種ヘモグロビン（oxyhemoglobin〈O_2Hb〉，reduced hemoglobin〈RHb〉，carboxyhemoglobin〈COHb〉，methemoglobin〈MetHb〉）を吸光特性（図1-1）を用いて測定するオキシメトリーという機械を並置しているものが多いんや．

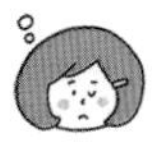

オキシメトリーが，動脈血中の Hb 濃度や，酸素飽和度などを測定しているってことですね．でも，表1-2の機械には，オキシメトリーの項目がないですよね？

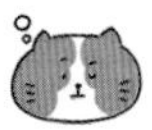

オキシメトリーが並置されていない機械もあるからな．よって，この機械が示す Hb 酸素飽和度は，実測した Ht と PaO_2から計算して表示しているんや．

電子カルテに表示されている結果だけみていたらここまでわからないですね．今後は，血液ガスのプリントアウトの結果を直接みるようにします．

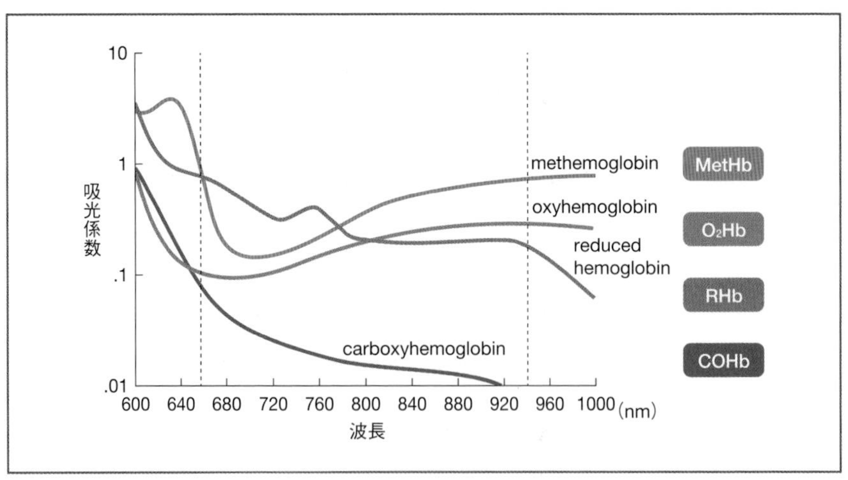

図1-1　各ヘモグロビンの吸光特性

オキシメトリーは，これらのヘモグロビンを複数の波長の光を用いて判別する．
SPO_2を測定するパルスオキシメーターは，拍動で動脈血流を判別するが，低波長の赤色光のみで各Hbを判別するので，O_2HbとCOHb，RHbとMetHbの鑑別が困難である．

（マシモジャパン株式会社：Masimo Rainbow® SETパルスCOオキシメトリ．〈https://www.masimo.co.jp/Rainbow/about.htm〉〈2021年3月アクセス〉より）

2　血液ガスの機械の電解質検査は不正確？

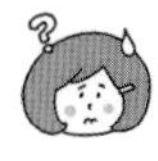

そういえば以前，先輩に，血液ガスの機械が示す電解質の値は不正確だって聞いたんですけど，そうなんですか？

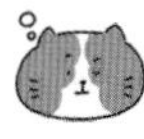

電解質の測定法は，血液ガスの機械と中央検査室で異なるというのは事実やな．電解質は現在，イオン電極法という方法で測定しているんやけど，血液ガスの機械は検体を希釈しない direct イオン電極法，中央検査室では検体を希釈する indirect イオン電極法で測定しているんや．よって，検体の希釈の影響を受けるだけで，測定そのものが不正確ということではないと思うよ．

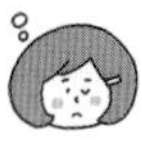

そっか，測定法の違いが影響して，結果が異なってくるんですね．具体的にはどんな影響があるんですか？

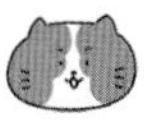

希釈の影響を受けやすいのは，Na といわれているな．特に，救急室や手術室で血液ガスを測定するような症例は，低タンパク血症や脂質濃度の減少を認めることが多く，血漿の水層が増加することから，Na は，indirect>direct となる傾向にあるといわれているんや．
また，イオン電極の中で Cl の測定にはいろいろ問題があって，以前と比べて Cl の正常値が上昇傾向にある，そして，direct イオン電極法では血中の干渉物質の影響を受けやすい，さらに電極の使用期間で測定値の変化が起こりうる，といったことが知られている．

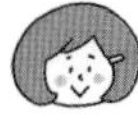

ということは，電解質濃度を用いて計算するアニオンギャップ anion gap などは，どの検体の値を利用するかによって変化しうるということですか？

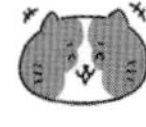

その通りやな．血液ガスの機械の検査項目が増えてきたのは，できる限り，ベッドサイドで検査の結果を得て即時に対応しようという point of care という考え方に基づいたものであり，検査そのものの目的・概念が異なっていると考えておくべきや．

3　血液ガス検査は，体温補正して表示すべきか？

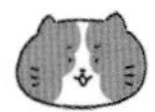
血液ガス検査に関して，他に何か気になっとることはあるかな？

えっと……そういえば，救急室の血液ガスの機械には症例の体温を入力するのですが，これって何か意味があるんですか？

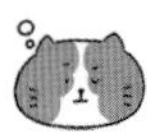
血液ガスの機械には，検体を37℃の条件下で測定し，患者の体温に応じて補正する機能（計算値）があるんや．
血液の温度が1℃低下するとともに pH は0.015（Rosenthal factor）上昇し，$PaCO_2$は4.3% 低下するように補正しているんや．
実際の臨床の現場で，血液ガスの結果を解釈する時に，検体を37℃の状態で測定した値（alpha-stat 仮説）を用いるべきか，患者の体温に応じて補正した値（pH-stat 仮説）を用いるべきか議論が別れているのが現状やな．

alpha-stat？ pH-stat？ そんな言葉，聞いたことないです…….

カエルなどの変温動物において，体温の変化にもかかわらず細胞機能の維持に重要な細胞内 pH が7.0に近い状態で一定に維持されていることが観察されている．
つまり，細胞内タンパク質の緩衝作用に重要であるアミノ酸残基のヒスチジンのイミダゾール imidazole 環の pK_a が温度に応じて変化することで，温度が変化しても細胞内の imidazole 環のイオン化率（alpha）が一定であるので細胞内 pH は変化しないという考えが alfa-stat 仮説や．この alfa-stat 仮説に基づけば，体温が変化しても細胞内の pH（alpha）は変化しないので，細胞外の pH を測定する血液ガスの結果を温度補正する必要はないことになるな．
一方，pH-stat 仮説は，体温が変化しても細胞外液の pH は一定に維持されるという仮説なんや．つまり，生理的な状態では，体温が変化しても常温である37℃と同じく，細胞外液の pH は7.4に維持される（pH-stat）という仮説であり，pH-stat 仮説に基づけば，血液ガスの結果（37℃の条件下で測定）を，体温の変化に応じて補正する必要があることになるんや．

2つの考え方で臨床的に何か違いはあるんですか？

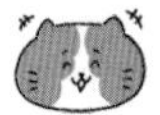
alpha-stat と pH-stat のどちらの解釈を用いたほうが予後の改善などにつながるかは結論を得ていないのが現状や．けど，低体温体外循環においてはpH-stat を用いたほうが，外因性に CO_2を投与して pH を維持する（低体温では，$PaCO_2$が低下することによりアルカレミア alkalemia になるので）ことになり，脳血流維持などの観点から有利であるという意見があるんや．
しかし，一般の臨床においては，血液ガスの解釈においてそれほど体温補正にこだわる必要はない（alpha-stat に近い立場）という意見が主であるのが現状のようやな．

Column

A-a DO_2・PaO_2/FiO_2 より，Five Times Rule を

動脈血液ガスの PaO_2の評価として，肺胞気酸素分圧 partial pressure of alveolar oxygen（PAO_2）と動脈血酸素分圧 partial pressure of arterial oxygen（PaO_2）の格差を評価し，肺胞での酸素化が障害されていないか評価する方法，つまり肺胞気動脈血酸素分圧較差（$A\text{-}aDO_2$）の計算がよく行われている．

しかし，$A\text{-}aDO_2$は計算に呼吸商が含まれる（呼吸商を実測したことがあるか？），吸入酸素濃度により計算が変わる（$FiO_2 < 0.6$では窒素が肺胞に流入するが，$FiO_2 > 0.6$以上では窒素は流入しない），正常値が年齢で変わる，など推測が多すぎ，かつ計算をいちいち行う必要があるのが面倒である．

そこで，救急や集中治療でしばしば遭遇する急性呼吸窮迫症候群 acute respiratory distress syndrome（ARDS）の診断には，より簡単な $PaO_2/FiO_2 \leqq 300$（FiO_2は％ではない）という基準が採用されたようである．

筆者は，救急の教科書である“Tintinalli’s Emergency Medicine: A comprehensive study guide. 9th edition”に記載されている“Five Times Rule”,「吸入酸素濃度（FiO_2）（％表示）の5倍が，PaO_2の予測値である」が覚えやすく，実際の臨床の現場で使用している（**表1-3，4**）.

しかし，いずれの指標も，FiO_2がだいたいの推測の値であることに注意すべきである（読者の病院の標高を考えたことがあるか？）.

表1-3　Five Times Rule

FiO_2	0.21 (室内気)	0.4	0.6	0.8	1.0
予想される PaO_2 (おおよその値)	105	200	300	400	500

FiO_2 (%) × 5 = PaO_2
海抜ゼロメートルにおける正常な肺機能の患者であり，CO_2分圧は40 mmHgであると仮定している．
この方法を用いるとPaO_2を少しだけ多めに見積もることになることが実際の計算により示されている．

(Glass CM: Chapter 16: Blood gases, Pulse oximetry, and capnograpy. in: Tintinalli's Emergency Medicine: A comprehensive study guide. 9th edition. McGraw-Hill Education, 2019より作成)

表1-4　各種酸素療法のFiO_2

酸素流量 (L/分)	吸入酸素濃度の推定値 (%)
低流量経鼻カニューラ	
1	24
2	28
3	32
4	36
5	40
6	44
簡易マスク	
5～6	40
6～7	50
7～8	60
リザーバー付マスク	
6	60
7	70
8	80
9	90
10	90～

(日本呼吸ケア・リハビリテーション学会，日本呼吸器学会(編)：酸素療法マニュアル．メディカルレビュー社，p.35，37，49，2017より改変)

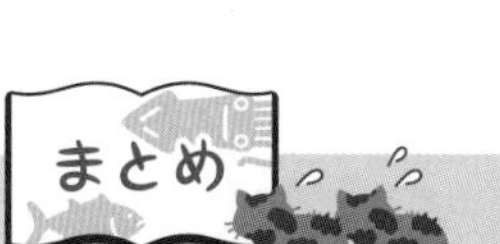

- 血液ガスの測定結果には実測値と演算・計算値があり，HCO_3^-や base excess は演算・計算値が表示されている．
- 血液ガスの測定結果をみるときは，機械のプリントアウトも見てみよう．

文　献

1) 杉本俊郎：詳述！学べる・使える　水・電解質・酸塩基平衡異常 Q&A 事典．日本医事新報社，2019．
2) Seeger C, Higgins C(著)，有元秀樹 (監訳)：Acute Care testing ハンドブック．Radiometer Medical Aps，2016．
〈https://www.radiometer.co.jp/ja-jp/Knowledge%20center/Handbooks/Acute%20care%20testing%20handbook?utm_source=acutecarespot〉(2021 年 4 月アクセス)
ラジオメーター株式会社のサイトから入手可能な血液ガスに関する冊子である．
3) Uysal E, Acar YA, Kutur A, et al.: How reliable are electrolyte and metabolite results measured by a blood gas analyzer in the ED? Am J Emerg Med 34 (3): 419-424, 2016. PMID: 26658635
4) Brandis K: Acid-base physiology: 1.6 Alphastat Hypothesis. 2015.
〈http://www.anaesthesiamcq.com/AcidBaseBook/ab1_6.php〉(2021 年 4 月アクセス)
5) 坂本貴彦，青木満，新岡俊治，ほか：小児体外循環における pH strategy ―その理論と実際―．日本小児循環器学会雑誌 23：28-32，2017．
6) Glass CM：Chapter 16: Blood gases, Pulse oximetry, and capnograpy. in: Tintinalli's Emergency Medicine: A comprehensive study guide. 9th edition. McGraw-Hill Education, 2019.
7) 日本呼吸ケア・リハビリテーション学会，日本呼吸器学会 (編)：酸素療法マニュアル．2017．

第2話
酸塩基平衡異常の解釈方法について

血液ガスの結果のプリントアウトや測定法，体温補正についてきどにゃんから教えてもらったクロリンですが，まだまだ気になることがあるようです．

今回のポイント！

- 酸塩基平衡異常の解釈方法として，「生理学的解釈」，「base excess (BE) 法」，「Stewart 法」について学ぼう．

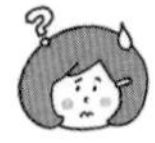

酸塩基平衡異常の解釈方法には，主なものが3つあると聞いたのですが，どの方法を使うべきですか？

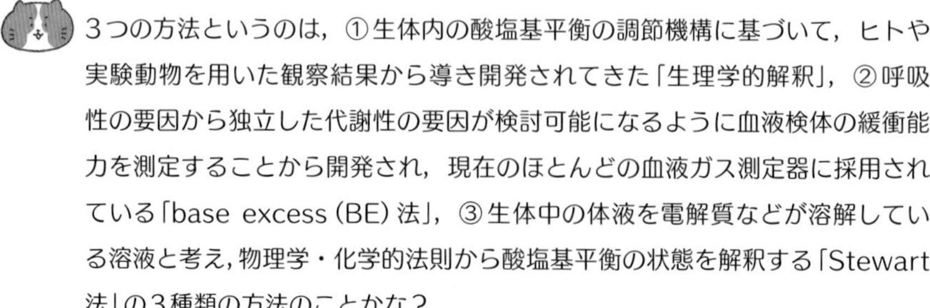

3つの方法というのは，①生体内の酸塩基平衡の調節機構に基づいて，ヒトや実験動物を用いた観察結果から導き開発されてきた「生理学的解釈」，②呼吸性の要因から独立した代謝性の要因が検討可能になるように血液検体の緩衝能力を測定することから開発され，現在のほとんどの血液ガス測定器に採用されている「base excess (BE) 法」，③生体中の体液を電解質などが溶解している溶液と考え，物理学・化学的法則から酸塩基平衡の状態を解釈する「Stewart 法」の3種類の方法のことかな？

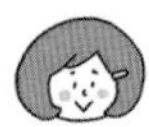

その通りです．

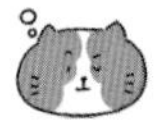

その優劣に関しては，専門家の間で諸説あるのが現状なんやが，「いずれかの方法がより正確に病態が診断でき，予後の改善につながった」という臨床的エビデンスはないんや．ワイは，いずれの方法も酸塩基平衡の状態を推測しているにすぎず，いずれの方法を用いても正確に体内の酸塩基平衡の状態を知ることはできないと考えているんや（より体内の生理的活動に重要な影響を与える細胞内の酸塩基平衡代謝の状態を知ることはできない，いずれの方法も濃度で表示されており，体内の正確な酸や塩基の含量の増減を知ることはできない，などの理由より）．

よって，おのおのの方法の「良いとこ取り」をして日々の臨床に応用すればいいと考えているんや．

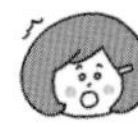

「良いとこ取り」？

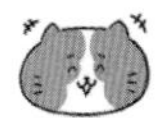

つまり，

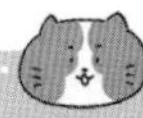

重要！

①「生理学的解釈」は，呼吸器系や腎臓の病態生理に基づいて解釈しているので，酸塩基平衡異常の病態の解釈や治療についての理解が容易な点
②「buffer base, base excess（BE）法」は，現在の血液ガスの機械が必ず結果として示している指標である点や，BE の値から代謝性の酸塩基平衡の状態を一目で判別できる（以前はそう考えられていたが，現在は補正が必要）
③「Stewart 法」では，細胞内外，尿中への strong ions の移動が酸塩基平衡異常に影響を与えるという観点から，Cl^-が酸として振る舞うと考えられ，血液・尿中の Cl 濃度の変化から酸塩基平衡異常の解釈が可能となる，つまり酸塩基平衡と電解質の状態を同時に解釈可能

などの利点を利用すればいいことになる．実際，ワイは現在（2021年3月時点），このような考えで日々酸塩基平衡異常を解釈しているんや．The New England Journal of Medicine 誌の3つの解釈法に関する総説[1~3]を一読することをお薦めするよ．

では，おのおのの解釈の方法を詳しく勉強していこか．

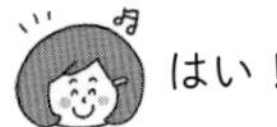

はい！

1　酸塩基平衡異常の解釈における「生理学的解釈」の基本と問題点

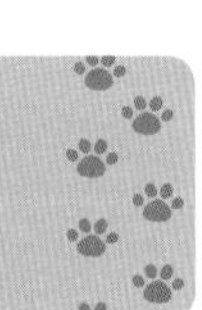

私が普段使っているのはこの方法ですよね．改めて詳しく教えてください！

よっしゃ，それじゃあ解説するで！
「生理学的解釈」は，血液ガスの測定で得られた結果を，生体内の酸塩基平衡の調節機構に基づき解釈する方法といえる．

「生理学的解釈」は，「古典的法」や，米国ボストンの腎臓専門医が強く支持した解釈法であることから，「ボストン法」とも呼ばれるんですよね．

そうや．
「生理学的解釈」の基本は，Hederson-Hasselbalch 式（HH 式，表2-1）に示されているように，$PaCO_2$ を呼吸性の要因，腎臓などで調節されている生

表2-1　酸塩基平衡解釈の基本式（Henderson-Hasselbalch 式）

Henderson-Hasselbalch 式により定義されているように，pCO_2 の変化は pH を変化させる．

$$pH = pK_a + \log\{[HCO_3^-]/(0.03 \times pCO_2)\}$$

もしくはより単純に

$$[H^+] = 24 \times (pCO_2/[HCO_3])$$

pH は，HCO_3^- を分子，pCO_2 を分母として導かれる．
体温37℃の正常状態の pK_a は，6.1である．

（Brandis K: Acid base physiology. 2. 3: Respiratory Regulation of Acid-Base Balance. 〈http://www.anaesthesiamcq.com/AcidBaseBook/ab2_3.php〉〈2021年3月アクセス〉より作成）

体内の buffer の代表として bicarbonate（HCO_3^-）を代謝性の要因とし，各々が独立して生体内の酸塩基平衡の調節を行っているということや．

（体内の buffer system は，HCO_3^-/CO_2のみではないという批判があるが，Hederson-Hasselbalch 式は，他の buffer system とも平衡している〈isohydric principle〉という考えに基づいていることから，この式は，他の buffer system の影響も受けている．）

よって，呼吸性，代謝性の障害によって，正常な状態から逸脱して生じる酸塩基平衡異常を一次性異常と考え解釈することが原則となる（図2-1）．

（体内の pH が酸性に傾く異常をアシドーシス acidosis，アルカリに傾く異常をアルカローシス alkalosis と呼ぶ．アシドーシス，アルカローシスは，異常をきたす病態を意味するのであり，実際の pH の変化と合致しないことがある．）

そして，一次性の酸塩基平衡異常に対して，その異常を緩和するために，（主に）肺や腎臓による代償機転（最近は二次性変化と呼ぶ）が生じるので，この二次

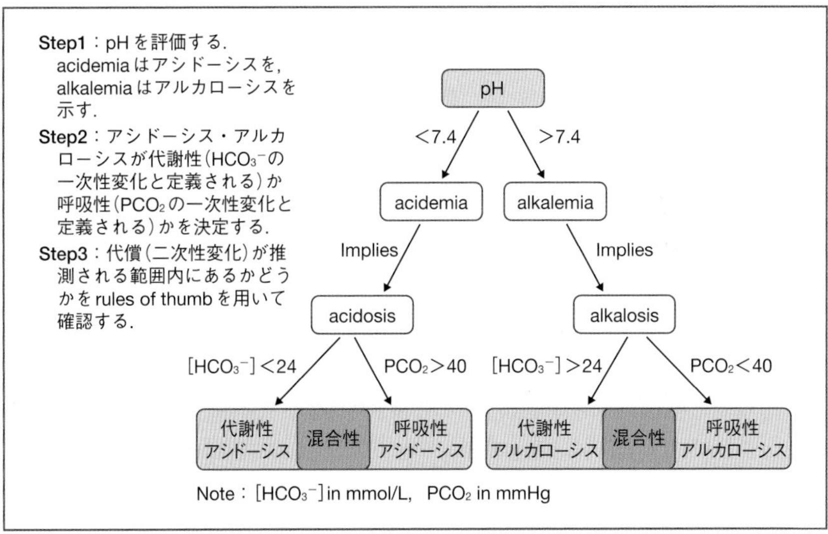

図2-1　血液ガス検査の値から生理的酸塩基平衡異常の解釈を行う基本ステップ

まず，血液ガスの結果のpHをみて，acidemia，alkalemiaかを決定することから始まる．この解釈の基本は，**一次性酸塩基平衡異常に対する二次性変化でpHが正常化することはない**という原則に基づいている．もし，pHが正常範囲で，$PaCO_2$やHCO_3^-濃度の異常があれば，複数の酸塩基平衡異常の病態が合併している混合性酸塩基平衡異常の可能性が高いと考える．

（Abelow B: The painless guide to mastering clinical acid-base, 2016より作成）

表2-2　二次性変化の推測式

病態と一次性変化	二次性変化	rules of Thumb
代謝性アシドーシス	↓ PCO_2	$PCO_2 = (1.5 \times [HCO_3^-]) + 8$, ±2 Winters 式
代謝性アルカローシス	↑ PCO_2	PCO_2 increases 0.7 mm Hg for each 1 mmol/L increase in $[HCO_3^-]$, ±5 mmHg "The 0.7 Rule"
呼吸性アシドーシス	↑ $[HCO_3^-]$	急性： For each 10 mm Hg increase in PCO_2 $[HCO_3^-]$ increase 1 mmd/L 慢性： For each 10 mm Hg increase in PCO_2 $[HCO_3^-]$ increase 3.5－5.0 mmd/L
呼吸性アルカローシス	↓ $[HCO_3^-]$	急性： For each 10 mm Hg decrease in PCO_2 $[HCO_3^-]$ decrease 2 mmol/L 慢性： For each 10 mm Hg decrease in PCO_2 $[HCO_3^-]$ decrease 4 mmol/L

Note1：この他の rules of thumbもある．いずれも完璧でなく，使いやすいものを使用する．近年は，スマートフォンのアプリで計算可能になっており，記憶の必要はあまりないといわれている．筆者も記憶していない．Winters 式から導かれる，代謝性異常に対する呼吸代償の推測値として**$pCO_2 = HCO_3^- + 15$（マジックナンバー 15）が覚えやすいので使用している．**

Note2：代謝性アルカローシスの代償は，低換気となり，低酸素血症となりうる．低酸素血症は換気を刺激するので，呼吸性代償で$PaCO_2$＞55 mmHgになることはまれである．

Note3：呼吸性アシドーシスに対する代謝性代償の効率に関して意見が分かれている．慢性呼吸性アシドーシスの状態で，3.5を採用するとacidemiaになり，5を採用すると動脈血pHは正常になる．

(Abelow B: The painless guide to mastering clinical acid-base, 2016より作成)

性変化が，ヒトや実験動物などの生体全体の観察から導かれた推測の範囲にあるか判断し，さらなる酸塩基平衡異常の存在の有無を確認するんや（表2-2，3，図2-2）．この確認を rules of thumb と呼ばれる推測式を用いて行うことが，「生理学的解釈」の基本であり，その特徴とされているんやな．

（注：呼吸性，腎性の二次性変化は，推測式の範囲である限り正常な反応なので，アシドーシス・アルカローシスとは呼称しないのが原則である．）

そして，「生理学的解釈」は，HCO_3^-濃度を酸塩基平衡の独立した調節因子として考えることから，

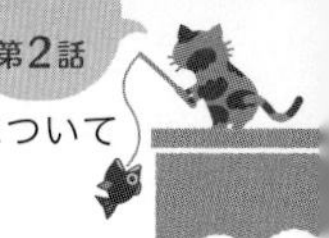

表2-3　その他のrules of thumb

病　態	二次性変化	数値の範囲		
		pH	HCO_3^-	$PaCO_2$
代謝性アシドーシス	$PaCO_2 = (1.5 \times HCO_3^-) + 8 \pm 2$ もしくは $PaCO_2$ will ↓ 1.25 mmHg per 1 mmol/L ↓ in $[HCO_3^-]$ もしくは $PaCO_2 = [HCO_3^-] + 15$	低	低	低
代謝性アルカローシス	$PaCO_2$ will ↑ 0.75 mmHg per 1 mmol/L ↑ in $[HCO_3^-]$ もしくは $PaCO_2$ will ↑ 6 mmHg per 10 mmol/L ↑ in $[HCO_3^-]$ もしくは $PaCO_2 = [HCO_3^-] + 15$	高	高	高
呼吸性アシドーシス		低	高	高
急　性	$[HCO_3^-]$ will ↑ 0.1 mmol/L per mmHg ↑ in $PaCO_2$			
慢　性	$[HCO_3^-]$ will ↑ 0.4 mmol/L per mmHg ↑ in $PaCO_2$			
呼吸性アルカローシス		高	低	低
急　性	$[HCO_3^-]$ will ↓ 0.2 mmol/L per mmHg ↓ in $PaCO_2$			
慢　性	$[HCO_3^-]$ will ↓ 0.4 mmol/L per mmHg ↓ in $PaCO_2$			

代謝性異常に対する呼吸代償の推測値として$pCO_2 = HCO_3^- + 15$（マジック#15）を採用している．

（DuBose TD: Chapter 51: Acidosis and alkalosis. in: Harrison's Principles of Internal Medicine. 20th edition. McGraw-Hill Education, 2018より作成）

アニオンギャップ anion gap (AG) = $Na^+ - Cl^- - HCO_3^-$

による（有機）酸蓄積性のアシドーシスを推測する方法と一体となって解釈されるようになり現在に至っている（表2-4）．この解釈方法は，主に腎臓内科医に支持され，現在ほとんどの酸塩基平衡に関連する教科書で取り上げられるようになったんや．

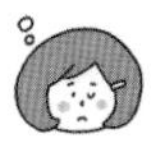

なるほど．この方法に何か問題点はあるんですか？

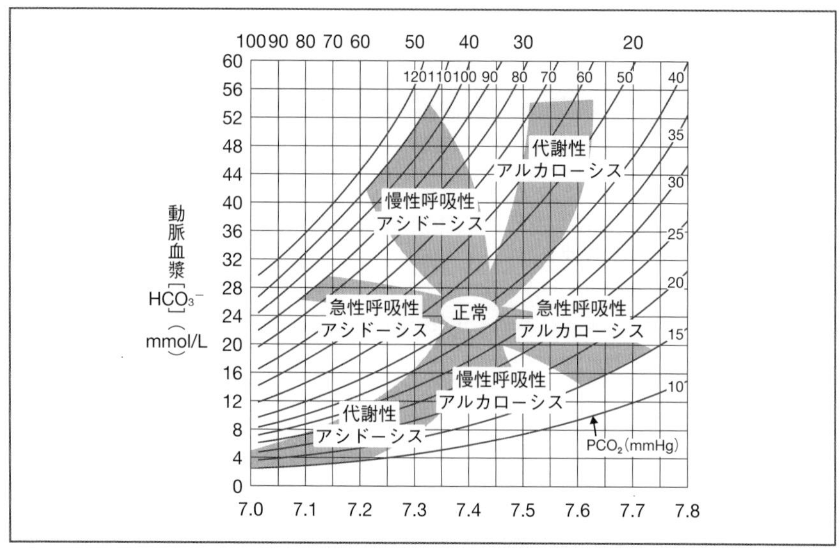

図2-2　二次性変化を推測するモノグラム

実験動物などの生体を用いた「代償の推測」なので，実際はこのモノグラムのように，二次性変化に幅があることに注意すべきである．

(DuBose TD: Chapter 51: Acidosis and alkalosis. in: Harrison's Principles of Internal Medicine. 20th edition. McGraw-Hill Education, 2018より作成)

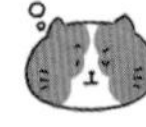

そうやな，この生理学的解釈の問題点として，「rules of thumb と呼ばれる代償の推測式」が必ずしも正確でないことが知られており，注意が必要とされている（呼吸性病態の腎性代償はこの推測式よりももっと効率がよいこと，実験動物としてイヌが使われた検討が多いが，イヌはヒトと比べ，いつもハーハーと呼吸しており，原則として呼吸性アルカローシスであることなど）ことや，AG の精度の問題，CO_2は肺・HCO_3^-は腎臓というように酸塩基平衡の調節を単純に肺と腎臓だけで説明しようとする傾向にあることなどが挙げられるとワイは考えているんや．

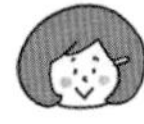

生理学的解釈は，症例の病態を考えながら解釈できるので，私は主にこの方法を使っています．でも問題点があることも理解しました．AG の精度の問題があるから，きどにゃんはいつも，「血中 lactate，ケトン体濃度を実測しなさい」と言っているんですね．

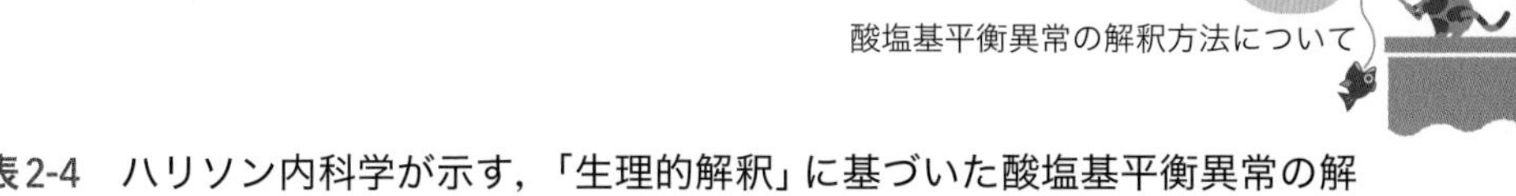

表2-4　ハリソン内科学が示す，「生理的解釈」に基づいた酸塩基平衡異常の解釈法

step	解　説
1. 動脈血液ガス分析と電解質を同時に測定する	米国では電解質検査として静脈血総 CO_2 濃度を実測し，AG の計算を行うため
2. 正確かどうかを確認するため，HCO_3^- について動脈血液ガスと電解質検査とを比較する	
3. AG を計算し，血清アルブミン濃度4.5/dL で補正する	$AG = Na^+ - Cl^- - HCO_3^-$ AG の計算は，血清アルブミン濃度での補正が必要である．通常，血漿の AG は，血清アルブミンの陰性荷電がそのほとんどを占める．血清アルブミン1 g/dL あたりの陰性荷電は，2.5 mEq/L 程度と考えられている．よって，AG の正常値が，$4 \times 2.5 = 10$ mEq/L といわれているのである．
4. AG 開大性アシドーシス疑い（ケトアシドーシス，乳酸アシドーシス，腎不全，毒物）	主に4つの原因がある．
5. 高クロール血症または非開大性アシドーシス（消化管からの重炭酸喪失，尿細管性アシドーシス）	主に2つの原因がある．
6. 二次性変化を推定する	
7. ΔAG と ΔHCO_3^- を比較する	酸（anion）が蓄積して，AG の増加分（ΔAG）と，有機酸から放出された H^+ により，buffer として消費され減少する HCO_3 濃度（ΔHCO_3^-）が1：1と仮定し，有機酸が蓄積する前の HCO_3^- 濃度を推測し，混合性の酸塩基平衡異常の存在の推測に用いる． $\Delta AG > \Delta HCO_3^-$ の場合は，HCO_3^- 濃度の減少が少なく，代謝性アルカローシス，もしくは呼吸性アシドーシスの併存を疑う．一方，$\Delta AG < \Delta HCO_3^-$ の場合は，HCO_3^- 濃度の減少が大きく，AG 非開大性代謝性アシドーシスや，呼吸性アルカローシスの併存を疑う．筆者は，乳酸アシドーシス（lactate の蓄積）のように，血中の anion の増加と血中 HCO_3^- 濃度の減少が1：1でない病態が多いことや AG の正常値の精度の問題もあることから，“All you really need to know to interpret arterial blood gases. 2nd edition” が採用する方法，$\Delta AG - \Delta HCO_3^- > 6$ mEq/L，< -6 mEq/L を混合性の代謝障害の存在の推測に用いるべきと考えている．
8. [Cl^-] の変化と [Na^+] の変化を比較する	「Cl は酸である」という Stewart 法の strong ion difference を意識したものであろう．

(DuBose TD: Chapter 51: Acidosis and alkalosis. in: Harrison's Principles of Internal Medicine. 20th edition. McGraw-Hill Education, 2018より作成)

2　酸塩基平衡異常の解釈における「BE法」の基本と問題点

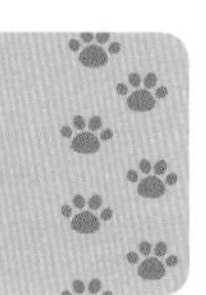

救急・集中治療・麻酔科の先生たちがよく使われている「BE」法に関してはどう考えたらいいですか？

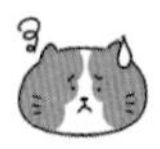

腎臓内科専門医が著した酸塩基平衡に関するほとんどの教科書において，「BEがなくても酸塩基平衡異常の診療には影響を与えない」という旨の記載がなされていて，腎臓内科専門医には無視されているのが現状やな（最新のハリソンの内科学第20版にも BE の記載はない）.
ところで，これは覚えておけなければいけないような話ではないんやけど，クロリンは1960年代の Trans-Atlantic debate については知っとるか？

Trans-Atlantic debate？ 何ですか，それ？

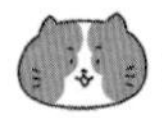

BE 法を提唱したコペンハーゲンの医師と，生理学的解釈を提唱した米国ボストンの医師の間で議論された Trans-Atlantic debate において，米国からの批判は，BE 法では一次的な代謝性の変化によるものか，呼吸性異常に対する代償からの二次性の変化とが区別できないということやったんや.
Trans-Atlantic debate においては，次のような（架空）症例を用いて討論が行われた.

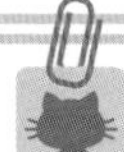

▶ 症例

pH 7.32，**$PaCO_2$** 80 mmHg，**actual HCO_3^-** 40 mEq/L
standard HCO_3^- 32 mEq/L，**base excess** 11 mEq/L
（actual HCO_3^-は，検体の実測，もしくは HH 式で推測した HCO_3^-濃度. standard HCO_3^-は，検体を37℃，PCO_2 40 mmHg で平衡させたときの HCO_3^-の濃度であり，血液中の呼吸性の要因を除去した，代謝性の HCO_3^-の濃度を示す指標.）

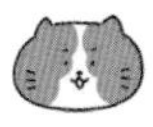
生理学的方法では，pH 7.32，$PaCO_2$ 80mmHg で呼吸性アシドーシスを疑い，病歴で慢性呼吸性アシドーシスが確認できれば，rules of thumb を用いて，推測 HCO_3^-濃度は，24＋(〈80－40〉×0.4)＝40となり，適切な代謝性代償の状態と判断できる．
一方，BE 法では，pH 7.32，$PaCO_2$ 80mmHg で呼吸性アシドーシス，standard HCO_3^- 32mEq/L，base excess 11mEq/L が増加していることから代謝性アルカローシスが併発しているという解釈になる．

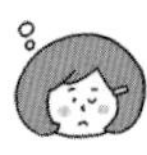
同じ症例でも，解釈方法が違うと判断も変わってくるんですね．

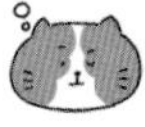
そうなんや．そしてこれは，BE 法が生体の代償機転を無視していると批判された点であり，1960年の時点では，生理学的解釈のほうが優れている（actual HCO_3^-のほうが，standard HCO_3^-より適切である）という結論になったので，ほとんどの教科書において，主に生理学的解釈が解説されるようになったんや．しかし現在は，BE 法独自の rules of thumb があり（表2-5，6），この批判は解決されているとワイは考える．

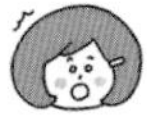
じゃあ，きどにゃんは腎臓内科専門医ですけど，BE 法を使ったほうがいいと考えているんですか？

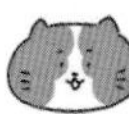
そうやな，BE は血液ガスの機械の結果には必ず記載されていることや，検体の血液内に含有される buffer の能力（特にヘモグロビン hemoglobin〈Hb〉）を反映する解釈方法なので，ワイは，BE を無視せずに検討するべきという意見や．
（注：BE は，検体と採取された血液中の塩基，Hb〈15g/dL〉の影響を受けるため，生体内の細胞外液を塩基の量を表してはいないという考えから，細胞外液の指標として，Hb〈5g/dL〉と仮定した standard base excess〈sBE〉が用いられる．血液ガスの結果の解釈には，sBE を用いるべきという意見が多い．）

そうなんですね．そもそも BEって，どういう経緯で開発されたんですか？

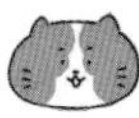
BE はそもそも，HCO_3^-/CO_2はおのおの独立したものでないので，呼吸の

表2-5　sBE法と，生理学的法における二次的変化の推測式の比較

病　態	$Paco_2$もしくはsBEの二次性変化	$Paco_2$もしくはHCO_3^-の二次性変化
急性呼吸性アシドーシス（pH decreased, $PaCO_2$ increased. SBE = 0 ± 2 mmol/liter）	SBE = 0 ± 2 mmol/L	increase of 1 mmol/L in HCO_3^- for each 10 mm Hg increase in $PaCO_2$ above 40 mm Hg
急性呼吸性アルカローシス（pH increased, $PaCO_2$ decreased. SBE = 0 ± 2 mmol/liter）	SBE = 0 ± 2 mmol/L	decrease of 2 mmol/L in HCO_3^- for each 10 mm Hg increase in $PaCO_2$ below 40 mm Hg
慢性呼吸性アシドーシス（pH decreased, $PaCO_2$ increased. SBE increased）	SBE = 0.4 ×（$PaCO_2$ − 40）	increase of 4～5 mmol/L in HCO_3^- for each 10 mm Hg increase in $PaCO_2$ above 40 mm Hg
慢性呼吸性アルカローシス（pH increased, $PaCO_2$ decreased. SBE decreased）	SBE = 0.4 ×（$PaCO_2$ − 40）	decrease of 4～5 mmol/L in HCO_3^- for each 10 mm Hg decrease in $PaCO_2$ below 40 mm Hg
代謝性アシドーシス（pH decreased, $PaCO_2$ decreased. SBE decreased）	$\Delta PaCO_2$ = SBE	expected $PaCO_2$ = 1.5 × [HCO_3^-] + 8 ± 2 mm Hg
代謝性アルカローシス（pH increased, $PaCO_2$ increased. SBE increased）	$\Delta PaCO_2$ = 0.6 × SBE	expected $PaCO_2$ = 0.7 × ([HCO_3^-] − 24) + 40 ± 2 mm Hg

（Berend K: Diagnostic use of base excess in acid-base disorders. N Engl J Med 378: 1419-1428, 2018より作成）

表2-6　Kellum先生が推奨する推測式

疾　患	HCO_3 (mEq/L)	Pco_2 (mmHg)	sBE (mEq/L)
代謝性アシドーシス	<22	(1.5 × HCO_3^-) + 8 40 + SBE	<−5
代謝性アルカローシス	>26	(0.7 × HCO_3^-) + 21 40 + (0.6 × SBE)	>5
急性呼吸性アシドーシス	[(PCO_2 − 40)/10 + 24	>45	0
慢性呼吸性アシドーシス	[(PCO_2 − 40)/3] + 24	>45	0.4 × (PCO_2 − 40)
急性呼吸性アルカローシス	24 − [(40 − PCO_2)/5]	<35	0
慢性呼吸性アルカローシス	24 − [(40 - PCO_2)/2]	<35	0.4 × (PCO_2 − 40)

急性呼吸性異常におけるsBEの代償はゼロと記載されている．

（Al-Jaghbeer M, Kellum JA: Acid-base disturbances in intensive care patients: etiology, pathophysiology and treatment. Nephrol Dial Transplant 30: 1104-1111, 2015より作成）

影響から独立した代謝系の指標はないかと検討する過程で開発されたものなんや．血液中の塩基量をすべて測定する buffer base という指標があったんやけど，提唱された当時はその測定が煩雑であったので広く使われることはなかった．けれどその後，コペンハーゲンで血液ガスの測定が確立されていく過程で，検体の呼吸性要因を排除するために，検体を37℃，PCO_2 40mmHg で平衡させることが行われ，血液検体中の呼吸性の要因を除去した，代謝性の HCO_3^-の濃度を示す指標としての standard HCO_3^-という概念が提唱されたんや（Astrup）．さらに，血液検体中の塩基量を知る方法として，37℃，PCO_2 40mmHg で平衡させた血液検体を pH 7.4にするための酸・塩基を加える量から，検体中の塩基の量を推測する base excess, base deficit という概念が生まれ，血液ガスの機械で計算できるようになったんやな（Siggaard-Andersen monogram）．

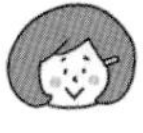
呼吸器系の影響から独立した，代謝系の指標であることが BE の特徴なんですね．

そういうことや．この BE という概念は代謝系の指標として開発された過程から，代謝性の酸塩基平衡の状態を一目で解釈できるということで，救急・集中治療・麻酔科の領域で広く使われるようになったんや．

例えば，

BE< －5mmol/L → 代謝性アシドーシス BE> 5mmol/L → 代謝性アルカローシス

さらに，外傷時に BE < －6mmol/L は予後不良の予測因子になるという報告があったことや，血液ガスの機械が広く使われるようになったことから，「base excess（BE）」はますます広がっていったんや．

（BE は代謝性アシドーシス時の $NaHCO_3$の補充量の計算も簡単である．）

$NaHCO_3$の補充量 ＝ 体重 × HCO_3^- space（30～40％）× base deficit （例：体重 70kg，HCO_3^- space 40％，BE － 6mEq/L のとき， $NaHCO_3$の補充量 ＝ 70 × 0.4 × 6 ＝ 168mEq）

代謝性の酸塩基平衡の状態を一目で解釈できるっていうのはいいですね！

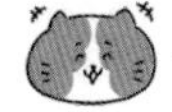
せやろ？ しかし BE 原法は，呼吸性の二次性変化を無視しているという批判（Trans-Atlantic debate）や，複雑性の代謝障害には BE ではなく actual HCO_3^-濃度を用いた AG の計算が必要であること，そして，BE（sBE）も計算値なので血液ガスの機械により値が異なること，などが問題点としてあげられる．
けど現在の BE，つまり sBE 法は，呼吸性の変化を無視しておらず（**表 2-5, 6** 参照），生理学的方法よりもその推測は容易であるという利点もあるんや．急性の呼吸性異常による酸塩基平衡異常は主に赤血球の緩衝作用により代償されるので，BE 法における Hb の影響を除いた sBE 法では，sBE の変化はゼロとなる（よって，4つしか推測式がない）．また，**表 2-5, 6** を見ればわかるように，その4つの推測式も生理学的方法と比べると非常に簡単であることが現在の sBE 法の利点やと思うで．

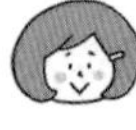
確かに，生理学的方法のあの難しい推測式と比べると，シンプルでわかりやすいですね．

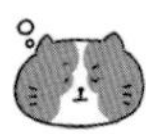
また，ワイは，HCO_3^-の変化は腎臓による代謝性変化，$PaCO_2$の変化は肺による呼吸性変化と，あまりにも単純化している現在の生理学的解釈は，急性呼吸異常の代償反応のほとんどが赤血球の緩衝作用であることを理解せずに病態を解釈している可能性があるのでは，と危惧しているんや．そして，BE 法の利点は，生理学的解釈の HCO_3^- buffer 一辺倒ではなく，血液内の重要な buffer である Hb を意識して解釈することだと考えているんや．

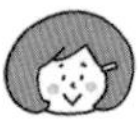
きどにゃんの話を聞いて，今後は血液ガスの機械の結果に示されている sBE にも注目してみたいと思いました！

3　酸塩基平衡異常の解釈における「Stewart 法」の基本と問題点

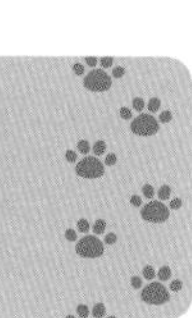

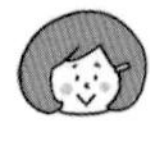
最後は Stewart 法ですね．Stewart 法について簡単に教えてください！

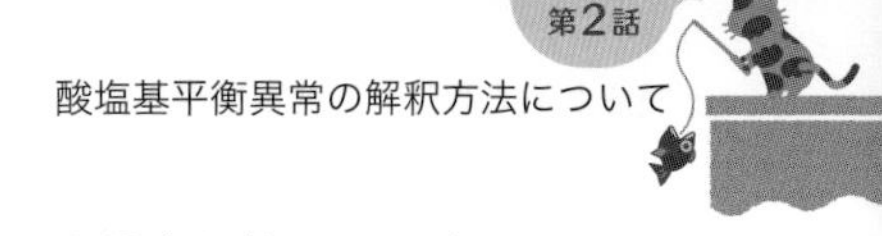

また，Stewart 法を臨床において使うと有用な場合も教えてください.

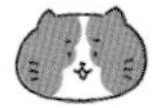
カナダの生理学者 Peter A Stewart が1983年に提唱した Stewart 法と呼ばれる酸塩基異常解釈法が，従来の方法に比べて病態がより詳細に理解できるとして，近年，救急・集中治療・麻酔科の領域を中心に広がってきているのは事実やな.

Stewart は，酸塩基平衡の解釈にあたって，3つの基本原則を考えたんや.

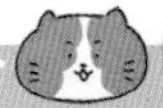

① すべての水溶液は電気的に中性である.
（陽イオンと陰イオンの数は同じ，electroneutrality must be conserved.）
② すべての水溶液の物質は保存される.
（化学反応により原子が消失したり発生したりしない，mass must be conserved.）
③ ある電解質や弱酸の電離が他の電解質や弱酸の電離に影響を及ぼす.
（All dissociation equilibria must be satisfied simultaneously.）

なるほど，まずこの3つの原則が重要なんですね.

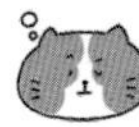
そして，この3つの基本原則に基づき，生体内の体液の状態を物理・化学的に説明する6つの電離平衡式を提唱したんや（**表2-7**，Henderson-Hasselbalch 式も含まれているのも事実だが，最初の式が水の電離であることに注目).

この6つの式を解くと，H^+の4次方程式となり，血漿中の H^+濃度を決定する因子は，$PaCO_2$，強イオン差 strong ion difference（SID），弱酸の総和 total weak acids（A^- + HA，アルブミン，リン酸〈Pi〉など）の3つとなり，Stewart は，これらの3つの因子を血液の pH に影響を与える独立した3因子（independent variables）と定義したんやな.

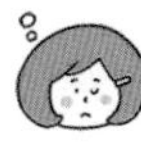
$PaCO_2$，SID，弱酸の総和の3つが，inpdependent variables として，血液の pH，それから H^+に影響するんですね.

表2-7　Stewartの6つの電離平衡式

1. Water Dissociation Equilibrium $[H^{+}] \times [OH^{-}] = k'w$
2. Electrical Neutrality Equation $[SID] + [H^{+}] = [HCO_3^{-}] + [A^{-}] + [CO_3^{-2}] + [OH^{-}]$
3. Weak Acid Dissociation Equilibrium $[H^{+}] \times [A^{-}] = KA \times [HA]$
4. Conservation of Mass for "A" $[A_{Tot}] = [HA] + [A^{-}]$
5. Bicarbonate Ion Formation Equilibrium $[H^{+}] \times [HCO_3] = KC \times PCO_2$
6. Carbonate Ion Formation Equilibrium $[H^{+}] \times [CO_3^{-2}] = K3 \times [HCO_3^{-}]$

(Brandis K: Acid-base physiology. 10.1: Quantitative Acid-Base Analysis - The equations. 〈http://www.anaesthesiamcq.com/AcidBaseBook/ab10_4.php〉〈2021年4月アクセス〉より)

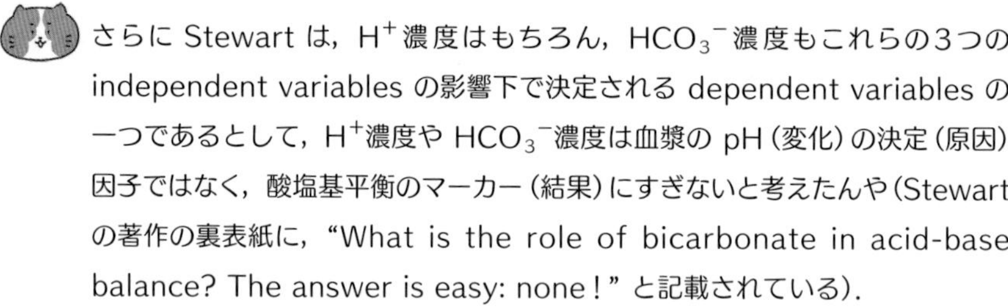

さらに Stewart は，H^+ 濃度はもちろん，HCO_3^- 濃度もこれらの3つの independent variables の影響下で決定される dependent variables の一つであるとして，H^+濃度や HCO_3^-濃度は血漿の pH（変化）の決定（原因）因子ではなく，酸塩基平衡のマーカー（結果）にすぎないと考えたんや（Stewart の著作の裏表紙に，"What is the role of bicarbonate in acid-base balance? The answer is easy: none !" と記載されている）.

なるほど～．ただ，SID が酸塩基平衡に及ぼす影響っていうのがちょっとイメージしづらいんですけど…….

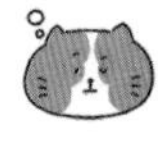

SID が酸塩基平衡異常に及ぼす影響は，豊富に存在する水が電離して，H^+や OH^-が生じる（Arrhenius の酸の定義と同じ考え方：酸とは水に溶けたときに H^+を増やすもの），という考え方を用いることで説明ができるんや.

つまり，体液という水溶液は電気的に中性であり，豊富に存在する水（H_2O 55 mol/L）が，溶解している電解質の影響を受け電離する（H^+，OH^-）という考え方や.

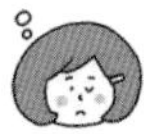
う～ん，どういうことですか？

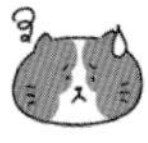
体液を NaCl が水に溶存している溶液と仮定すると，“Electroneutrality must be conserved” の原則より，

$Na^+ + [H^+] - Cl^- - [OH^-] = 0$

という式が導かれる．この式は，Na^+-Cl^-が SID となるので，

$Na^+ - Cl^- - [OH^-] + [H^+] = SID + [H^+] - [OH^-] = 0$

となり，$[OH^-]$濃度は pH 7.4 前後の生理的条件では無視できるほど低いので，

$SID + [H^+] = 0$

という解が得られるやろ？

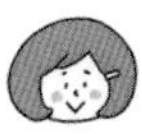
ふむふむ．

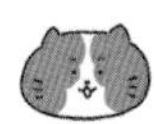
この解から，陽イオンが増えて SID が増加すれば，水の電離による H^+生成が減り代謝性アルカローシスが，逆に，陰イオンが増えて SID が減少すれば，水の電離による H^+生成が増え代謝性アシドーシスが生じることが理解できるやろ．

特に，血液中の陰イオンの代表は Cl^-であることから，Stewart 法は，Cl^-を中心とした電解質中心の酸塩基平衡の考え方といえるな（Na の正常値が 140 mEq/L，Cl^-の正常値が 102 mEq/L と仮定すると，同じ 1 mmol/L でも Cl^-値の変化のほうが Na 値の変化と比べて酸塩基平衡に与える影響は大きいと考えられている）．

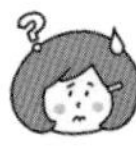
Stewart 法の考え方はわかってきましたけど，実際にこの考え方を臨床に生かすにはどうすればいいんでしょうか？

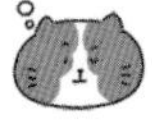
Stewart 法を臨床に応用するにあたり注目すべきものは，完全に電離している強陽イオンと強陰イオンの差である SID（以前は，$Na^+ - Cl^-$，最近は血液ガス機械の進歩により，$Na^+ + K^+ + Ca^{2+} + Mg^{2+} - Cl^- - lactate^-$ と示される）が pH の決定因子であるという考え方なんや（図 2-3）．

このことは，血漿中の電解質の電離・荷電のバランスをみて酸塩基平衡の解釈

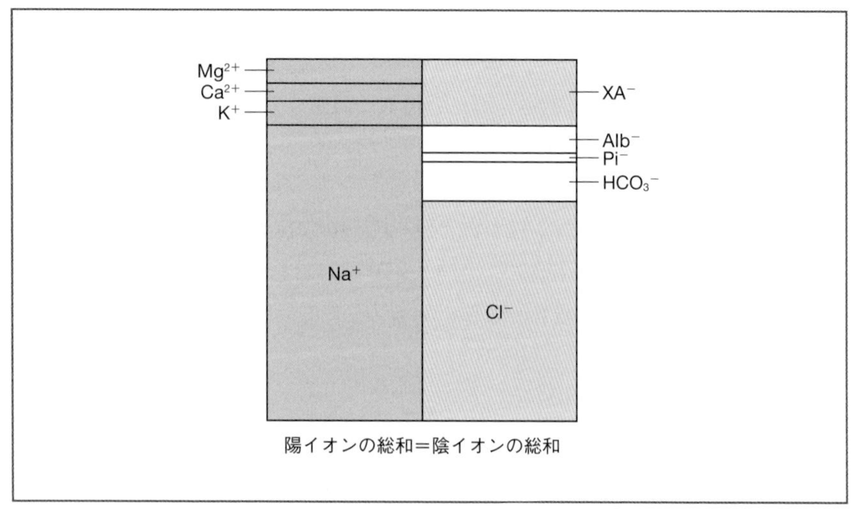

図2-3　血漿の酸塩基平衡の状態を決める陽イオンの変化と陰イオンの変化

XA^{-}：測定されない酸のconjugated base
この図によれば，
$SID = Na^{+} + K^{+} + Ca^{2+} + Mg^{2+} - Cl^{-} = Alb^{-} + Pi^{-} + HCO_3^{-}$
ということになる（XA^{-}が存在しない場合を仮定して）．
apparent $SID = Na^{+} + K^{+} + Ca^{2+} + Mg^{2+} - Cl^{-}$
effective $SID = Alb^{-} + Pi^{-} + HCO_3^{-}$
とも呼ばれる．教科書によっては，apparent SIDの増減によって，effective SIDのHCO_3^{-}濃度の変化から血漿のpHが変化すると解説しているものがある．しかしStewartはHCO_3^{-}をdependent variableと定義しているので，筆者はこの解説はあまり好まない．しかし，
effective $SID = Alb^{-} + Pi^{-} + HCO_3^{-}$は，いわゆるbuffer baseに近似されるので，
effective $SID = Alb^{-} + Pi^{-} + HCO_3^{-}$を血液ガスが提示するBEとする考え方もある．
この考え方の一つに，sBE ＝ BE free water ＋ BE chloride change ＋ BE albumin ＋ BE phosphate ＋ BE unmeasured anion (Fencl-Stewart 法) がある．
（このような血漿の電解質イオンを陽イオンと陰イオンに分けて表示したのが，小児輸液療法のパイオニアであるGambleであり，彼がアニオンギャップの最初の提唱者である）

を行う，と言い換えられると思うんや（簡単にいうと Na^{+}，K^{+}などの強陽イオンが塩基，Cl^{-}などの強陰イオンが酸ということになる）．また，弱酸は，細胞外液においては血液中の高いアルブミンがそのほとんどを占めると考えられているんや．

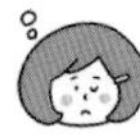
電解質の電離・荷電のバランスですか…….

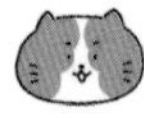
よって，Stewart 法的解釈により，代謝性の酸塩基平衡異常は，SID 減少性

アシドーシス，SID 増加性アルカローシス，弱酸増加性アシドーシス，弱酸減少性アルカローシスの４種類に分類されることになる．

Stewart が提唱した independent variables の中で，$PaCO_2$，呼吸性の要因で決定される CO_2 は，その脂溶性から細胞内外に均等に行き渡るので，細胞内外の酸塩基平衡異常を調節することになる．さらに，細胞膜に隔てられている細胞内外の酸塩基平衡の調節は，independent variables である SID を構成している strong ions の輸送で決定されるということになる（dependent variables である H^+ や HCO_3^- の輸送ではない）．

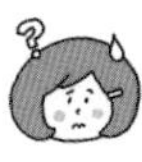

strong ion っていうことは，Na^+ とか K^+，Cl^- ってことですか？

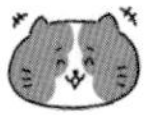

そうや．つまりこの考えに基づけば，Na^+ は主に細胞外液に分布し細胞外液量（含量）や浸透圧の調節（濃度）を，K^+ は細胞内に多く分布し細胞内電位の調節を行い，Cl^- は主に酸として酸塩基平衡を調節しているということになる．

さらに，Stewart 法に基づくと，腎臓は dependent variables である H^+ や HCO_3^- の分泌や再吸収によって細胞外液の酸塩基平衡を調節しているのではなく，strong ion である Na^+，K^+，Cl^- の再吸収・分泌によって調節を行っているということになる．特に腎臓は，strong ion の中でも，体液量や浸透圧に関与する Na^+ 濃度や Na^+ 含量，細胞膜電位に関与する K^+ 濃度ではなく，主に Cl^- 濃度を介して酸塩基平衡を調節しているといえるようになるんや．

腎臓が Cl^- の調節を介して酸塩基平衡を調節する，というのが Stewart 法の考え方なんですね．

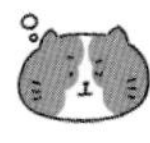

この考え方を取り入れると理解しやすい病態として次のような病態があげられるんや．

●糖尿病性ケトアシドーシス

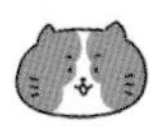

糖尿病性ケトアシドーシス diabetic ketoacidosis（DKA，HA の負荷）のときに，陰イオンであるケトン体（A^-）が尿中に Na^+ や K^+ とともに排泄され

ると，高 Cl 性アシドーシスになることは知られている．
これは，従来法では，「HA が産生されると $H^+ + A^-$ に電離し，H^+ と血液中の HCO_3^- が反応して，CO_2 となり肺から排泄され，A^- が Na^+ と K^+ と一緒に尿中で排泄されることで，間接的に $NaHCO_3$ が喪失したことになり高 Cl 性アシドーシスになる」とか，「ケトン体の場合，体内で代謝されれば HCO_3^- となりうるケトン体が失われるので，高 Cl 性アシドーシスになる」という説明がされてきたんや．

Stewart 法だともっとわかりやすく理解できるんですか？

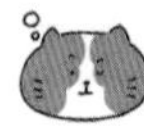
そうやな．これを Stewart 法を取り入れて考えると，Na^+ や K^+ という陽イオンが陰イオンのケトン体 A^- と排泄されるため，相対的に血清 Cl^- 値が上昇するので，血清 SID（$Na^+ - Cl^-$）が減少して（高 Cl 性）アシドーシスになると説明できるようになるんや．さらに，ケトン体という酸の負荷に対して，肝臓でグルタミンの産生が増加し，これが腎臓の近位尿細管で代謝され，NH_4^+ が産生され尿中に排泄されるようになる．従来法では，NH_4^+ の腎での産生・排泄時に HCO_3^- が産生・（血管内へ）分泌されるので，アシドーシスが改善に向かうとされていたんやけど……．

これも Stewart 法的な説明があるんですね！

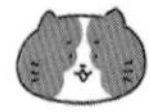
Stewart 法的には，NH_4^+ は $NH_4^+ + A^-$ や $NH_4^+ + Cl^-$ という形で尿中に排泄されるので，尿中への Cl^- の排泄が増加することにより，尿中 SID が減少・血中 SID が増加するので（塩基である Na^+ や K^+ の尿中排泄が減少し，酸である Cl^- の排泄が増加する．NH_4^+ は weak ion で酸塩基平衡には関係ないが，strong ion である anion の A^-，Cl^- の尿中への排泄は，血漿の SID を増加させる），アシドーシスが改善に向かうと説明できるようになるんやな．

● 胃酸喪失時

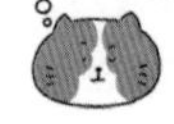
嘔吐などの胃酸喪失時には代謝性アルカローシスとなり，その補正には Cl^-

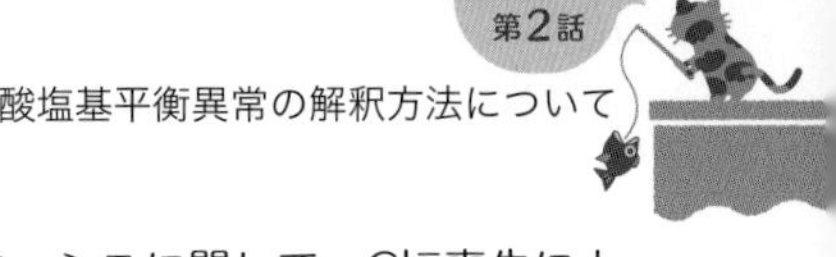

が必要や．この胃酸喪失による代謝性アルカローシスに関して，Cl^-喪失により血漿 SID が増加して代謝性アルカローシスとなる．よって，その補正，つまり増加した SID を減少させるために，SID ＝ 0の0.9％ 食塩水を投与すべきと，Stewart 法的に説明できる．

確かにわかりやすいですね．

COPD

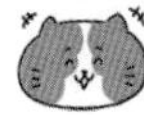

慢性閉塞性肺疾患 chronic obstructive pulmonary disease（COPD）により $PaCO_2$が上昇すると，従来であれば，腎臓で HCO_3^-の産生・再吸収が増加して acidemia を改善させるとされていたんや．しかし Stewart 法的には，腎臓は Cl^-の尿中排泄を増加させ，血清 Cl 値の低下から SID を開大させ，acidemia を改善させるといえる．よって，血清 Cl 値，もしくは，SID（Na^+ － Cl^-）を生化学検査で検討することで，COPD による呼吸不全の腎性代償の程度を容易に推測できるようになるといわれているんや！

Stewart 法からみた輸液

Stewart 法でいろんな病態がわかりやすく理解できるんですね．輸液に関してはどうなんでしょうか？

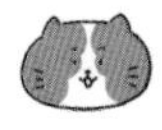

なかなかええ目の付け所やな．Stewart 法が救急・集中治療・麻酔科の領域で利用されてきた要因の一つとして，循環不全時などに多量の0.9％ NaCl 液や乳酸リンゲル液などの細胞外液投与時にみられる高 Cl 性アシドーシスを説明しやすい点があげられているんや．

従来はこの現象を，多量の輸液により血中 HCO_3^-が希釈され濃度が減少することによりアシドーシスが発症すると解釈して，希釈性代謝性アシドーシスと呼んできた．

Stewart 法では，0.9％NaCl 液は SID ＝ 0であり，SID ＝ 40前後の血漿に SID ＝ 0の溶液を大量に負荷することで，血清 Cl 値が上昇し血清 SID が低下し，高 Cl 性代謝性アシドーシスを発症することになるんや．また，多量の細胞外液の投与は，弱酸である血清アルブミン濃度が低下することにより，低アルブミン血症性アルカローシスも生じる，と考えられているんやで．

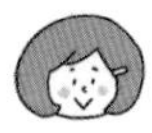

なるほど〜．

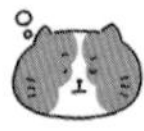

輸液療法が酸塩基平衡に与える影響の Stewart 法的解釈をさらに推し進めてみようか．正常の血清 SID が約40 mmol/L，そして，輸液で減少する血清アルブミン濃度の荷電を最大16 mmol/L と仮定すると，SID 40－16＝24以上の輸液，つまり SID 24（正常 HCO_3^-濃度と同じ）以上の輸液を施行すると SID が低下しないので，アシドーシスをきたさない輸液を施行できるという意見があるんや（逆に，SID 24未満の輸液は，SID の低下からアシドーシスをきたすと仮定されている）．
近年，Cl 濃度の高い細胞外液輸液の有害性が示唆されているが，低 SID 輸液によるアシドーシスがその有害性の一因と考えられているのが現状やな．
アシドーシスの治療に用いられる7％ $NaHCO_3$製剤（Na^+ 833 mmol/L，HCO_3^- 833 mmol/L，SID ＝ ＋ 833 mmol/L）や，輸液のアルカリ剤として使用される乳酸ナトリウム製剤（乳酸 lactate が体内で HCO_3^-に代謝）は，HCO_3^-の補充によりアシドーシスを改善させるとされてきた．けど，Stewart 法的には，HCO_3^-ではなく Na^+を補充して，SID を増加させることでアシドーシスを改善させると解釈できるんや（HCO_3^-は weak ion で，SID には関与しない）．

Stewart 法からみた腎臓の反応

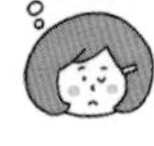

Stewart 法についてけっこうわかってきた気がします．ところできどにゃんといえば腎臓ですけど，Stewart 法と腎臓の関係はどうなんですか？

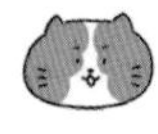

従来の方法では，尿 pH や尿中の電解質の濃度から，urinary anion gap や urinary osmolar gap の概念を用いて，尿中 NH_4^+や HCO_3^-の排泄などを類推して腎臓の酸塩基平衡に与える効果を考えてきたやろ？ けど strong ion 中心の Stewart 法的解釈を取り入れると，尿中 Na^+，K^+，Cl^-濃度から直接的に尿の SID をみて，従来法より簡便に腎性の影響を知ること

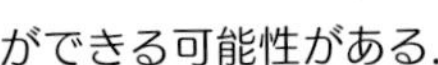

ができる可能性がある.
特に，静脈血総 CO_2 濃度の測定が一般的でないわが国において，Stewart法的解釈の併用は，電解質異常と酸塩基平衡異常を同時に考えることができる優れた方法とワイは考えているんや.

なんだか Stewart 法っていいことづくめじゃないですか？ 問題点はないんでしょうか？

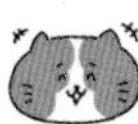

そうやな，Stewart 法の問題点として，Stewart 法の計算式は4次方程式であり，このような複雑なものは臨床の現場では使用できないことや，SIDの変化による水の電離の変化が実験的に証明されていない点などがあげられる. よって，クロリンや本書の読者の皆様は，「Cl^-を酸と考える Stewart 法という考え方」がある程度の理解で十分であるとワイは思うで.

ちょっときどにゃん，前も言ってましたけど「本書」ってどういうことですか？

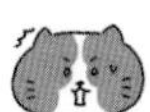

…….

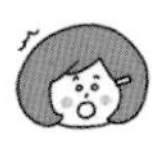

きどにゃん？ 逃げないでください！

Column

静脈血を用いた血液ガス測定に関して

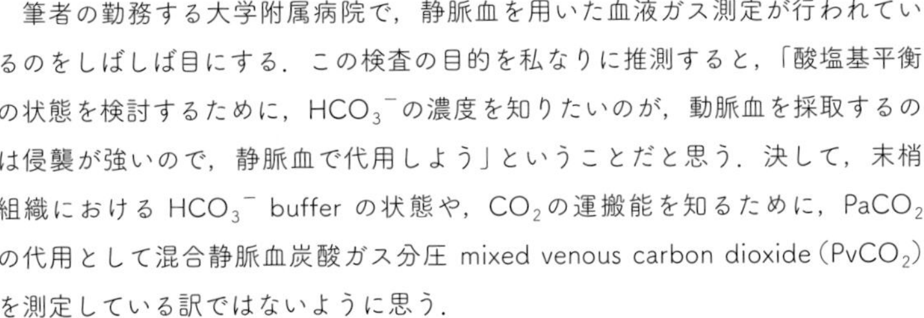

筆者の勤務する大学附属病院で，静脈血を用いた血液ガス測定が行われているのをしばしば目にする. この検査の目的を私なりに推測すると，「酸塩基平衡の状態を検討するために，HCO_3^-の濃度を知りたいのが，動脈血を採取するのは侵襲が強いので，静脈血で代用しよう」ということだと思う. 決して，末梢組織における HCO_3^- buffer の状態や，CO_2の運搬能を知るために，$PaCO_2$の代用として混合静脈血炭酸ガス分圧 mixed venous carbon dioxide（$PvCO_2$）を測定している訳ではないように思う.

また，DKA の症例においても，しばしば静脈血を用いた血液ガス測定から得られた HCO_3^- 濃度を用いて AG を計算しているのが現状である．これは，米国糖尿病学会 American Diabetes Association（ADA）のガイドラインに，「静脈血を用いた血液ガス測定で代用可能」と記載されていることにも起因していると思われる（血中ケトン体濃度の実測があまり行われていない米国においては，主に AG が重症度や治療経過の判定に用いられている）．しかし，静脈血生化学検査によって，総 CO_2 濃度が電解質検査として実測可能な米国において，

表2-8　米国の代表的な教科書が提示する酸塩基平衡異常の検査・解釈方法

1. Examine serum electrolytes (Na^+, K^+, Cl^-, CO_2). Calculate anion gap (AG), ΔAG, ΔCO_2, and the bicarbonate gap.
   AG = Nat − (Cl^- + CO_2) ; normal 12 ± 4 mEq/L (may vary with lab)
   ΔAG = AG − 12
   ΔCO_2 = 27 − venous CO_2
   Bicarbonate gap = ΔAG − ΔCO_2 = Na^+ − Cl^- − 39 (normal 0 ± 6 mEq/L)
   > + 6 = metabolic alkalosis &/or HCO_3^- retention for resp. acidosis
   < − 6 = hyperchloremic metabolic acidosis &/or HCO_3^- excretion for resp. alkalosis
2. Examine arterial blood gases. Single acid-base disorders do not compensate to normal blood pH. Normal pH with abnormal $PaCO_2$ &/or HCO_3^- = two or more primary disorders. If pH abnormal, determine if other values fit a single disorder or suggest a mixed disorder (see expected compensation, above).
3. Use a full clinical assessment (history, physical exam, other lab data) to explain the apparent acid-base disorder(s) in terms of clinical causes (see causes, above).
4. Treat the underlying clinical cause(s).
5. Aim toward correcting pH, especially if < 7.30, > 7.52 ([H^+] > 50, < 30 nM/L).

この表に示されるように，米国の通常の診療では，中央検査室で測定される血液生化学・電解質検査の結果から HCO_3^- 濃度・AGの異常が判明し，動脈血液ガス検査を行う，という流れになる．救急の場合は，初療の動脈血液ガス検査で判断する，point of care analysisという流れになる．

(Martin L: All you really need to know to interpret arterial blood gases. 2nd edition. Lippincott Williams & Wilkins, 1999より)

AG の計算は静脈血の生化学検査・電解質検査の結果を用いて行われており，AG の計算に血液ガスの測定は不要である（**表2-8**）．よって，ADA が「静脈血を用いた血液ガス測定で代用可能」と述べているのは，$PaCO_2$ を $PvCO_2$ の測定で代用可能，つまり静脈血を用いた血液ガス検査で呼吸の状態を把握せよ，ということである．

血液ガスの検査が示す HCO_3^- 濃度は機械が計算している推測値であることから，推測値のみで酸塩基平衡状態の解釈を行うことも問題であるように筆者は思う．よって筆者は，わが国においても，血液生化学検査・電解質検査としての総 CO_2 濃度の測定が一般化することを切望する．測定が一般化すれば，酸塩基平衡異常をきたしやすい慢性腎臓病，うっ血性心不全，COPD などの診療の質の向上に寄与するはずである．

Column

血中 lactate 濃度の測定に関して

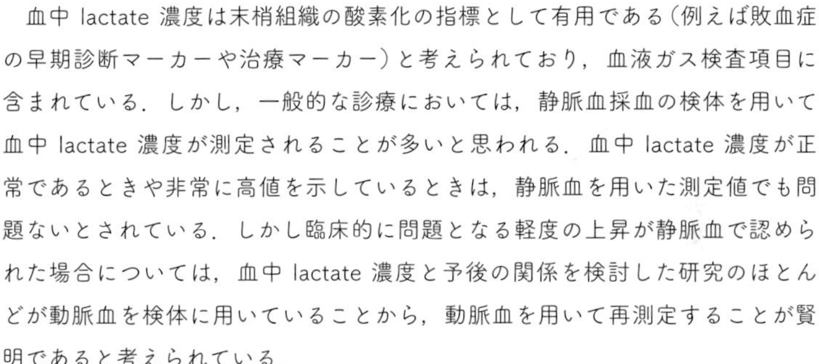

血中 lactate 濃度は末梢組織の酸素化の指標として有用である（例えば敗血症の早期診断マーカーや治療マーカー）と考えられており，血液ガス検査項目に含まれている．しかし，一般的な診療においては，静脈血採血の検体を用いて血中 lactate 濃度が測定されることが多いと思われる．血中 lactate 濃度が正常であるときや非常に高値を示しているときは，静脈血を用いた測定値でも問題ないとされている．しかし臨床的に問題となる軽度の上昇が静脈血で認められた場合については，血中 lactate 濃度と予後の関係を検討した研究のほとんどが動脈血を検体に用いていることから，動脈血を用いて再測定することが賢明であると考えられている．

血中 lactate 濃度の測定は，乳酸脱水素酵素 lactate dehydrogenase（LDH）を用いる酵素法が一般的であるが，血液ガスの機械は lactate oxygenase による電極法を用いていることが多い．電極法は酵素法と比較して検査精度が低い場合があり注意すべきである（エチレングリコールの代謝産物はグリコレートであるが，電極法はこれを乳酸と判断してしまい，lactate 濃度が誤って高値を示すことがある．これを lactate gap と呼ぶ）．

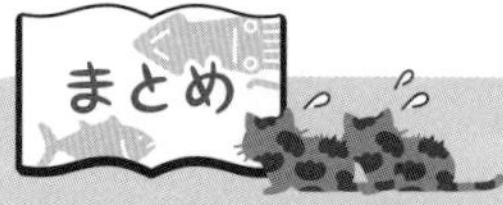

- 「生理学的解釈」は，$PaCO_2$を呼吸性の要因．HCO_3^-を代謝性の要因ととらえ，一次性の酸塩基平衡異常に対する二次性変化が推測される範囲内にあるかどうかを rules of thumb を用いて確認するのが特徴である．症例の病態を考えながら解釈できるが，rules of thumb が必ずしも正確ではないことなどに気をつけよう．
- 「BE 法」は，呼吸器系の影響から独立した代謝系の指標として開発されたが，現在の sBE 法は呼吸性の変化を無視しておらず，簡単な推測式で酸塩基平衡の状態を解釈できる．
- 「Stewart 法」は $PaCO_2$，SID，弱酸の総和の3つが血液の pH に独立して影響を与える因子だと考える方法であり，この考え方を取り入れることで DKA や COPD などの病態を理解しやすくなる．

文　献

3 つの解釈方法についての総説

1) Berend K, de Vries AP, Gans ROB: Physiological approach to assessment of acid-base disturbances. N Engl J Med 371: 1434-1445, 2014. PMID: 25295502
生理学的解釈の解説．
2) Seifter JL: Integration of acid-base and electrolyte disorders. N Engl J Med 371: 1821-1831, 2014. PMID: 25372090
Stewart 法についての解説．
3) Berend K: Diagnostic use of base excess in acid-base disorders. N Engl J Med 378: 1419-1428, 2018. PMID: 29641969
Base Excess 法に関する解説．
これら 1) ～ 3) の総説に関して，酸塩基平衡異常の専門家が corresponding として投稿している意見（おのおのの解釈の信奉者はお互い歩み寄りがない）が非常に興味深いと筆者は思う．われわれはこのような不毛な争いに巻き込まれてはいけないと思う．
4) Reddi AS: Acid-base disorders: Clinical evaluation and management. Springer, 2020.

生理学的解釈について

5) 黒川清：水・電解質と酸塩基平衡．step by step で考える．改訂第 2 版．南江堂，2004．
筆者はこの本の旧版で，酸塩基平衡の基本を学習した．酸塩基平衡の基本を習得するためには本書は必読である．
6) Abelow B: The painless guide to mastering clinical acid-base. 2016.
7) DuBose TD: Chapter 51: Acidosis and alkalosis. in: Harrison’s Principles of Internal Medicine. 20th edition. McGraw-Hill Education, 2018.

8) Martin L: All you really need to know to interpret arterial blood gases. 2nd edition. Lippincott Williams & Wilkins, 1999.

BE 法について

9) Al-Jaghbeer M, Kellum JA: Acid-base disturbances in intensive care patients: etiology, pathophysiology and treatment. Nephrol Dial Transplant 30: 1104-1111, 2015. PMID: 25213433

Stewart 法について

10) Acid-base.org 〈http://www.acidbase.org/〉 (2021 年 4 月アクセス)
Stewart 先生の著作や，Stewart 法の計算ができるインターネットアプリが公開されている.

11) Brandis K: Acid-base physiology. 10.1: Quantitative Acid-Base Analysis - The equations. 〈http://www.anaesthesiamcq.com/AcidBaseBook/ab10_4.php〉(2021 年 4 月アクセス)

12) 杉本俊郎，藤井智子: Stewart 法的酸塩基平衡異常の解釈とその利点. 腎と透析 72 : 211-218，2015.

13) 杉本俊郎: 詳述！学べる・使える　水・電解質・酸塩基平衡異常 Q&A 事典. 日本医事新報社，2019.

14) 丸山一男: 酸塩基平衡の考えかた: 故(ふる)きを・温(たず)ねて・Stewart. 南江堂，2019.
Stewart 法の解説が平易に記載されている.

15) Glass CM: Chapter 16: Blood gases, Pulse oximetry, and capnograpy. in: Tintinalli's Emergency Medicine: A comprehensive study guide. 9th edition. McGraw-Hill Education, 2019.

第3話 アニオンギャップの計算をどうするか？

酸塩基平衡異常の解釈方法についてもしっかり学んだクロリン．酸塩基平衡の検査についてもだいぶ自信がついたようです．そんなとき，きどにゃんからある質問が……？

今回のポイント！

- 米国と日本における検査方法の違いから，アニオンギャップ anion gap (AG) の計算について考えてみよう．

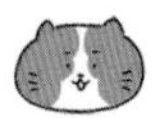

クロリン，AG の計算はいつもどうしてる？

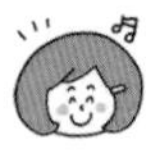

AG の計算ですね．いつも指導医の先生に血液ガスの検体を採取する度に聞かれるので，得意です．

$$AG = Na^{+} - Cl^{-} - HCO_3^{-}$$

そして，AG の正常値は，ダースの法則で覚えるといいと習いました．HCO_3^{-} 24 mEq/L, AG 12(10～12程度) と覚えています．さらに，AG のほとんどは，血中のタンパク（アルブミン）の陰イオンであるので，AG の精度を上げるために，血清アルブミン濃度で補正する必要があることもあることも最近習いました．血清アルブミン1 g/dL 当たり，約2.5 mEq/L 程度の陰性荷電を有しているそうです．

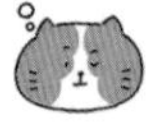

じゃあ，$Na^{+} - Cl^{-} - HCO_3^{-}$ はどの検査の値を用いて計算してる？

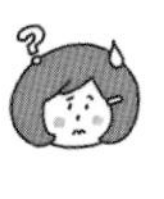

HCO_3^-は，血液ガスの機械の値を用いています．そして，$Na^+ - Cl^-$は，血液ガスの機械の測定値を用いているのかな？ えっと，血液生化学検査の電解質検査を用いているのかな……．いや，いつも決めている訳ではないのかな???

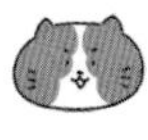

米国の代表的な内科学書である“Harrison's Principles of Internal Medicine”（「ハリソン内科学」）の血液ガスの結果の解釈についての記述をもう一度見てみよか（**表3-1**）．

“Obtain arterial blood gas (ABG) and electrolytes simultaneously”，つまり「血液ガスと電解質検査を同時に行おう」．これは当然ですよね．血液ガスの結果には，血液電解質濃度も同時に示されていますよね．そして，“Compare HCO_3^- on ABG and electrolytes to verify accuracy”，つまり「血液ガスと電解質検査の HCO_3^-を比較して精度を確認せよ」……これ，どういうことですか？

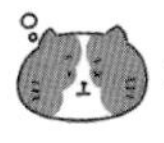

われわれのいう HCO_3^-は，血液ガスの機械が検体の血液の pH，酸素分圧（PO_2），二酸化炭素分圧（PCO_2）を電極で測定した結果から Henderson-Hasselbalch 式を用いて計算した値なんや．つまり，実測値でなく，推測値

表3-1　ハリソン内科学が示す血液ガスの結果の解釈法

1. Obtain arterial blood gas (ABG) and electrolytes simultaneously.
2. Compare HCO_3^- on ABG and electrolytes to verify accuracy.
3. Calculate anion gap (AG), but correct to a normal albumin concentration of 4.5g/dL.
4. Know four causes of high-AG acidosis (ketoacidosis, lactic acid acidosis, renal failure, and toxins).
5. Know two causes of hyperchloremic or nongap acidosis (bicarbonate loss from gastrointestinal tract, renal tubular acidosis).
6. Estimate compensatory response.
7. Compare ΔAG and ΔHCO_3^-.
8. Compare change in Cl^- with change in Na^+.

（DuBose TD: Chapter 51: Acidosis and alkalosis. in: Harrison's Principles of Internal Medicine. 20th edition. McGraw-Hill Education, 2018より）

ということや.

そして米国においては，血液中の総 CO_2 濃度（TCO_2）という，血液に溶存している CO_2 と HCO_3^- を同時に実測する検査が電解質検査として行われているんや（この TCO_2 を測定する方法のほうが歴史的に古い血液ガス検査法である）.

血液ガスと電解質検査の HCO_3^- を比較して精度を確認せよ，の意味は，血液を中央検査室に運搬するまでに問題がなかったかとか，Henderson-Hasselbalch 式の pK_a の値が通常から逸脱するような病態（低体温など）がないか確認せよということなんや.

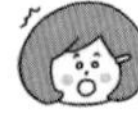

推測値ではなく実測値だから，HCO_3^- を比較して精度を確認することが重要になるんですね.

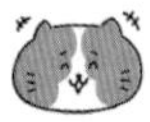

そうや．よって米国において，TCO_2 は通常の生化学検査の電解質検査としてほぼルーチンに測定される項目であることから，AG は静脈血の生化学検査における電解質検査の測定値を用いて計算するのが標準の方法なんや.

しかし米国では近年，救急室などの初療の状態でただちに検査を行い解釈を行うべきという point of care testing という考え方が広がっていて，血液ガスの解釈，AG の計算も血液ガスの機械の結果で行おう，ということもいわれるようになってきたんや.

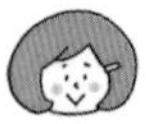

つまり AG の計算は，血液ガスの電解質検査の結果を用いたらいいんですね.

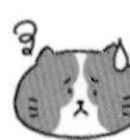

いやいや，日本のわれわれの診療ではそう簡単にはいかんのや.

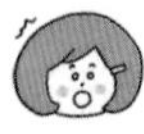

えっ，どうしてですか？

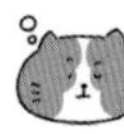

それは，日本では電解質検査としての TCO_2 が一般的に行われていないからや．つまり，酸塩基平衡異常の解釈に重要である HCO_3^- が推測式のみで行われているという点が理由やな．そしてさらに，血液ガス検査における電解質検査の精度の問題や.

次に，ワイが以前経験した症例を示すで.

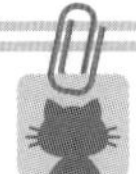

▶症例

アルコール依存症にて，救急外来を受診した患者の血液ガスを提示する.

pH 7.53，PaO_2 97 mmHg，$PaCO_2$ 34 mmHg，HCO_3^- 28 mEq/L

血液ガス検査：
Na 126 mEq/L，K 2.6 mEq/L，Cl 85 mEq/L，AG 12.7 mEq/L

血液生化学検査：
Na 129 mEq/L，K 3.2 mEq/L，Cl 77 mEq/L，AG 23.7 mEq/L

血液ガス検査と生化学検査で，AG の値がかなり異なりますね. こんなことがあるんですか？

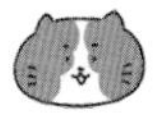

現在は，血液ガスでも生化学検査でも電解質の測定にはイオン電極法を用いているんやけれども，血液ガスの検査は検体を希釈しない direct イオン電極法で測定している. 一方，中央検査室の生化学検査は，血清を希釈して測定する indirect イオン電極法で測定しているんや. この検体の希釈やイオン電極の精度の違いにより，血液ガスと生化学検査の電解質検査の値が異なることがある，ということが知られておる. 特に，この症例に示すように，Na と Cl の測定値に乖離が多いことが示されているんや.

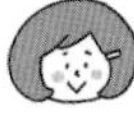

へぇ～.

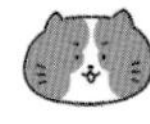

救急を受診するような症例は，低タンパク血症を示すことが多く，血清の水の含量が増加しており，検体の希釈により生化学検査の Na の測定値は上昇傾向にあるといわれているんや. また，Cl の測定に用いる Cl 電極は，その安定性に問題があることや，血液中の Cl 以外の物質に反応することが多く，検体を希釈する生化学検査では，その測定値は低く出る傾向にあるといわれている. また，電極の改良によって，その測定値が以前と比べ高値を示すことも知

られているんやで.

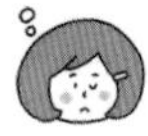

提示症例をみてみると，検体を希釈する生化学検査では Na が高く，Cl が低く出て，AG の値が大きくなっていますね.
でも，こんなに AG の値が異なると診断に困りますよね.

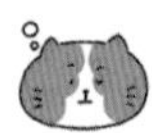

AG の正常値に関しては，各々の施設で正常値を検討して設定すべきといわれているんや．よって，AG の正常値は単純に 12 mEq/L とはいえないということを理解すべきやな．症例の施設の場合，血液ガスの検査値を利用する場合は，AG の正常値はかなり低い（3～5 mEq/L 程度）ことが想定されるやろな.
また，正常時に測定した AG と異常時の AG の差，つまり変化である ΔAG のほうが，予後により相関し，AG の値そのものより重要であるという意見もあるんや.

なるほど．AG について理解が深まりました！

Column

筆者が行っている血液ガスの結果・酸塩基平衡状態の解釈について
～酸塩基平衡状態の解釈はザックリでいいんや～

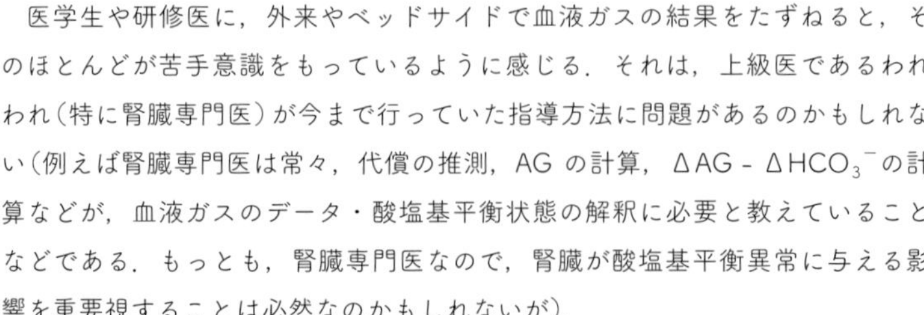

医学生や研修医に，外来やベッドサイドで血液ガスの結果をたずねると，そのほとんどが苦手意識をもっているように感じる．それは，上級医であるわれわれ（特に腎臓専門医）が今まで行っていた指導方法に問題があるのかもしれない（例えば腎臓専門医は常々，代償の推測，AG の計算，ΔAG - ΔHCO_3^- の計算などが，血液ガスのデータ・酸塩基平衡状態の解釈に必要と教えていることなどである．もっとも，腎臓専門医なので，腎臓が酸塩基平衡異常に与える影響を重要視することは必然なのかもしれないが）.

このことは，血液ガスのデータ・酸塩基平衡状態の解釈の方法の一つである「生理学的方法・古典的方法」が，「腎臓内科の先生が教える方法」といわれていることに現れていると思う.

私が常に愛読している血液ガス結果の解釈に関する教科書“All you really need to know to interpret arterial blood gases. 2nd edition”では，血液ガスの機械が提示する結果について，その解釈には“four equations”が役に立ち，そして，“three physiological processes”への有用な情報を与えてくれるということが，最初の章に示されている（**表3-2**）．この表によれば，血液ガスの結果が示す3つの physiological processes のうち2つは呼吸生理に関するものであり，これら呼吸生理に関する指標の解釈はそれほど難しいものでないことに気づかれるであろう．実際，救急・集中治療室・麻酔中など，臨床の現場でただちに問題になるのは，組織の酸素化 oxygenation であり，生体内最大の酸の負荷で

表3-2　“All you really need to know to interpret arterial blood gases”に記されている血液ガスの結果の解釈の基本

equation	physiological process
1. $PaCO_2$ equation $PaCO_2$ = CO_2産生量（VCO_2）× 0.863/ 肺胞換気量（VA） $PaCO_2$は，肺胞の換気の指標になる． CO_2産生量の増加で $PaCO_2$が増加することは少ない．	肺胞換気 alveolar ventilation
2. alveolar gas equation PAO_2（肺胞内酸素分圧）= PIO_2（吸入気酸素分圧）-1.2（$PaCO_2$） PaO_2と PAO_2の比較（A-a DO_2）が，肺胞と血液の酸素交換の指標となる． 筆者は，A-a DO_2より，Five Times Rule（p.103参照）を使用している．	酸素化 oxygenation
3. oxygen content equation 血液の酸素運搬量 CaO_2（血液の酸素運搬量）= Hb に結合している酸素量＋血漿に溶解している酸素量=（Hb × 1.34 × SaO_2）+（0.003 × PaO_2） SaO_2，Hb 酸素飽和度はオキシメトリーで実測した値． 末梢組織の酸素の運搬のほとんどは，Hb に依存している．	酸素化 oxygenation
4. Henderson-Hasselbalch 式 pH = pK + log（HCO_3^- / 0.03 × $PaCO_2$） HCO_3^-濃度は，血液ガスの機械が提示するものは計算値である．	酸塩基平衡 acid-base balance

（Martin L: All you really need to know to interpret arterial blood gases. 2nd edition. Lippincott Williams & Wilkins, 1999より作成）

ある CO_2 の排泄に重要である肺胞換気 alveolar ventilation の状態である．

血液ガスのデータの解釈の最後の1つが，Henderson-Hasselbalch 式（acid-base balance）となるのだが，本書でも述べているように，問題点として血中 HCO_3^- 濃度の計算値・実測値（特にわが国においては計算値のみで判断していることが多い），point of care における電解質濃度（血液ガスの機械と中央検査質における電解質測定値の差異），AG の正常値（正常値が明確でないと ΔAG-ΔHCO_3^- の前提が崩れる），一次性酸塩基平衡異常に対する代償の推測の精度などがあり，現在の実際の臨床現場において，acid-base balance の解釈の方法の正確度が教科書に示されているほど高くないこと（解釈方法の理論への理解は重要であるが）が問題であると筆者は考えている．さらに，電解質や HCO_3^- は濃度で表示される指標であることから，酸塩基平衡の状態を示す体内の正確な酸や buffer の含量を正確に示すものではないということも理解しておく必要がある．

以上のことから筆者は，acid-base balance に関する結果やその解釈法の精度はそれほど高くないと考え，ざっくりと行っているのが現状である．また，このことから筆者は，血中 lactate・ケトン体濃度の実測を常に行っている（筆者の勤務する病院では24時間中央検査室で測定可能である）．当然のことながら，血液ガスの結果のみで酸塩基平衡の状態を判断するのではなく，症例の病歴（アルコール摂取の状態・薬剤歴も含む），そして呼吸状態・循環状態を重視している（当然，腎機能検査・尿化学検査などにより「腎臓の声」は聞いている）．さらに，臨床経過に応じて検査を繰り返すことや，症例の病態の経過を追うことで，当初の判断が間違っていないか確認を行っている．

本書で，従来の酸塩基平衡に関する書籍と比較して血液ガス結果の解釈の方法の解説が少なく，酸塩基平衡異常を惹起する病態に関する記載が多いのは，筆者が常々，本コラムのような考えに基づいて日々の臨床を行っているからである．つまり，症例の酸塩基平衡状態を正確に理解するには，酸塩基平衡異常を惹起する病態への理解が必須である（血液ガスの結果を解釈することが酸塩基平衡の臨床ではない）と信じているからである．

（この章の文献4）～10）にて，筆者がいつも参考にしている血液ガスの解釈の書籍〈解釈方法の理論が平易に解説してある〉を紹介している）

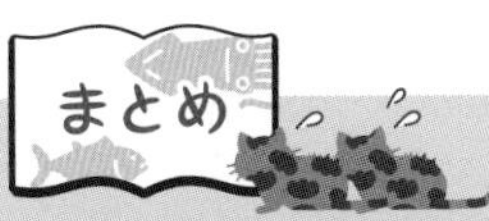

- 米国のように血液生化学検査で TCO_2 を測定している場合は，生化学検査の電解質測定値で AG を計算する．
- point of care で検査・診断する時は，血液ガスの電解質測定値と推測 HCO_3^- を用いて AG を計算する．
- 電解質として TCO_2 を測定することが一般的でないわが国においては，AG の計算にどの電解質測定値を用いるか施設内で統一すべきである．その上で，おのおのの施設の測定系に応じた AG の正常値を決定すべきである．

文　献

1) Kraut JA, Nagami G: The serum anion gap in the evaluation of acid-base disorders: what are its limitations and can its effectiveness be improved? Clin J Am Soc Nephrol 11: 2018-2024, 2013. PMID: 23833313

2) Uysal E, Acar YA, Kutur A, et al.: How reliable are electrolyte and metabolite results measured by a blood gas analyzer in the ED? Am J Emerg Med 34 (3): 419-424, 2016. PMID: 26658635

3) DuBose TD: Chapter 51: Acidosis and alkalosis. in: Harrison's Principles of Internal Medicine. 20th edition. McGraw-Hill Education, 2018.

4) Martin L: All you really need to know to interpret arterial blood gases. 2nd edition. Lippincott Williams & Wilkins, 1999.
「わかる血液ガス―ステップ方式による検査値の読み方」という題名で本書の翻訳本がある（古賀俊彦〈訳〉，学研メディカル秀潤社，2000）．呼吸生理に関する記載が充実している．

5) Abelow B: The Painless Guide to Mastering Clinical Acid-Base, 2016.
筆者が最も平易で理解しやすいと思う書籍．名前通り painless である．

6) 古川力丸：ナース・研修医のための世界でいちばん簡単に血ガスがわかる，使いこなせる本．メディカ出版，2016.
題名通りの本である．

7) 田中竜馬：竜馬先生の血液ガス白熱講義 150 分．中外医学社，2017.
「帰ってきた 竜馬先生の血液ガス白熱講義 22 問」（中外医学社，2017）という本書の続編もある．

8) 丸山一男：酸塩基平衡の考えかた：故(ふる)きを・温(たず)ねて・Stewart. 南江堂，2019.
題名の通り，Stewart 法の解説が詳しい．
さらに，呼吸性代償 $PaCO_2$ の推測式に関して，だいたい HCO_3^- ＋ 15（magic number 15）でよいことを先生自ら計算され示されている．

9) 黒川清：水・電解質と酸塩基平衡．step by step で考える．南江堂，2004.
本書の初版で筆者は生理学的解釈の基本を学習した．

10) 須藤博：Dr. 須藤の酸塩基平衡と水・電解質―ベッドサイドで活かす病態生理のメカニズム．中山書店，2015.

職業病？

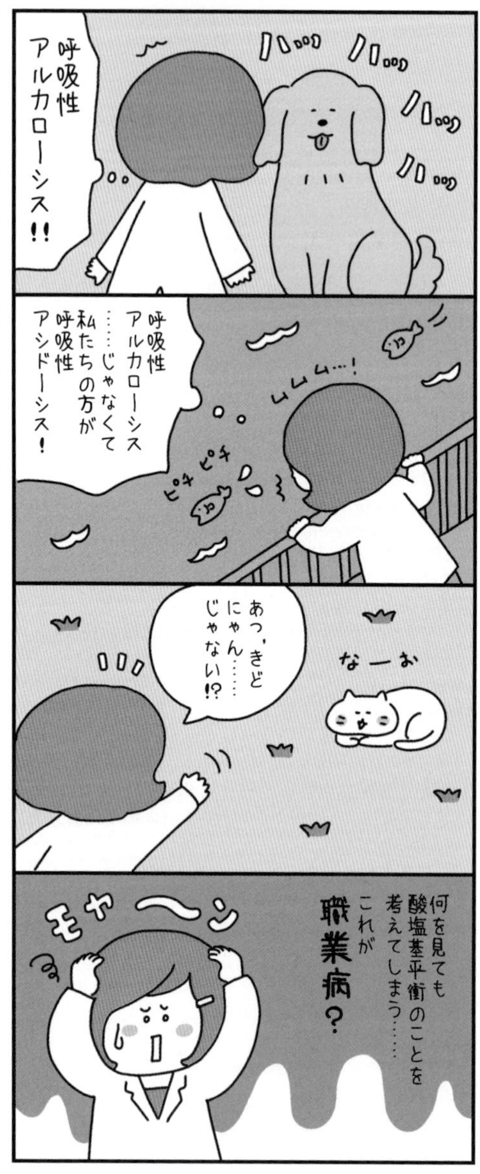
呼吸性
アルカローシス!!
ハッ
ハッ
ハッ
ハッ
呼吸性
アルカローシス
……じゃなくて
私たちの方が
呼吸性
アシドーシス！
ムムム…！
ピチピチ
あっ、きど
にゃん……
じゃない!?
なーお
何を見ても
酸塩基平衡のことを
考えてしまう……
これが
職業病？
モヤ〜ン

症例

酸塩基平衡異常の病態からみた症例の解説

第1話

呼吸性アシドーシス：CO_2ナルコーシスの一例

酸塩基平衡についての知識を深めたクロリン．検査についてもしっかり学び，やる気たっぷりです．しかし，いざ研修に戻ってみると，まだまだ悩むことも多いようです．クロリンは早速，気になった症例についてきどにゃんに相談してみます．

今回のポイント！

- 呼吸性アシドーシスの症例として，CO_2ナルコーシスの症例について考えよう．

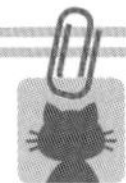

▶症例

70歳代の男性．慢性閉塞性肺疾患 chronic obstructive pulmonary disease（COPD）で当院通院中．

COPD の進行に伴い，$PaCO_2$の貯留を認め，在宅酸素療法 home oxygen therapy（HOT）1 L/分，夜間就寝中にマスク呼吸器（非侵襲的陽圧換気療法 noninvasive positive pressure ventilation〈NPPV〉）の装着を指示されていたが，ほとんど装着されていなかった．

ここ数ヵ月，肺性心からの右心不全で下肢の浮腫が増悪し，フロセミド 20 mg/日の処方を受けていた．

1日前ぐらいから意識レベル低下が出現し，当院に救急搬送された．

救急隊現着時，SpO_2 80％ 前後であり，経鼻酸素3 L/分が開始され，SpO_2 96～97％ に維持され，救急室に到着した．

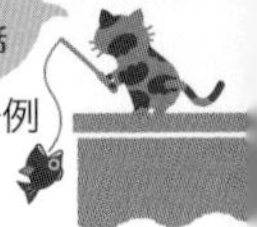

救急外来：
意識レベルは呼びかけに開眼するレベル，血圧 150/90mmHg，体温 36.6℃，脈拍 98/分　整

動脈血液ガス（経鼻酸素3L/分投与下）：
pH 7.270，PaO_2 126mmHg，$PaCO_2$ 107mmHg，HCO_3^- 48.1mmol/L，lactate 4.0mg/dL，SaO_2 98％

血液生化学検査：
Hb 11.6g/dL，TP 7.0g/dL，Alb 4.2g/dL，AST 20IU/L，ALT 10IU/L，LDH 198IU/L，CPK 48IU/L，Glu 131mg/dL，Cre 0.70mg/dL，BUN 29mg/dL，UA 2.4mg/dL，Ca 8.6mg/dL，IP 2.9mg/dL，Na 144mEq/L，K 4.5mEq/L，Cl 94mEq/L

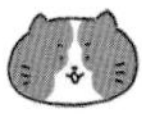

COPD の症例やな．本例の酸塩基平衡の状態は？

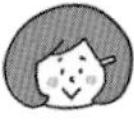

pH 7.270で acidemia を認めます．$PaCO_2$ 107mmHg，HCO_3^- 48.1mmol/L であることから，呼吸性アシドーシスの状態だと思います．本例は進行した COPD の症例ですから，Ⅱ型呼吸不全による呼吸性アシドーシスでいいと考えます．その呼吸性アシドーシスに対する代償に関しては，本例は以前から高 CO_2 血症 hypercapnea が存在したようなので，慢性と考え，

$$\Delta PaCO_2 = 107 - 40 = 67$$
$$\Delta HCO_3^- = 0.35 \times 67 = 23.45$$
$$23.45 + 24 = 47.45\,\text{mmol/L}$$

と推測され，ほぼ正常の代償と……いえ，代償の限界は42mmol/L とされているので，代謝性アルカローシスも併発しているかもしれません（表1-1）．

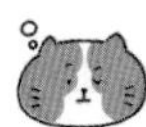

代謝性アルカローシスの原因は何や？

肺性心からの浮腫にフロセミドを使用されており，フロセミドによる低 K 血症・代謝性アルカローシスではないでしょうか？

表1-1　一次性酸塩基平衡異常における代償性変化の推測とその限界

	代償性変化の予測範囲	代償範囲の限界値
代謝性アシドーシスの呼吸性代償	$\Delta PaCO_2 = 1 \sim 1.3 \times \Delta HCO_3^-$	$PaCO_2 = 15$ mmHg
代謝性アルカローシスの呼吸性代償	$\Delta PaCO_2 = 0.5 \sim 1.0 \times \Delta HCO_3^-$	$PaCO_2 = 60$ mmHg
呼吸性アシドーシスの代謝性代償（急性）	$\Delta HCO_3^- = 0.1 \times \Delta PaCO_2$	$HCO_3^- = 30$ mEq/L
呼吸性アシドーシスの代謝性代償（慢性）	$\Delta HCO_3^- = 0.35 \times \Delta PaCO_2$	$HCO_3^- = 42$ mEq/L
呼吸性アルカローシスの代謝性代償（急性）	$\Delta HCO_3^- = 0.2 \times \Delta PaCO_2$	$HCO_3^- = 18$ mEq/L
呼吸性アルカローシスの代謝性代償（慢性）	$\Delta HCO_3^- = 0.5 \times \Delta PaCO_2$	$HCO_3^- = 12$ mEq/L

（注）慢性の呼吸性アシドーシスとは24時間以上続くもの．
（注）Δ計算を行うときはHCO_3^-は24mEq/L，$PaCO_2$は40mmHg，AGは12mEq/Lを正常値とする．

（門川俊明：電解質輸液塾　改訂2版．中外医学社，p.94，表10，2013より）

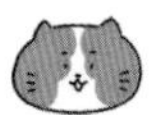
でも本例は，K は4.5mEq/L であまり低くないけどな．

…….

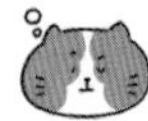
クロリンは今，代償の推測に，

$$\Delta HCO_3^- = 0.35 - 0.4\ \Delta PaCO_2$$

の推測式を用いたんやけれども，これは実験動物としてイヌを用いた検討から導かれたものなんや．イヌはもともとハーハーと呼吸をしているから，呼吸性アルカローシス気味でヒトとは異なる可能性があるな．実際の呼吸不全の患者を対象にした検討では，

$$\Delta HCO_3^- = 0.51\ \Delta PaCO_2$$

という推測式が導かれており，慢性呼吸性アシドーシスの腎性代償が想定より有効に働く可能性が示唆されているんや．教科書的には「一次性酸塩基平衡異常に対する二次性変化（代償）にて pH が正常化することはない」とされていたけど，慢性呼吸性アシドーシスにおいては，二次性変化（代償）により pH が正常化することがありうることを示しているな（筆者は，腎性代償により pH が正常化していた症例を多数経験している）．

よって，本例は代謝性アルカローシスを併発していると判断するより，経過を

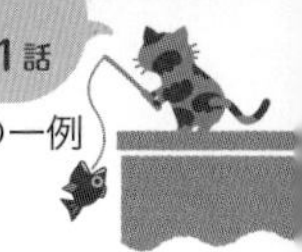

みないとわからんと考えておいたほうがええかもしれんな．
でもクロリン，本例のような COPD の増悪時に種々の酸塩基平衡異常・電解質異常が併発することは，よく知られたことなんや．

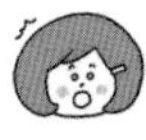

えっ，そうなんですか？

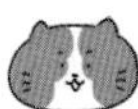

COPD は換気障害からの hypercapnea により，呼吸性アシドーシスを呈していることが多いやろ．呼吸性アシドーシスの代償のために，腎臓からの HCO_3^-の産生が増加するやろ？ この腎臓の HCO_3^-の産生増加は，近位尿細管の Na^+ / H^+ exchanger-3（NHE-3）の活性増加や，一部滴定酸である Pi の排泄の増加によるものとされている．この NHE-3の活性増加や Pi の排泄増加は，腎尿細管での Na の再吸収増加に繋がり，COPD 症例は本例のように体液量の増加をきたしやすいと考えられているんや．

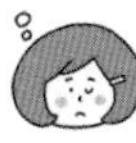

なるほど…….

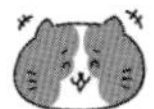

さらに，COPD 症例は高齢者が多いことから，うっ血性心不全（COPD による肺性心）や慢性腎臓病などが併存することがよくみられ，浮腫をきたして利尿薬（ループ利尿薬）がしばしば投与される．さらに，急性増悪時には，比較的多量のβ_2刺激薬や副腎皮質ステロイドホルモンが投与されることも多くなるな．β_2刺激薬は K の細胞内移行による低 K 血症を，ループ利尿薬・副腎皮質ステロイドホルモンは代謝性アルカローシスを惹起する可能性があるんや．よって上述したような病態により，COPD は，呼吸不全による呼吸性アシドーシスに代謝性アルカローシスが併発することが多いんや．代謝性アルカローシスは理論上，呼吸の調節に関与している化学受容器 chemoreceptor を介して呼吸抑制をきたす可能性が考えられており，その併発に注意すべきやな．さらに，利尿薬・副腎皮質ステロイドホルモン，β_2刺激薬は，低 K 血症をきたしやすく，代謝性アルカローシスの維持・増悪に関与する．よって，代謝性アルカローシスの予防・改善のためには，低 K 血症（場合によっては，低 Mg 血症〈利尿薬で尿中に失われるため〉）をきたさないように管理する必要があると考えられているんや．

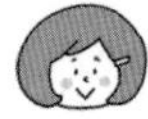

COPD は高齢者が多く，いろいろな病態が併発するということですね．きどにゃん，本例の O_2 投与についてはどう考えたらいいでしょうか？救急隊到着時に SpO_2 が低く，酸素投与が必要だったと思うんですが，これにより $PaCO_2$ が上昇した可能性はないですか？

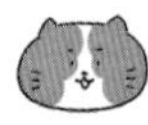

本例のような進行した COPD 症例のように，慢性的な hypercapnea を呈している症例で高濃度の O_2 を投与すると，動脈血 $PaCO_2$ がさらに増加することがあるということが広く医療従事者の間で知られており，COPD 症例に酸素投与（特に高濃度の酸素）を避けるということが実際の臨床の現場で行われているのは事実やな．
この，O_2 投与で $PaCO_2$ が上昇する原因について，以前は慢性的な hypercapnea の状態では呼吸中枢における CO_2 や pH による呼吸調節が鈍麻して，hypoxic ventilatory drive が主となっている状態であるため，高濃度の O_2 を投与することで ventilatory drive が抑制されて高 CO_2 血症が生じると考えられていた．しかし近年の研究で，酸素の投与による高 CO_2 血症の発症に，ventilatory drive の抑制があまり関与していないことが明らかになってきたんや．

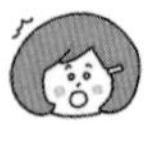

えっ，じゃあ今はどんな原因だと考えられているんですか？

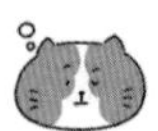

現在は，O_2 の投与による高 CO_2 血症の発症には，O_2 投与によるヘモグロビン hemoglobin に結合していた CO_2 の遊離（Haldane 効果）促進や，肺胞の血管収縮（hypoxic pulmonary）の改善により換気血流比 ventilation-perfusion ratio（$\dot{V}/\dot{Q}$）が減少することによるさらなる相対的な換気の悪化からの $PaCO_2$ の上昇が主たる病因であるとされているんや．
以上のことから，COPD などの換気が障害され hypercapnea を認める病態に O_2 を投与すると，酸素が Haldane 効果により hemoglobin から CO_2 を追い出し，そして低酸素状態で収縮していた血管の拡張による $\dot{V}/\dot{Q}$ の減少・換気の減少により，必ず $PaCO_2$ は上昇すると考えて対応すべきとワイは考えているんや．

つまり，換気障害が強い COPD 症例などにおいても，低 O_2 血症を認めれば，

酸素化を改善するための必要最低限度の O_2投与を行い（いかなる場合でも，低 O_2血症は有害であり，さらに不必要な O_2投与も有害である），そして，O_2投与により $PaCO_2$の上昇をきたすと考え，薬剤や ventilation assistance により換気の改善を早期に図るべきということですね．

（注：本例は，入院後 NPPV を装着し，普段の $PaCO_2$のレベルにまで hypercapnea の改善が得られるとともに，意識レベルの改善，低 O_2血症の改善が得られた．）

まとめ

- 慢性呼吸性アシドーシスにおいては，二次性変化により pH が正常化することがありうる．
- COPD は，呼吸不全による呼吸性アシドーシスに代謝性アルカローシスが併発することが多い．
- hypercapnea を認める病態に酸素を投与する際は，必ず $PaCO_2$が上昇すると考えて対応しよう．

文　献

1) Martinu T, Menzies D, Dial S: Re-evaluation of acid-base prediction rules in patients with chronic respiratory acidosis. Can Respir J 10: 311-315, 2003. PMID: 14530822

2) American Society of Nephrology: Respiratory acid-base disorder. NephSAP 14 (1), 2015.

3) Marino PL: Marino's The ICU Book. 4th edition.Wolters Kluwer, 2014.

4) Feller-Kopman DJ, Schwartzstein RM: Mechanisms, causes, and effects of hypercapnia. In: UpToDate, Post TW(Ed), UpToDate, Waltham, MA. (Accessed on April 20, 2021.)

5) 杉本俊郎: 詳述！　学べる・使える　水・電解質・酸塩基平衡異常 Q&A 事典．日本医事新報社，2019.

第2話
呼吸性アルカローシス：過換気症候群

クロリンの研修の日々は続いています．あるとき，きどにゃんがクロリンの様子をみに病棟を訪れてみると，クロリンはなんだか混乱しているようで……？

今回のポイント！

- 呼吸性アルカローシスの症例として，過換気症候群の症例について考えよう．

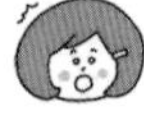
うわーーーっ!!

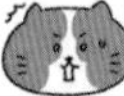
クロリン，そんな混乱した様子で，いったいどうしたんや？

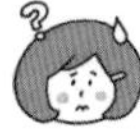
どうしたもこうしたも，アルカレミア alkalemia を呈している患者さんが続けていらして，大変なんです．どう考えればいいかわからない部分もあって…….

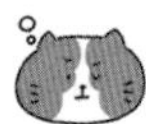
よし，ほなワイも一緒に考えるで．どんな症例や？

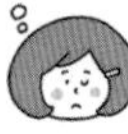
こちらの患者さん達なんですけど…….

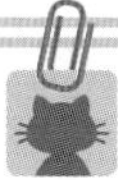

▶ 症例①

20歳代の女性．

自宅で家人と口論となり，呼吸困難感，手足の痺れが出現し，救急搬送された．同様の症状が何度かあり，救急搬送歴あり．

来院時，閉眼し，呼びかけに応じない．
血圧 120/80 mmHg，体温 36.5℃，脈拍 110/分　整

動脈血液ガス room air（室内気）：
pH 7.490，**$PaCO_2$** 29 mmHg，**PaO_2** 110 mmHg，**HCO_3^-** 21.4 mmol/L，
lactate 36 mg/mL（4 mmol/L），**Na** 144 mmol/L，**K** 3.6 mmol/L，
Cl 99 mmol/L

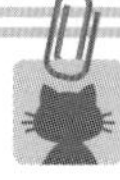

▶ 症例②

90歳代の女性．

数時間前から，嘔吐，発熱が出現し，外来受診した．

意識清明．
血圧 120/80 mmHg，体温 38.5℃，脈拍 110/分　整，呼吸回数 22回／分

動脈血液ガス room air（室内気）：
pH 7.490，**$PaCO_2$** 29 mmHg，**PaO_2** 68 mmHg，**HCO_3^-** 21.4 mmol/L，
lactate 36 mg/mL（4 mmol/L），**Na** 144 mmol/L，**K** 3.6 mmol/L

血液生化学検査：
Hb 13.3 g/dL，**WBC** 9,980/μL，**Plts** 19.8万/μL，**TP** 7.2 g/dL，
Alb 3.2 g/dL，**AST** 45 IU/L，**ALT** 28 IU/L，**Glu** 134 mg/dL，
BUN 13 mg/dL，**s-Cre** 0.69 mg/dL，**UA** 6.0 mg/dL，**Na** 136 mmol/L，
K 3.8 mmol/L，**Cl** 102 mmol/L，**CRP** 0.32 mg/dL

検尿：
pH 6.0，U-OB 陰性，U-Pro 陰性，沈渣 WBC 30-49/HPF

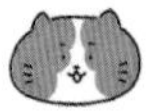
なるほどな，まず症例①の酸塩基平衡の状態はどうや？

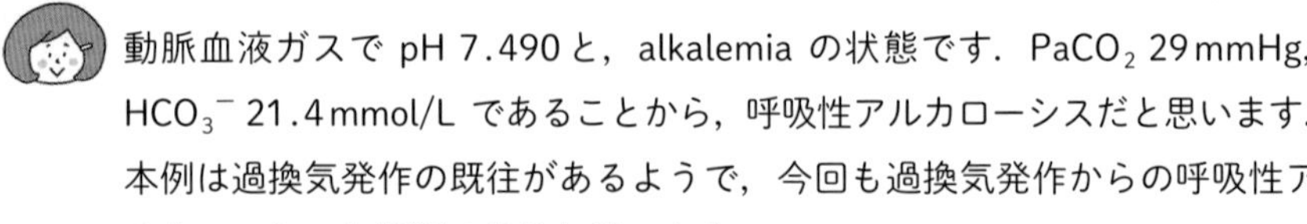
動脈血液ガスで pH 7.490 と，alkalemia の状態です．$PaCO_2$ 29 mmHg，HCO_3^- 21.4 mmol/L であることから，呼吸性アルカローシスだと思います．本例は過換気発作の既往があるようで，今回も過換気発作からの呼吸性アルカローシスと判断できると思います．

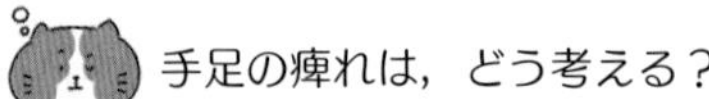
手足の痺れは，どう考える？

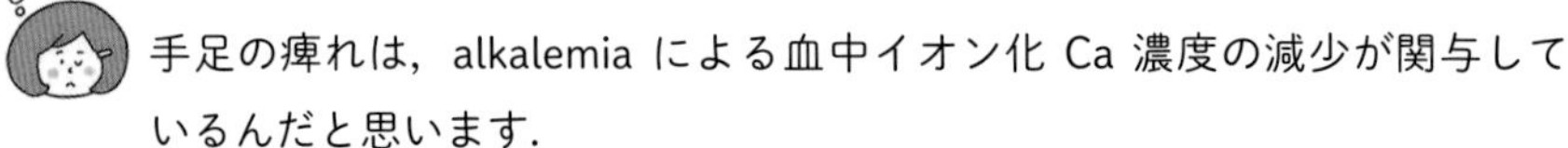
手足の痺れは，alkalemia による血中イオン化 Ca 濃度の減少が関与しているんだと思います．

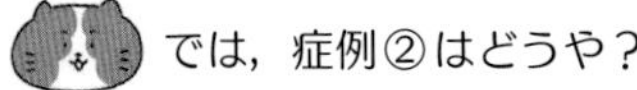
では，症例②はどうや？

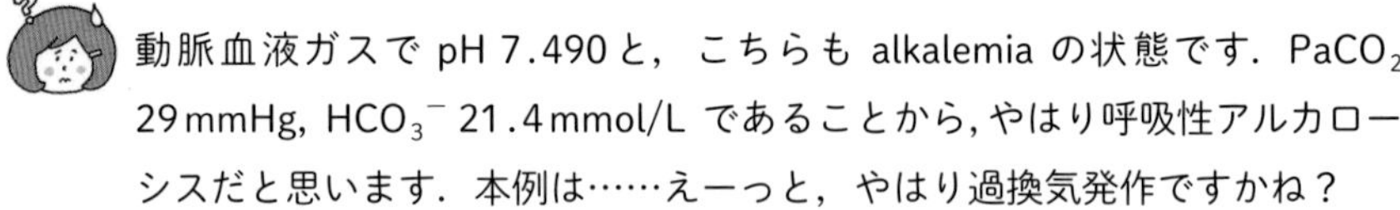
動脈血液ガスで pH 7.490 と，こちらも alkalemia の状態です．$PaCO_2$ 29 mmHg，HCO_3^- 21.4 mmol/L であることから，やはり呼吸性アルカローシスだと思います．本例は……えーっと，やはり過換気発作ですかね？

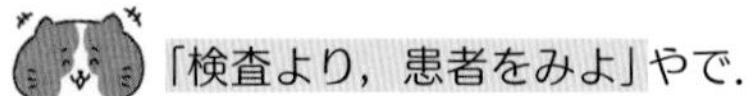
「検査より，患者をみよ」やで．

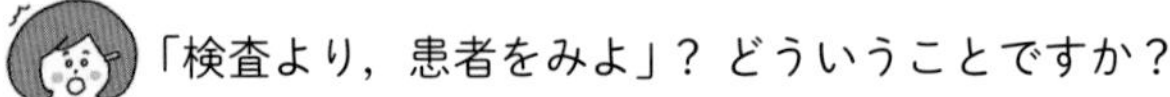
「検査より，患者をみよ」？ どういうことですか？

ワイはな，ヒトは acidemia より alkalemia に弱いと考えとるんや．そして，「血液ガス検査で低 CO_2 血症 hypocapnea，呼吸性アルカローシスに遭遇した時は，その成因を必ず確認せよ」という方針でいるんや．
それは，低 CO_2 血症 hypocapnea，呼吸性アルカローシスの病態には，低 O_2 血症・低 O_2 症に起因するものや，エンドトキシンなどにより呼吸中枢が直接刺激されるものなど，正確にその成因を確認しないと予後不良になる病態

表2-1　呼吸性アルカローシスを引き起こす病態

低酸素血症によるもの
• 肺炎，喘息，肺水腫，肺塞栓，間質性肺炎，高地，循環不全，貧血
直接呼吸中枢を刺激するもの
• 中枢神経障害：脳血管障害，中枢神経感染症，中枢神経外傷，中枢神経系腫瘍 • 疼痛 • 精神的要因：不安，過換気症候群，パニック障害 • 敗血症（エンドトキシンによるもの） • 肝不全 • 妊娠 • 高代謝状態：発熱，甲状腺中毒症 • 薬剤：サリチル酸，プロゲステロン，ニコチン，キサンチン誘導体，カテコールアミン類，抗精神病薬
人工呼吸器装着時
• 過換気時

低O_2血症 hypoxemiaより，低O_2症 hypoxiaのほうがより正確な表現である．
表の病態に妊娠が含まれているのは，妊娠により呼吸中枢刺激作用をもつプロゲステロンの分泌量が増加するためである．

（杉本俊郎：呼吸性アルカローシス．Current dicision support より）

があるからなんや（**表2-1**）．

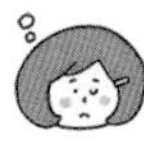

確かに**表2-1**をみると，呼吸器疾患，貧血，敗血症，肝不全など，低 CO_2 血症 hypocapnea と呼吸性アルカローシスの成因には重篤な病態が多く含まれていますね．

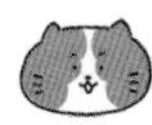

では，症例②の低 CO_2 血症 hypocapnea，呼吸性アルカローシスの成因は何やろな？

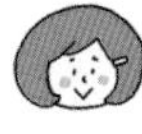

本例は，動脈血液ガス（室内気，FiO_2 20%）で，PaO_2 68mmHg であることから，Five Times Rule より，FiO_2 20% × 5 = 推測 PaO_2 100mmHg 程度です．ですからやや低 O_2 血症があるように思いますが，年齢的にはそれほど著明な低 O_2 血症とは思えません．ですが，発熱があるので，肺炎の可能性があるかもしれませんね……．

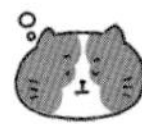

他の病態は考えられないかな？

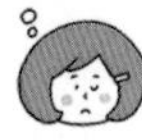
そうですね……検尿所見で膿尿 pyuria を認め，また発熱・嘔吐を認めていることより，腎盂腎炎からの菌血症・敗血症の可能性も考えられますね．

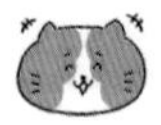
ええ感じや．低 CO_2 血症 hypocapnea，呼吸性アルカローシスに遭遇したら，その成因を検索するということが大事なんや．

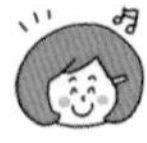
了解しました！

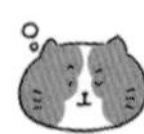
ところでクロリン，症例①の過換気症候群の血液ガスの結果なんやけれど，lactate が4mmol/L やろ？ 少し高くないかな？

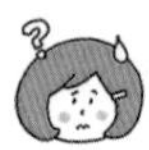
確かにそうですね．なんでかな……alkalemia によって末梢組織でのヘモグロビンからの O_2 の解離が低下して，末梢が低 O_2 状態になるからですか？

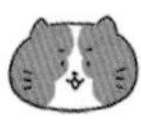
以前から，過換気症候群などの呼吸性アルカローシスの病態において，血中の lactate が上昇することは知られているんや．これは，骨格筋細胞などにおいて細胞内の pH が上昇すると，解糖系の酵素の活性が上昇し，グルコースの分解が促進するからと考えられている．代謝性アルカローシスよりも，$PaCO_2$ が低下する呼吸性アルカローシスのほうが，CO_2 が脂溶性であるため細胞内がよりアルカリ化するので，解糖系の亢進が起こりやすいとされているんや．呼吸性アルカローシスに低 P 血症がみられるのも，解糖系に P が使用されるからだといわれているな．さらに，呼吸性アルカローシスの時に lactate が上昇することには，lactate に伴う proton (H^+) が，alkalemia の程度を改善させる効果があるともいわれているんや．
しかし，実際の臨床現場において呼吸性アルカローシスに lactate の上昇を認めたときには，単に過換気による alkalemia によるものと判断するのではなく，敗血症や循環不全の可能性を否定することが重要であると思うで．

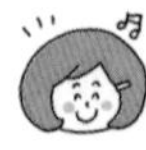
は〜い，わかりました！

（症例②については入院後，血液培養で大腸菌を検出し，腎盂腎炎からの菌血症・敗血症と診断，加療を行った．）

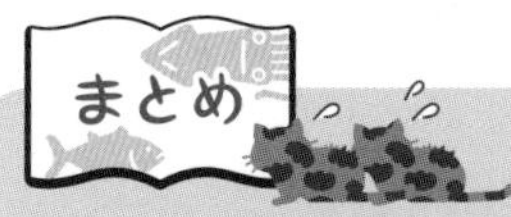

血液ガス検査で，低 CO_2 血症 hypocapnea，呼吸性アルカローシスに遭遇したときは，その成因を必ず確認せよ．

文　献

1) 杉本俊郎: 呼吸性アルカローシス．Current dicision support.

2) Ueda Y, Aizawa M, Takahashi A, et al.: Exaggerated compensatory response to acute respiratory alkalosis in panic disorder is induced by increased lactic acid production. Nephrol Dial Transplant 24: 825-828, 2009. PMID: 18940883

第3話
代謝性アシドーシスの治療と症例

近頃クロリンは，とあることに悩んでいるようです．いつものようにふらっと現れたきどにゃんに，クロリンは早速そのことを相談してみることにしました．そして，クロリンの悩みに対してきどにゃんが提案したのは……？

今回のポイント！

- 代謝性アシドーシスを起こす疾患・病態と，急性代謝性アシドーシスの治療について学ぼう．
- 乳酸アシドーシス，サリチル酸中毒の症例について考えよう．

ううっ，きどにゃん…….

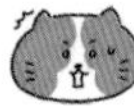

クロリン!? そんな辛そうな顔でどうしたんや？

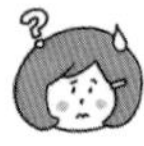

代謝性アシドーシスが難しくて……．本を読んで基本は理解できたかな，と思っても，いざ実際の患者さんを目の前にすると悩むことが多いんです．きどにゃん，改めて代謝性アシドーシスについて教えてください！

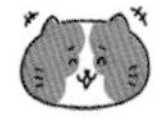

さまざまな酸塩基平衡異常の中でも，代謝性アシドーシスは特に重要やからな．よし，ここでは代謝性アシドーシスについて一緒にしっかり勉強しよか！

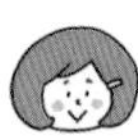

はい！

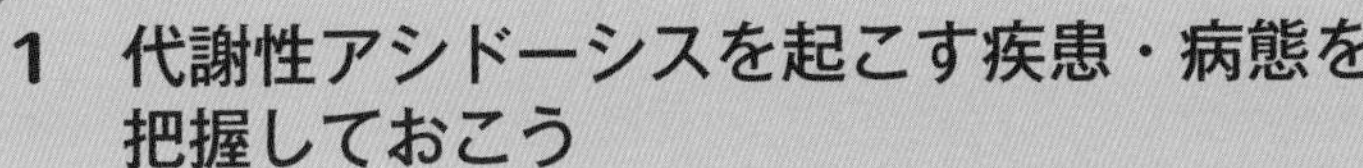

1　代謝性アシドーシスを起こす疾患・病態を把握しておこう

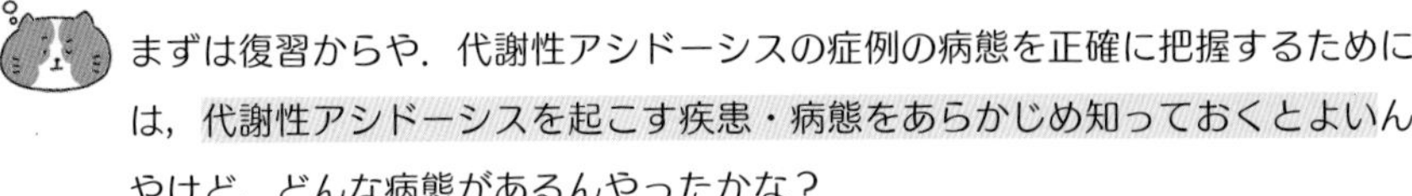

まずは復習からや．代謝性アシドーシスの症例の病態を正確に把握するためには，代謝性アシドーシスを起こす疾患・病態をあらかじめ知っておくとよいんやけど，どんな病態があるんやったかな？

そういえば，それは以前にもきどにゃんに言われていたような……？ 確かそのときに，この表がわかりやすいなって思ったものをメモしておきました．あっ，これです！（**表3-1，2**）．アニオンギャップ anion gap（AG）開大性代謝性アシドーシスと，AG 非開大性代謝性アシドーシスについての表ですね．

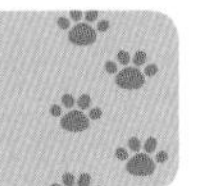

2　急性代謝性アシドーシスの治療

まずは**表3-1，2**を見て代謝性アシドーシスを起こす疾患・病態を理解するのが重要やな．そしたら次は，代謝性アシドーシスの治療，特に急性代謝性アシドーシスの治療についてみてみよか．

そうですね．これまで勉強してきたり教えてもらったりしたことを，まとめてはみたんですけど…….

おっ，ええ感じやんけ！ せっかくやし，一つずつ説明してもらってもええかな？

はい！

表3-1　AG開大性代謝性アシドーシスをきたす疾患・病態

診断群	アニオンの種類	原　因	診断の補助
腎不全（尿毒症）	PO_4^{2-}，SO_4^{2-}	タンパク質代謝	BUN/ クレアチニン
ケトアシドーシス	ケト酸，lactate	脂肪酸代謝	血清／尿中ケトン
糖尿病性	β-ヒドロキシ酪酸，lactate	脂肪酸代謝	現在，特異的検査が利用可能（旧来のニトロプルシド検査ではβ-ヒドロキシ酪酸が偽陰性となる）
アルコール性	アセト酢酸		—
飢　餓	β-ヒドロキシ酪酸	—	体液量減少が同時に存在しないかを考慮する
乳酸アシドーシス	lactate	代謝（解糖系）	lactate 濃度
敗血症	lactate	低潅流，嫌気性代謝	培養／生物特異的検査
心停止		低潅流／再潅流障害	他のアシドーシスを考慮する
肝不全		lactate クリアランスの低下	肝機能検査
鉄		細胞代謝の乱れ	血清中鉄濃度
メトホルミン		糖新生の阻害	—
シアン化物		ミトコンドリアの機能不全，組織中毒性低酸素症	—
一酸化炭素		低酸素症，嫌気性代謝	一酸化炭素濃度
チアミン欠乏			ニューロパチーがあるかどうか，末梢神経と運動機能の検査を行う
外因性中毒			
メタノール	ギ酸塩	メタノール代謝	浸透圧較差
エチレングリコール	シュウ酸塩と有機アニオン	エチレングリコールの代謝はピルビン酸の lactate への変換を促進する	浸透圧較差 シュウ酸結晶
サリチル酸	サリチル酸	サリチル酸，lactate，ケト酸	不随する呼吸性アルカローシスと代謝性アシドーシス
イソニアジド	lacate	嫌気性代謝，lactate の蓄積	—

AG開大性アシドーシスは，代謝の異常，もしくは摂取した酸の代謝によりlactateかケトン体が蓄積する病態が多い．

（Kelen GD, Cline DM: Chapter 15: Acid-base disorders. In: Tintinalli's Emergency Medicine. A comprehensive Study Guide. 9th edition. McGraw-Hill Education, 2019より作成）

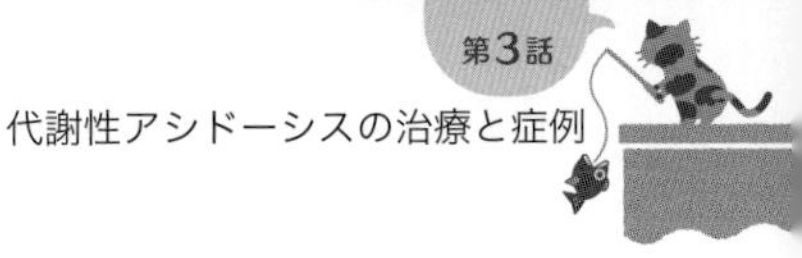

表3-2　AG非開大性代謝性アシドーシスをきたす疾患・病態

高K血症の傾向がある場合	低K血症の傾向がある場合
治療により改善中の糖尿病性ケトアシドーシス	Ⅰ型尿細管性アシドーシス（古典的遠位アシドーシス）
早期の尿毒症性アシドーシス	Ⅱ型尿細管性アシドーシス（近位アシドーシス）
早期の閉塞性尿路疾患	アセタゾラミド（炭酸脱水酵素阻害薬）による機能性尿細管性アシドーシス
Ⅳ型尿細管性アシドーシス	急性の下痢による HCO_3^-，K^+の喪失
低アルドステロン症（アジソン病）	H^+，Cl^-の吸収の増加と HCO_3^-，K^+の喪失を伴う尿管S状結腸吻合
HCl，NH_4Cl，リジン塩酸塩もしくはアルギニン塩酸塩の点滴または摂取	人工的回腸膀胱の閉塞
K保持性利尿薬	Cl濃度の高い晶質液による急速輸液（希釈性アシドーシス）

腎臓や腸管からbicarbonate（HCO_3^-）が喪失する病態か，Cl，HClが負荷される病態である．アシドーシスは，一般的に血清K濃度が上昇することが多いので，血清K濃度にて病態を分ける．血清K濃度が低下する病態は，HCO_3^-とKをともに喪失する病態が多い．

（Kelen GD, Cline DM: Chapter 15: Acid-base disorders. In: Tintinalli's Emergency Medicine. A comprehensive Study Guide. 9th edition. McGraw-Hill Education, 2019より作成）

● 治療の原則：急性代謝性アシドーシスを発症させた要因の治療を行う

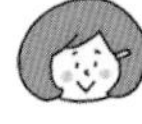
これは，例えば表3-3のようなことですね．

● 重度のアシドーシスにはアルカリ療法を考慮

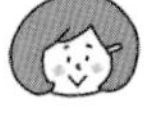
重度のアシドーシス（動脈血液ガス検査　pH＜7.2，HCO_3^-＜10 mmol/L）は，循環系・免疫系への影響・障害などが生じるとされているので，アルカリ療法を考慮します（表3-4）．

● 急性代謝性アシドーシスに対するアルカリ療法

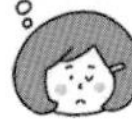
急性代謝性アシドーシスに対して，現在，主に使用されているアルカリ療法は，sodium bicarbonate（$NaHCO_3$）溶液の投与です．

急性代謝性アシドーシスへのアルカリ投与の根拠は実験動物から導かれた

表3-3　急性代謝性アシドーシスを発症させた要因に対する治療の例

要因	治療
糖尿病性ケトアシドーシス	インスリン，循環不全に対する輸液
乳酸アシドーシス	発症させる病態の改善を図る
急性アルコール中毒	アルコール脱水酵素阻害薬

表3-4　急性・慢性代謝性アシドーシスの病態の違い

パラメーター	急性代謝性アシドーシス	慢性代謝性アシドーシス
持続時間	数分～数日	数週間～数年
重症度	軽度：pH 7,0-7.3，重度：pH ＜7,0	軽度，pH＞7.3
悪影響	心収縮力と心拍出量の減少，末梢動脈の拡張，不整脈，高血圧になりやすい，炎症の悪化，免疫応答の抑制，死亡率の上昇	骨疾患の発生・悪化，筋消耗，腎疾患の進行が加速，死亡率の上昇，低アルブミン血症になりやすい，炎症の悪化
$NaHCO_3$治療の効果	心機能や死亡率の改善はみられない	骨疾患と筋機能の程度を改善させ，慢性腎臓病の進行を遅らせる

$NaHCO_3$によるアルカリ療法は，急性代謝性アシドーシスに対しては根拠に乏しいが，慢性代謝性アシドーシスに対しては臨床的有用性が確認されている．

(Kraut JA: Treatment of metabolic acidosis: Controversies and challenges. Nephrology self assessment program 14: 1-6, 2015より作成)

ものが多く，臨床的エビデンスの質は低いとされています．

酸が蓄積して生じるAG開大性急性代謝性アシドーシスに対しては，$NaHCO_3$溶液の投与を推奨する専門家は少ない（病態や生命予後の改善に乏しいと考える専門家が多い）です．一方，体内のHCO_3^-含量の低下が主因であるAG非開大性アシドーシス・高Cl性代謝性アシドーシスに対しては，$NaHCO_3$溶液の投与を推奨する専門家が多いようです．

● 急性代謝性アシドーシスに対する$NaHCO_3$溶液の投与の問題点

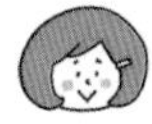

問題点としては，

①HCO_3^-の投与により，炭酸 carbonic acid（H_2CO_3）そしてCO_2が産生され，素早く細胞内に移行し，細胞内アシドーシスが悪化する可能性があること

②HCO_3^-の投与による alkalemia により，

・Ca^{2+}濃度の低下から心筋の収縮力が低下する

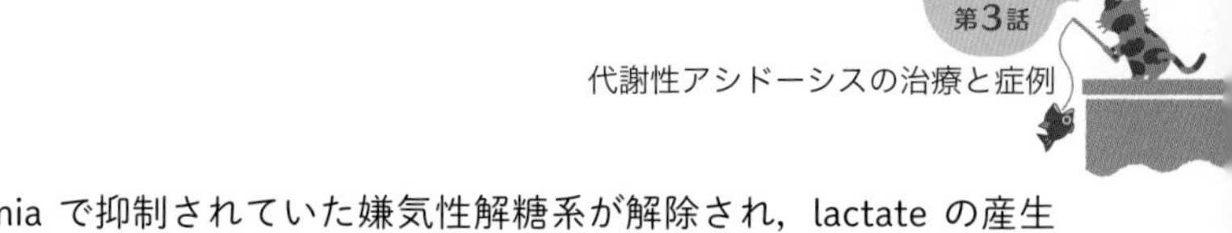

・acidemia で抑制されていた嫌気性解糖系が解除され，lactate の産生が増加する
・末梢組織でのヘモグロビンからの O_2 の遊離抑制による低 O_2 血症が悪化する

といった可能性があること

③ $NaHCO_3$ 溶液の投与により体液過剰をきたす可能性がある（市販製剤は，7% Na 833 mmol/L，8.4% Na 1,000 mmol/L であり，希釈せずに用いると，血清浸透圧の増加によって，高 K 血症〈細胞内から K が細胞外に移行する〉などをきたす可能性がある）こと

があげられます．

ただ，これらの問題点も可能性があるという程度の臨床的根拠しかないことに注意する必要があります．

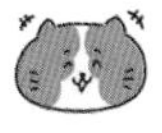
よく調べられとると思うで．$NaHCO_3$ 溶液の投与方法についてはどうや？

急性代謝性アシドーシスに対する $NaHCO_3$ 溶液の投与方法

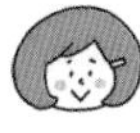
$NaHCO_3$ 溶液を等張性 isoosmotic になるように希釈して用い，緩徐に投与します（～0.1 mEq/kg/分）．これは高浸透圧液の投与による障害予防と，体液過剰，細胞内アシドーシスの予防のためですね．

それから，$NaHCO_3$ 溶液は，十分に呼吸換気が確保でき，低 O_2 血症や高 CO_2 血症の改善が得られた後に投与します．

これは，CO_2 の産生・蓄積や末梢低酸素血症の悪化を防いだり，血漿 Ca イオン濃度の低下を予防するためです．

アシドーシスの補正の目標は，最低限（$pH > 7.2$，$HCO_3^- > 10$ mmol/L）に設定します．

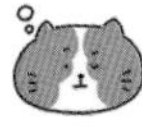
そうやな．他に考慮することは？

え～っと，$NaHCO_3$ 溶液の副作用を防ぐために，体内の HCO_3^- の分布（HCO_3^- space）を 50% と仮定して，過剰な $NaHCO_3$ 溶液の投与を避ける必要がありますね．

また，$NaHCO_3$溶液投与時は，2～4時間ごとに酸塩基平衡の状態を確認します．

乳酸アシドーシスやケトアシドーシスは，病態が改善すると lactate やケトン体が代謝されて，HCO_3^-に変化することを考慮する必要もありますね．

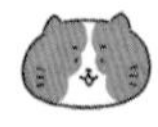
そうやな．ちなみに，サリチル酸中毒に対する$NaHCO_3$溶液投与は病態生理的に有用とされているんやで．

血液浄化療法

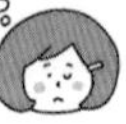
そうだ，多量の$NaHCO_3$溶液の投与や，蓄積した酸の除去，腎機能障害を認めるときなどは，血液浄化療法を選択することもあるんですよね．

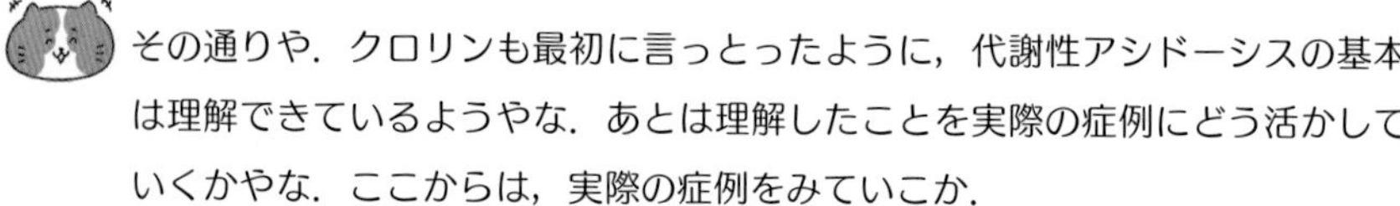
その通りや．クロリンも最初に言っとったように，代謝性アシドーシスの基本は理解できているようやな．あとは理解したことを実際の症例にどう活かしていくかやな．ここからは，実際の症例をみていこか．

はい！

3　症例：循環不全による乳酸アシドーシスの対応について

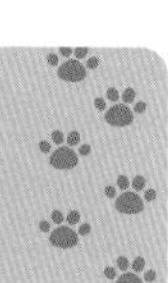

▶ 症例

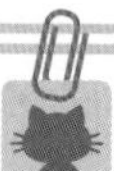

60歳代の女性．買い物先で，心肺停止状態で発見．救急隊が心肺蘇生を行いながら，救急搬送．

心電図で心拍を認めるが，脈拍を触知しない pulseless electrical activity (PEA) の状態．

マスクで酸素10L 投与中．

（本書の症例は，酸塩基平衡異常を中心に解説することが目的であり，

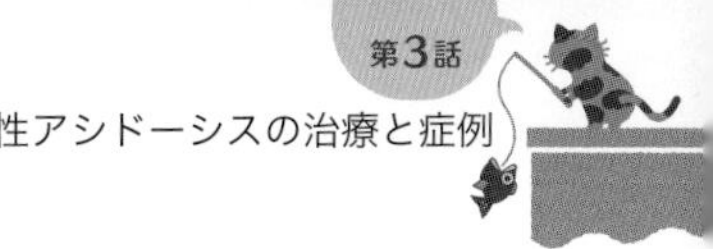

一部省略などがあることをご理解いただきたい.）

救急室での検査結果

血液ガス（リザーバーマスク酸素10L/分投与下　おそらく動脈血）：
pH 6.640，**PaO_2** 110mmHg，**$PaCO_2$** 76mmHg，**HCO_3^-** 7.7mmol/L，**SBE** −25.4mmol/L，**lactate** 132mg/dL，**Na** 137mEq/L，**K** 5.8mg/dL，**Cl** 95mEq/L，**Ca** 1.31mmol/L，**AG** 40.0mmol/L

血液生化学検査（静脈血）：
Hb 12.1g/dL，**WBC** 118,500/μL，**Plts** 16.3万/μL，
TP 5.5g/dL，**Alb** 2.8g/dL，**AST** 266IU/L，**ALT** 77IU/L，**LDH** 1,258IU/L，**Glu** 450mg/dL，**BUN** 28mg/dL，**Cre** 0.96mg/dL，**UA** 6.6mg/dL，**iP** 10.2mg/dL，**Mg** 3.0mg/dL，**Ca** 9.2mg/dL，**Na** 133mEq/L，**K** 6.0mg/dL，**Cl** 95mEq/L，**CRP** 10.53mg/dL，**lactate** 184mg/dL

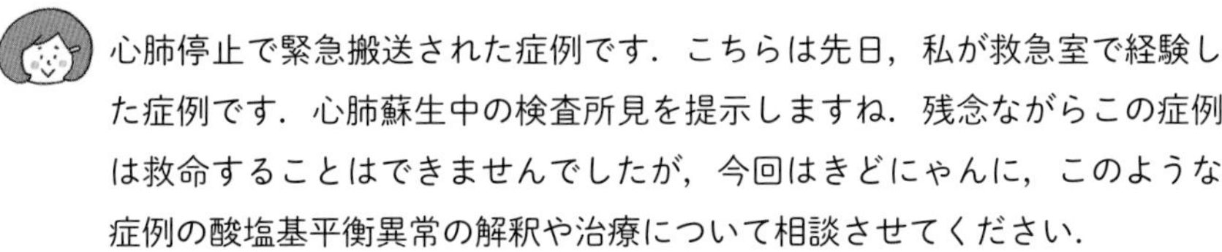

心肺停止で緊急搬送された症例です．こちらは先日，私が救急室で経験した症例です．心肺蘇生中の検査所見を提示しますね．残念ながらこの症例は救命することはできませんでしたが，今回はきどにゃんに，このような症例の酸塩基平衡異常の解釈や治療について相談させてください．

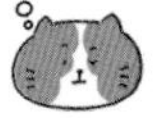

そうか，クロリンはこの症例の酸塩基平衡をどう解釈したんや？

心肺停止状態での血液ガスの検査であることから，pH は著明な acidemia，$PaCO_2$は増加しているので，呼吸性アシドーシス，さらに HCO_3^-は7.7mmol/L と著明に低下しており，代謝性アシドーシスの状態と考えました．また，血液ガスの機械は AG を計算してくれますが，これは40.0mmol/L と増加しており，AG 開大性の代謝性アシドーシスと判断しました．
臨床経過から考えると，心肺停止による末梢組織の循環不全・低 O_2血症による乳酸アシドーシスが AG の増加の原因の主たるものと考えました．実際，血液ガスの機械の乳酸（lactate）の値も，lactate 132mg/dL（mg/dL を9で割ると mmol/L へ換算できるので，132 ÷ 9 = 14.7mmol/L > 5mmol/L）と増加していました．

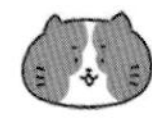
救急室の血液ガスの結果から的確に酸塩基平衡異常を解釈できていると思うで．ただ一点，血液ガスの機械の AG の計算は，Na + K − Cl − HCO_3^-であり，K が含まれていることに注意すべきやで．実際，AG が15〜20 mmol/L を超えていると増大と考えるといいと思うな．

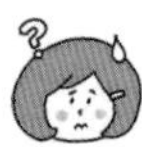
結構いい加減ですね．

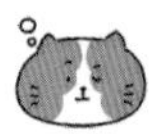
実臨床における酸塩基平衡の解釈は，大まかでザックリでいいんや（検査とその解釈 第3話〈p.136〉参照）．本例は，クロリンの言う通り心肺停止による呼吸性アシドーシス・乳酸アシドーシスの症例だと思うんやけど，そこまではええかな？

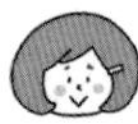
はい．

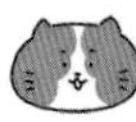
ほな，本例の代謝性アシドーシス・乳酸アシドーシスについて，特に乳酸アシドーシスについてもう少し検討してみよか．

●乳酸アシドーシスの病態生理

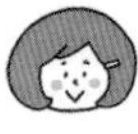
この症例を経験して気になっていたので，乳酸アシドーシスについて調べてきました．

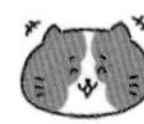
おっ，ええことやな．それじゃあちょっと解説してくれるか？

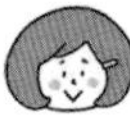
はい．乳酸（より正確には，lactate）は，正常状態においても，末梢組織において1日に20 mmol/kg 産生されますが，そのほとんどが，ただちに肝臓や腎臓などで代謝され（コリ回路 Cori cycle，肝臓で〜60％，腎臓で〜40％ が糖新生，残りが肝臓，腎臓，骨格筋，脳，心臓で酸化され，水と CO_2 へ代謝される），酸塩基平衡に影響を与えません．

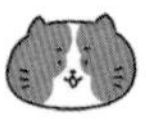
うんうん．

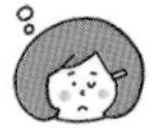
よって，乳酸アシドーシスが生じるためには，末梢組織での lactate の産生増加と肝臓や腎臓での lactate の代謝の低下が必要と考えられています．肝臓の乳酸代謝の予備能は十分にあり，産生の増加のみでは乳酸アシドーシスは生じづらいとされています（痙攣発作時，筋肉での乳酸産生が増加しますが，痙攣が改善すると，循環や肝機能が正常であればすぐに血中から lactate は消失し，著明な乳酸アシドーシスはきたさないことが多いです）．細胞内から血中へ漏れ出た乳酸（lactic acid）の pK_a は約4であることから，血中ではほとんどが $lactate^-$ + proton（H^+）となり，血中 HCO_3^- を消費して代謝性アシドーシスを呈すると考えられています．

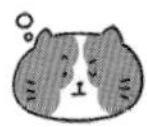
せやな．それから？

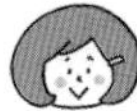
乳酸アシドーシスは，ミトコンドリアの機能が障害され，嫌気性解糖が継続することで生じると考えられています（肝臓での代謝にもミトコンドリア機能が必要）．ミトコンドリアは，酸素の存在下で，グルコースなどを代謝し，多量のアデノシン三リン酸 adenosine triphosphate（ATP）とニコチン酸アミドアデニンジヌクレオチド nicotinamide adenine dinucleotide（NAD^+）を産生します．しかし，ミトコンドリアの機能が障害されると，ATP や NAD^+（両方とも細胞内の含量が少なく貴重品です）が減少します．特にミトコンドリアで産生される ATP の減少は，嫌気性解糖系を用いて ATP を産生する経路を亢進させます．嫌気性解糖を維持するためには NAD^+ の継続的な供給が必要なため，ピルビン酸 pyruvate から乳酸への産生が増加すると考えられています．

$$\text{pyruvate} + \text{NADH} + H^+ \leftrightarrow \text{lactate} + \text{NAD}^+$$

（この反応は，乳酸脱水素酵素 lactate dehydrogenase〈LDH〉が触媒します．）
乳酸アシドーシスが生じる病態は，ミトコンドリア機能が組織低酸素によって障害されるタイプ（type A lactic acidosis）と，組織酸素が十分存在するにもかかわらず障害されているタイプ（type B lactic acidosis）に分けられます（**表3-5**）．

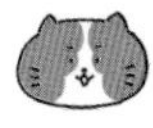
乳酸アシドーシスの定義についてはどうや？

表3-5　乳酸アシドーシスの成因

<table>
<tr><th>type A</th><th colspan="2">type B</th></tr>
<tr><td>ミトコンドリア機能が組織低酸素によって障害される</td><td colspan="2">組織酸素が十分存在下でもミトコンドリア機能が障害される</td></tr>
<tr><td rowspan="3">• 嫌気的な筋活動（全力疾走，痙攣発作）
• 組織低潅流（敗血症性ショック，心原性ショック，血液量減少性ショック，低血圧，心停止，急性心不全，局所低潅流〈特に腸間膜虚血性，マラリア〉）
• 組織酸素供給／減少（低 O_2 血症，一酸化炭素中毒，重度の貧血）</td><td>B1</td><td>基礎疾患による（ケトアシドーシス，白血病，リンパ腫，AIDS）</td></tr>
<tr><td>B2</td><td>薬剤や毒物による（phenformin，シアン化合物，βアゴニスト，メタノール，ニトロプルシド注射，慢性アルコール依存症におけるエタノール中毒，抗レトロウイルス薬）</td></tr>
<tr><td>B3</td><td>先天性代謝異常による（さまざまな酵素欠乏を伴う先天性乳酸アシドーシス，ピルビン酸脱水素酵素複合体欠損症）</td></tr>
</table>

type B：チアミン欠乏．ピルビン酸がアセチルCoAへ代謝されTCAサイクルに入るために，チアミンが必要である．チアミンが欠乏することにより，乳酸合成のほうへ代謝が進む．

（杉本俊郎：詳述！学べる使える　水・電解質・酸塩基平衡異常Q&A事典．日本医事新報社，2019より）

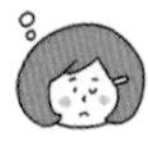

そうですね，乳酸アシドーシスは，血中 lactate 濃度が＞5mmol/L と定義している教科書が多いです（高 lactate 血症は＞3mmol/L という定義もあり，mg/dL を9で割ると，mmol/L へ換算できます）．

血中 lactate 濃度は，敗血症などの病態で予後予測因子になることが示されています．組織低酸素に伴う type A lactic acidosis は，その成因などの診断は比較的容易であるとされていますが，type B lactic acidosis は，しばしばその存在に気づかれていないことがあり注意すべきです．乳酸アシドーシスの診断は，従来は AG の増加から乳酸アシドーシスの存在を推測することが行われていましたが，感度が低いので，代謝性アシドーシスがあれば（存在の可能性でも可），必ず lactate 濃度を実測すべきという考えが主流となっているそうです．

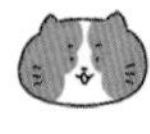

クロリン，よく勉強したな．ワイから2つだけ補足させてもらおうかな．まず病態によっては，血液ガス検査において pH が正常範囲で，見かけ上 AG の開大がなくても，乳酸アシドーシスが存在している可能性があるんや．lactate 濃度 5mmol/L 前後の乳酸アシドーシスは AG が開大していないことが多いことが知られとるで．

それから，AG の正常値は施設により異なっており，おのおのの施設で正常範囲を設定すべき，と米国腎臓学会の提言にあるんや．クロリンや読者の皆さんは，勤務先の施設の正常値を設定しているかな？ 筆者は，AG という精度の低い計算値を，現在の救命の現場で過度に信頼すべきでないという意見や．

読者の皆さん……？ あ，それよりきどにゃん，質問があるんですが…….
乳酸 lactate 産生の最終反応である，

pyruvate + NADH + H^+ ↔ lactate + NAD^+

では，H^+の産生がなく，アシドーシスは生じないように思うのですが？

解糖系では同時に，アデノシン二リン酸 adenosine diphosphate (ADP) から ATP が産生され (glucose 1分子当たり，2分子の lactate ATP が産生される)，この ATP が加水分解されるときに，H^+ (2分子) が産生されるんや．この H^+がアシドーシスを起こすとされているんやな．これら細胞内で生じた，lactate + H^+は，monocarboxylic acid transporters (MCTs) を介して，細胞内外を行き来するんや．

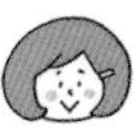

なるほど～．

本例の治療をどうするか？

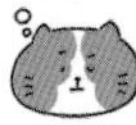

クロリン，この症例の治療はどうしたんや？

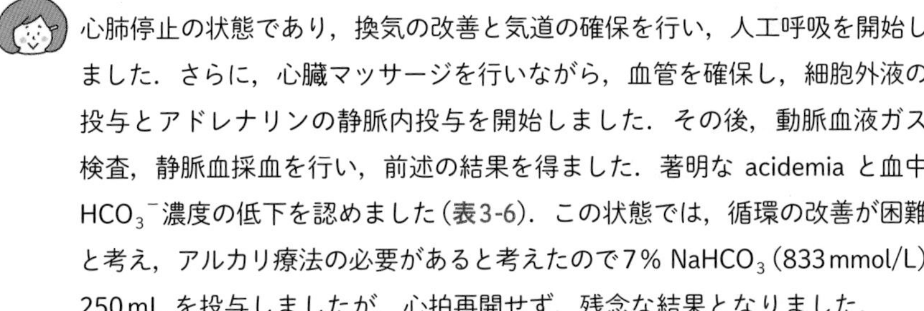

心肺停止の状態であり，換気の改善と気道の確保を行い，人工呼吸を開始しました．さらに，心臓マッサージを行いながら，血管を確保し，細胞外液の投与とアドレナリンの静脈内投与を開始しました．その後，動脈血液ガス検査，静脈血採血を行い，前述の結果を得ました．著明な acidemia と血中 HCO_3^-濃度の低下を認めました (表3-6)．この状態では，循環の改善が困難と考え，アルカリ療法の必要があると考えたので7% $NaHCO_3$ (833 mmol/L) 250 mL を投与しましたが，心拍再開せず，残念な結果となりました．

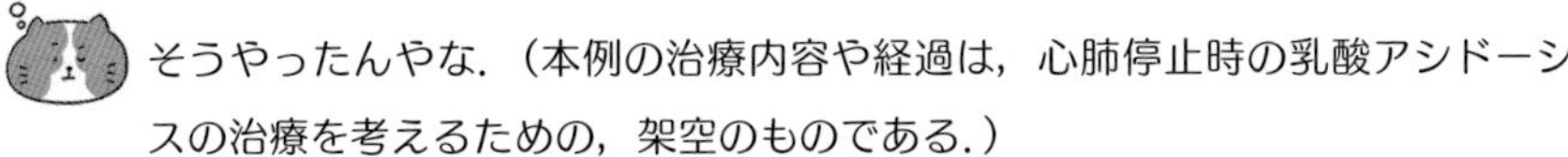

そうやったんやな．(本例の治療内容や経過は，心肺停止時の乳酸アシドーシスの治療を考えるための，架空のものである．)

表3-6　急性代謝性アシドーシスに対する $NaHCO_3$ 製剤の投与の適応の一例

適　応	投与の理由
高度な血中 HCO_3^- 濃度の減少	buffer の枯渇（軽度のアシドーシスでも重篤な acidemia をきたすため）
適切な換気や十分な補液に反応しない循環不全をきたす AG 開大性アシドーシスにおける重篤な acidemia（pH＜7.00～7.15）*	アシドーシスをきたす病因・病態に対する治療を行っても，臓器還流の改善が困難
重篤な高 Cl 性代謝性アシドーシス**	喪失した HCO_3^- の腎臓や肝臓による補充に数日かかるため

*　pHに関しては，質の高い臨床データに基づいておらず，推奨の範囲にばらつきがある

**　pHによる投与の基準はなく，補液や昇圧薬などの治療でも，安定した循環動態が維持できないときに投与を顧慮する．

（Kelen GD, Cline DM: Chapter 15: Acid-base disorders. In: Tintinalli's Emergency Medicine. A comprehensive Study Guide. 9th edition. McGraw-Hill Education, 2019より作成）

その後，調べてみたら，乳酸アシドーシスの治療はその成因の治療をすべきというのが原則とされていました．そして乳酸アシドーシスに対するアルカリ投与，特に $NaHCO_3$ 製剤の投与は，原則行うべきでないというのが専門家のコンセンサスだということがわかって，このような症例の乳酸アシドーシス・代謝性アシドーシスの治療をどうしたらいいか悩んでいるんです．

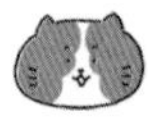

クロリンのいうように，本例のような急性アシドーシスの治療はその成因を治療すべきであるといわれているんや．本例のような心肺停止の状態におけるアシドーシスは，呼吸管理による CO_2 蓄積の改善と末梢循環の改善により，組織への O_2 供給，末梢で産生された CO_2 の除去による HCO_3^- buffer 系の機能回復を図るのが治療の本質やと思うよ．

重要！

- 末梢循環不全（CO_2 蓄積時）

  $CO_2 + H_2O \rightarrow H_2CO_3 \rightarrow HCO_3^- + H^+$

  H^+ が細胞内タンパクを障害する

- 末梢循環改善（CO_2 の肺への運搬改善）

  $CO_2 + H_2O \leftarrow H_2CO_3 \leftarrow HCO_3^- + H^+$

  H^+ が除去される

しかし，本例のような重篤な acidemia では，循環器系の機能が障害されるとされており，循環の改善は困難を極めるとされているんや.

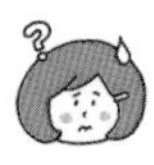
だから，acidemia を改善させるために，アルカリ療法が必要なんじゃないですか（表3-6）？

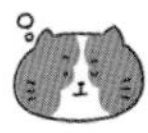
実臨床においては $NaHCO_3$ 製剤の投与が行われているんやけど，その臨床的有用性がはっきりしない，明らかになっていないというのが現状なんや.
急性代謝性アシドーシスでも，HCO_3^- の喪失によって生じる AG 非開大性代謝性アシドーシスに対する $NaHCO_3$ 製剤は，アシドーシスに伴う高 K 血症の予防といった一定の効果が認められているんやけれども，乳酸アシドーシスなどの酸が蓄積して生じる AG 開大性代謝性アシドーシスには，予後改善といった臨床的有用性が認められないというのが専門家のコンセンサスなんや.

本例のような心肺停止に伴う乳酸アシドーシスには，臨床的有用性が認められていない可能性が高いということですか？

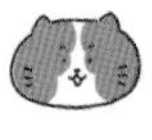
そういうことや．でもワイは，おのおのの症例に応じて，$NaHCO_3$ 製剤の投与方法の工夫をすれば，効果があるのではと考えておるんや．もっと簡潔に述べると，誤った $NaHCO_3$ 製剤の投与を避けるべきということかな．このことについては，これからみていく他の症例でもまた解説していくで.

4　症例：サリチル酸中毒，ミトコンドリア機能障害型

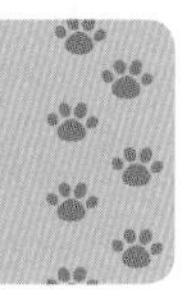

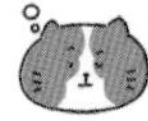
他にも気になっとる症例があるんやないか？

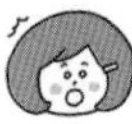
そうなんです．こちらの症例なんですけど…….

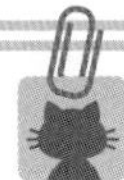

▶ 症例

20歳代の女性.

市販のアセチルサリチル酸 acetylsalicylic acid 製剤 (330 mg) 30錠を自殺目的で内服し, 救急搬送される.

来院時：意識晴明, 体温 37.2℃, 血圧 100/72 mmHg, 脈拍 109/分　整, 呼吸回数 26回／分

動脈血液ガス room air (室内気)：
pH 7.54, **$PaCO_2$** 25 mmHg, **PaO_2** 110 mmHg, **HCO_3^-** 20.8 mmol/L, **sBE** −1.5 mmol/L, **Na** 143 mmol/L, **K** 3.8 mmol/L, **Cl** 108 mmol/L, **Ca^{2+}** 1.17 mmol/L, **lactate** 7 mg/L, **AG** 14.2 mmol/L

血液生化学検査 (静脈血)：
Hb 13.2 g/dL, **WBC** 7,530/μL, **Plts** 23.6×10万/μL, **TP** 7.2 g/dL, **Alb** 4.3 g/dL, **AST** 16 IU/L, **ALT** 14 IU/L, **LDH** 185 IU/L, **BUN** 7 mg/dL, **Cre** 0.82 mg/dL, **UA** 2.7 mg/dL, **Na** 138 mmol/L, **K** 3.8 mmol/L, **Cl** 103 mEq/L, **Ca** 8.8 mg/dL, **Mg** 2.6 mg/dL, **iP** 3.2 mg/dL

入院翌日の血中サリチル酸濃度：492 μg/mL

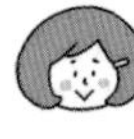

先日救急外来に搬送された, アセチルサリチル酸製剤の過剰摂取の症例です. 救急外来受診時の動脈血液ガスの結果から, 呼吸性アルカローシスを発症していると判断しました. そして, AG の開大もなく, 嘔吐や下痢などもない, さらに血液ガスの機械が示す lactate 濃度増加もないことから, 代謝性のアシドーシスやアルカローシスは存在しないと判断しました.

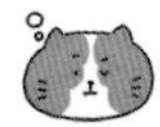

一般的に, サリチル酸中毒における酸塩基平衡異常はどのような病態を示すんや？

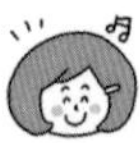

それは聞かれると思って調べてきましたよ！

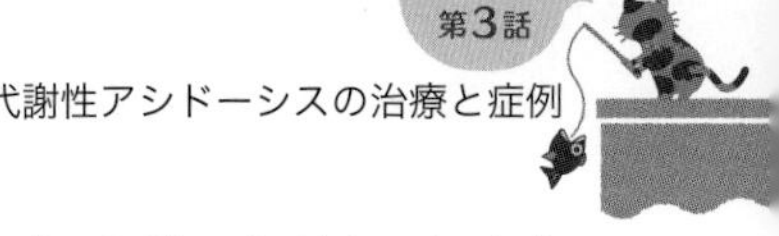

摂取された acetylsalicylic acid は，腸管・赤血球・肝臓でただちに加水分解され，活性型のサリチル酸 salicylic acid に変換されます．salicylic acid は，肝臓で弱毒性の salicyluric acid（グルクロン酸抱合を受けるものもある）などに代謝され尿中に排泄されます．治療量を内服したときは，摂取された salicylic acid の90％ がタンパクに結合し毒性を有しませんが，中毒量を摂取すると，タンパク中の結合部位の飽和と代謝酵素の飽和により，活性型の free salicylic acid が増加し，中毒症状（耳鳴り，めまい，悪心，嘔吐，下痢，呼吸性アルカローシスなど）が出現するとされています．

うんうん，それから？

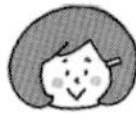

salicylic acid は，直接呼吸中枢を刺激し，呼吸性アルカローシスを引き起こすとともに，細胞内ミトコンドリア機能を障害させ，乳酸アシドーシス・ケトアシドーシスを引き起こします（salicylic acid は pK_a 3.49 と強酸ですが，その血中濃度は高くないことから，salicylic acid そのものの代謝性アシドーシスへの関与は低いとされています）．

よく調べられとるな．
本例でもみられるように，salicylic acid は直接呼吸中枢を刺激し，呼吸性アルカローシスを引き起こすんや．この呼吸性アルカローシスによる細胞内の pH の上昇，H^+ 濃度の低下は，脂肪細胞における脂肪の分解の促進や，肝臓などでの解糖系の促進をきたす．さらに，salicylic acid は，ミトコンドリアにおいてイオノフォア ionophore 作用を有しており，ミトコンドリアでの ATP 産生に重要である H^+ の濃度勾配を消失させることから，ATP の産生を低下させるんや（低酸素状態やカテコールアミン刺激と同様の病態になる）．
これらの salicylic acid の作用により，lactate やケトン体が産生され，AG 開大性代謝性アシドーシスをきたすとされているんやな．さらに，lactate やケトン体が代謝されずに，Na^+ や K^+ とともに腎臓から排泄されるので，AG 非開大性代謝性アシドーシスや，細胞外液量・体内 K 含量の低下も引き起こすといわれているんや．

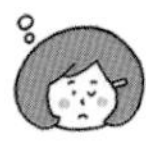

salicylic acid は，呼吸・換気に重要な呼吸中枢，代謝に重要なミトコンド

リアに作用するので，種々の病態・症状を引き起こすということですね．市販薬として頻用される薬剤ですから，注意する必要がありますね．

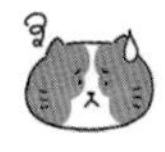

実際，海外では，スペイン風邪が流行したときに，salicylic acid 中毒例が増加したんや．今回の症例は，市販のアセチルサリチル酸製剤の多量摂取が確認された急性中毒やけれども，慢性的に鎮痛薬としてアセチルサリチル酸製剤を摂取していると，肝臓での salicylic acid の代謝酵素が飽和されており，比較的少量の過剰摂取でも salicylic acid 中毒が生じる可能性があるんや（慢性中毒）．この慢性中毒の症状は，敗血症，脳炎・脳症，せん妄などの救急外来でみられる一般的な疾患と症状が類似しており，注意すべきであるといわれているんやで．

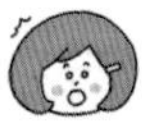

病歴で明らかな過剰摂取が判明しない，患者自身も気づいていないことがありうるということですね．

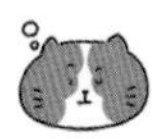

さらに，血液ガスの解釈で注意すべきことがあるんや．測定に用いられる機器の Cl 電極の種類・使用期間などにより，血液検体の salicylic acid が Cl の測定に干渉して，偽性の高 Cl 血症を呈することがあるので注意すべきであるとされているんや．

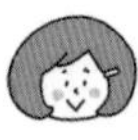

そういえば本例でも，入院の翌日に血液ガスを測定すると，

> 動脈血液ガス room air（室内気）：
> **pH** 7.51，**$PaCO_2$** 30 mmHg，**PaO_2** 120 mmHg，**HCO_3^-** 23.8 mmol/L，**sBE** 0.9 mmol/L，**Na** 137 mmol/L，**K** 3.4 mmol/L，**Cl** 124 mmol/L，**Ca^{2+}** 1.15 mmol/L，**lactate** 1.15 mmol/L，**AG** −10.9 mmol/L

という値を示していました．Cl の測定値が不正確な可能性があるということは，AG の計算など，代謝性アシドーシスの診断に気をつける必要があるということですね．

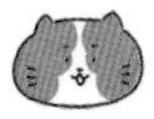
その通りやな．では，このような症例の治療はどうするんや？

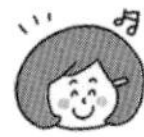
治療に関しても調べてきました．
治療の基本は，十分な輸液を行い，体液量の減少を補正するとともに，利尿により，腎臓から salicylic acid（正確には salicylate）とその代謝産物の排泄促進を図ることです．輸液で十分でない場合は，血液透析を行い除去します（図3-1）．
それから，salicylate の除去を図るために，細胞外液や尿の pH を**アルカリ化**することが基本とされています．

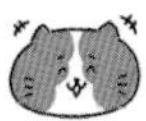
そうやな．具体的には？

細胞外液や尿の pH を上昇させることで，

salicylic acid（細胞内へ移行しやすい） → salicylate（細胞内へ移行しづらい）+ H^+

この反応を右に進めます．それにより細胞外液中の salicylic acid が減少し細胞中の salicylic acid が細胞外液に移行，さらに，細胞外液の pH が高いため，salicylate として細胞外液にとどまるようになります（ion trapping, salicylate の pK_a は3.49）．
実際，HCO_3^-を投与し，細胞外液中の pH が7.2から7.5になると細胞内の salicylic acid は半減するとされています．
さらに腎尿細管腔においても，尿がアルカリ化することで，原尿中の salicylic acid が salicylate となる割合が増加することから血液中の salicylic acid が尿細管腔に分泌されやすくなり，かつ，salicylate として尿細管腔にとどまることから尿として排泄されやすくなります（図3-1）．尿の pH が，HCO_3^-の投与により6.5から8.1に増加すると，腎臓での salicylic acid のクリアランスは5倍増加すると考えられています．

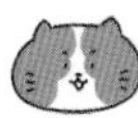
そうや．そしてこれが，急性代謝性アシドーシスの病態の中で，$NaHCO_3$溶液の投与が有効とされている数少ない病態の一つやな．
実際の治療としては，5% ブドウ糖液に，輸液内の Na 濃度が血液と同程度になるように，$NaHCO_3$溶液アンプルを混合して投与することになるんや．

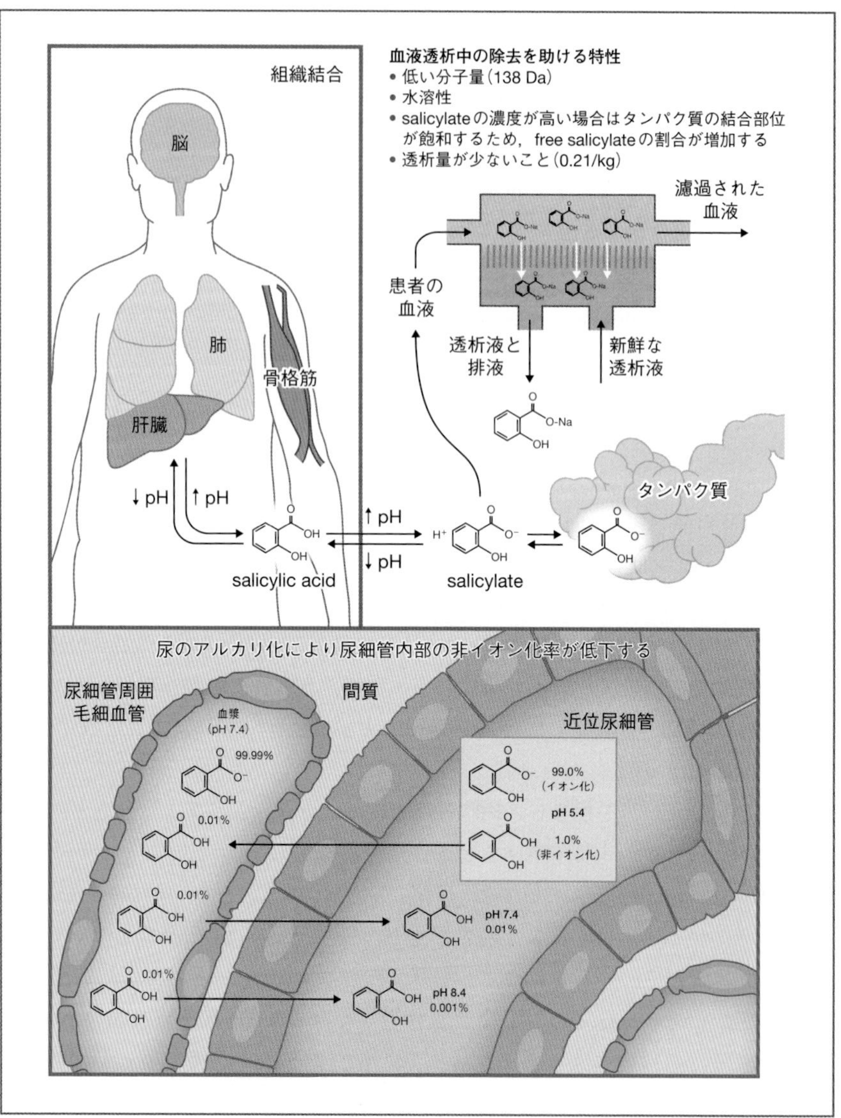

図3-1　体内からsalicylic acid・salicylateを除去する方法

尿をアルカリ化することで，イオン化されたsalicylateが増え，脂溶性の再吸収されやすい非イオンのsalicylic acidが減少する（下）.
細胞外液のアルカリ化は，細胞内のsalicylic acidが細胞外液へ移行しやすくなり，腎臓や血液透析により，salicylateの除去が促進する.

（Palmer BF, Clegg DJ: Salicylate Toxicity. N Engl J Med 382: 2544-2555, 2020より作成）

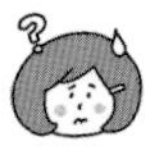

このような輸液を細胞外液量が減少しないように比較的多量に投与すると，もともと，尿中にKが喪失することで体内のK含量が減少している上に，血液がアルカリ化することで，血清K濃度は減少しませんか？

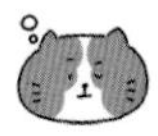

その通りやで．よって，アルカリ化中は，血清K濃度・体内K含量の維持が必要とされているんや．体内のK含量が減少すると，腎臓の遠位ネフロン distal nephron にて，Kを再吸収するために尿細管腔の K^+/H^+ ATPase の活性化から尿細管腔に H^+ が分泌され，尿のアルカリ化が減弱し，salicylate の排泄が減少するといわれているんや．
（アスピリン過剰摂取の詳細な対応については成書を参照のこと．）

Column

鎮痛薬・解熱薬によるもう一つの酸塩基平衡異常～アセトアミノフェンによる5-オキソプロリン蓄積性代謝性アシドーシス～

鎮痛薬・解熱薬であるアセトアミノフェンの慢性的な投与により，5-オキソプロリン蓄積による AG 開大性代謝性アシドーシスが発症しうることが，近年知られるようになってきた（1989～1990年に最初の報告がなされた）．このアセトアミノフェンによる代謝性アシドーシスは，血中5-オキソプロリンの測定が一般的でないことから，わが国において，診断されずに見逃されている可能性がある（2021年3月5日時点で，医中誌 web 検索でヒットなし）．近年，比較的安全な鎮痛薬・解熱薬としてアセトアミノフェンの使用が増加していることから，注意すべき病態であると筆者は考えている．

アセトアミノフェンによる5-オキソプロリン蓄積性代謝性アシドーシスの発症機序として**図3-2**に示すような経路が考えられている．アセトアミノフェンを経口摂取すると，その大部分が肝臓にて，グルクロン酸抱合や硫酸抱合を受け代謝される．しかしそのうち一部はチトクロム P450代謝経路に入り，毒性をもつ N-アセチル-p-ベンゾキノンイミンが生成される．この毒性の高い N-アセチル-p-ベンゾキノンイミンは，肝臓のグルタチオンによってただちに抱合され無毒化される．しかし，慢性的なアセトアミノフェンの摂取やタンパク質摂取が低下している（システインの欠乏）低栄養状態においては，肝臓のグルタ

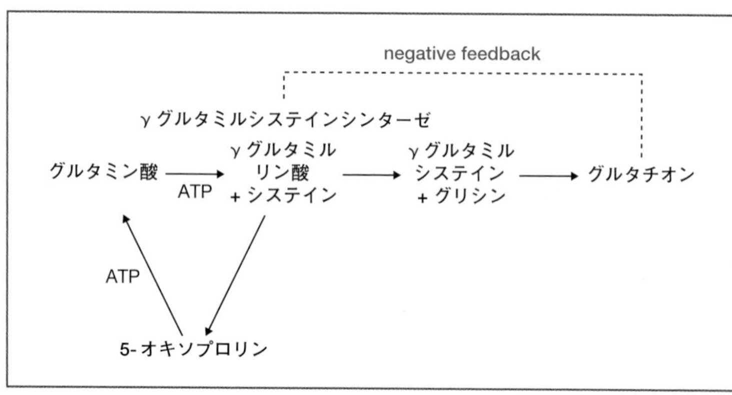

図3-2　アセトアミノフェンによる5-オキソプロリン蓄積性代謝性アシドーシスの発症機序

慢性的なアセトアミノフェンの投与や低栄養によるシステインの欠乏は，肝臓におけるグルタチオンの枯渇を引き起こす．グルタチオンの欠乏は，γグルタミルシステインシンターゼ(この酵素反応は2段階の反応である)の活性抑制が消失し，第1段階のグルタミン酸からのγグルタミルリン酸の合成が増加する．システインが不足した状態では，反応は第2段階に進まず，γグルタミルリン酸は，非酵素的に環状化して，5-オキソプロリンが形成される．グルタミン酸からのγグルタミルリン酸の合成にはATPが必要であるが，5-オキソプロリンの代謝から必要なATPが補充されることより，この5-オキソプロリンの形成反応が継続すると考えられている．

チオンが枯渇する．このグルタチオンの枯渇が，5-オキソプロリン蓄積からの代謝性アシドーシスを引き起こすと考えられている．よって，アセトアミノフェン内服中の低栄養状態・タンパク摂取不良の症例に原因不明の AG 開大性代謝性アシドーシスがみられた場合は，本病態を疑う必要がある．さらに，アセトアミノフェンの慢性的な投与は，肝臓でのグルタチオンを枯渇させうる(特にタンパク質摂取不足時に)ということを忘れるべきでないと筆者は思う．

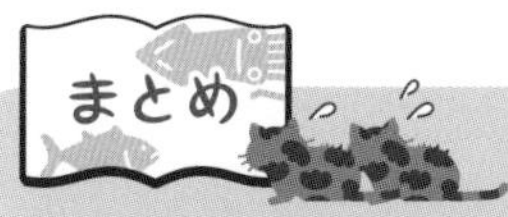

- salicylic acid は，呼吸・換気に重要な呼吸中枢，代謝に重要なミトコンドリアに作用するので，種々の病態・症状（呼吸性アルカローシス，乳酸アシドーシス，ケトアシドーシス，AG 非開大性代謝性アシドーシス，細胞外液量・体内 Na 含量減少，体内 K 含量減少など）を引き起こす.
- salicylic acid は，$NaHCO_3$溶液の投与が有効とされている急性代謝性アシドーシスの病態である.

文　献

1) Kelen GD, Cline DM: Chapter 15: Acid-base disorders. In: Tintinalli's Emergency Medicine. A comprehensive Study Guide. 9th edition. McGraw-Hill Education, 2019.

2) Kraut JA, Madias NE: Treatment of acute metabolic acidosis: a pathophysiologic approach. Nat Rev Nephrol 8: 589-601, 2012. PMID: 22945490

3) Kraut JA: Treatment of metabolic acidosis: Controversies and challenges. Nephrology self assessment program 14: 1-6, 2015.

4) Kamel KS, Oh MS, Halperin ML: L-lactic acidosis: pathophysiology, classification, and causes; emphasis on biochemical and metabolic basis. Kidney Int 97: 75-88, 2020. PMID: 31784049

5) Kraut JA, Madias NE: Lactic acidosis. N Engl J Med 371: 2309-2319, 2014. PMID: 25494270

6) 杉本俊郎: 詳述！ 学べる使える　水・電解質・酸塩基平衡異常 Q&A 事典. 日本医事新報社, 2019.

7) Faubel S, Topf J: The fluid, electrolyte and acid-base companion. Alert and Oriented Publishing, 1999.

8) Boyer EW, Weibrecht KW. Salicylate (asprin) poisoning in adults. Post TW, ed. UpToDate. Waltham, MA: UpToDate Inc. https://www.uptodate.com (Accessed on April 20, 2021.)

9) Palmer BF, Clegg DJ: Salicylate Toxicity. N Engl J Med 382: 2544-2555, 2020. PMID: 32579814

10) Emmett M: Approach to the Patient With a Negative Anion Gap. Am J Kidney Dis 67: 143-150, 2016. PMID: 26363848

11) Emmett M: Acetaminophen toxicity and 5-oxoproline (pyroglutamic acid): a tale of two cycles, one an ATP-depleting futile cycle and the other a useful cycle. Clin J Am Soc Nephrol 9: 191-200, 2014. PMID: 24235282

第4話

代謝性アシドーシス：尿細管性アシドーシスについて

引き続き，クロリンときどにゃんは代謝性アシドーシスについて学んでいるようです.

今回のポイント！

- 代謝性アシドーシス，特に尿細管性アシドーシスについて深く学ぼう.

1　症例：四肢麻痺をきたした一例

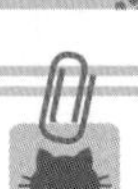

▶症例

20歳代の男性.

来院数日前から，軽度の四肢の脱力を感じていた．来院前日には，両側下肢の脱力はさらに悪化した．来院当日の起床時には，さらに症状が進行し，両側上下肢の脱力が悪化し，体動困難となったため，救急搬送された.

今までに同様の症状の既往はない．他に有意な病歴もなし.

来院時：意識晴明，体温 36.5℃，脈拍 72/分　整，血圧 140/76 mmHg，頭頸部　異常なし，甲状腺腫なし，胸腹部　有意な所見なし，両側の上肢・下肢に筋力の低下を認める．握力　左右ともに3 kg.

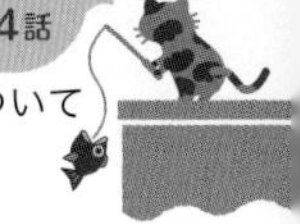

動脈血液ガス room air（室内気）：
pH 7.33，$PaCO_2$ 28.4 mmHg，PaO_2 109 mmHg，HCO_3^- 17.0 mmol/L

血液生化学検査：
RBC 455万/μL，Hb 14.5 g/dL，Ht 40.8％，WBC 12,500/μL，
Plts 24.4万/μL，TP 6.3 g/dL，Alb 4.5 g/dL，AST 25 IU/L，ALT 40 IU/L，
LDH 139 IU/L，ALP 333 IU/L，CK 473 IU/L，UN 5 mg/dL，Cre 0.66 mg/dL，
UA 4.7 mg/dL，Na 142 mEq/L，K 1.8 mEq/L，Cl 113 mEq/L，
Ca 8.6 mg/dL，iP 2.0 mg/dL，Mg 2.0 mg/dL，Glu 98 mg/dL，
血漿浸透圧 283 mOsm/kg，TSH 0.69 μIU/mL（基準 0.38～4.31）

検尿：
比重 1.015，pH 6.0，タンパク－，潜血－，糖－

随時尿化学検査：
U-Na 20 mEq/L，U-Cl 86 mEq/L，U-K 21 mEq/L，U-UN 98 mg/dL，
U-Cr 75 mg/dL，U-Glu 0 mg/dL，U-Osm 462 mOsm/kg

代謝性アシドーシスといえば，救急外来に，この症例のような方がいらっしゃるんです．
四肢の筋力低下を主訴に救急外来を受診され，著明な低 K 血症による四肢麻痺と判断された症例です．
動脈血液ガス検査より，代謝性アシドーシスを認め，アニオンギャップ anion gap（AG，$Na^+ - Cl^- - HCO_3^-$）$= 142 - 113 - 17.0 = 12$ mmol/L と増加しておらず，AG 非開大性アシドーシス・高 Cl 性代謝性アシドーシスを認めました．

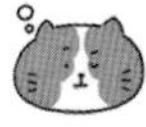

なるほどな．もっと詳しく教えてもらってもええかな？

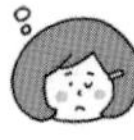

はい．甲状腺機能が正常なことや，代謝性アシドーシスを認めることから，本例の四肢筋力低下・低 K 血症は，K が細胞内に移行するのではなく，体外へ K が喪失することで発症すると判断しました．実際，随時尿尿中 K

排泄は，28 mEq/gCr ＞13 mEq/gCr と増加していました．

クロリンの判断は合っとったわけやな．実際，本例のような低 K 血症の四肢麻痺は，細胞内に K が移行して発症する症例も多いんやけど，そのような場合は，体外への K の喪失はなく，酸塩基平衡異常を認めることは少ないとされているんや[1]．

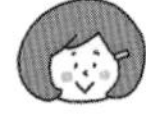

そうなんですね．
この症例では下痢や嘔吐はなく，食事もほぼ正常に摂取できていたことより，消化管からの K の喪失はなく，腎臓からの K 喪失が低 K 血症の原因で間違いないと考えました．

「電解質異常に遭遇したときは，必ず随時尿電解質検査を行え」ということが有効やった訳やな．で，本例の病態は何だと考えたんや？

高 Cl 性代謝性アシドーシスを呈していて，低 K 血症であるということは病態が限られてくると思います．よく遭遇するのが，下痢によって消化管から K と bicarbonate（HCO_3^-）を喪失する場合だと思うのですが，本例は，下痢を認めないこと，腎臓からの K の排泄が増加していることから否定的だと考えます．よって，Ⅰ型（遠位）か，Ⅱ型（近位）の尿細管性アシドーシスではないかと考えました（図4-1）．特に，低 K 血症を認め，尿 pH 6.0 ＞5.3であることより，Ⅰ型（遠位）尿細管性アシドーシス type Ⅰ renal tubular acidosis（RTA）ではないかと考えました．

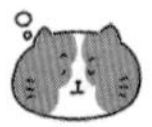

尿細管性アシドーシスというのはどんな病態や？

腎臓の尿細管機能の異常により，HCO_3^-の再吸収・産生障害（Ⅱ型〈近位〉）や酸の排泄障害（Ⅰ型〈遠位〉）から代謝性アシドーシスをきたす病態です．

つまり，腎臓からアルカリが喪失，もしくは酸が適切に排泄できない状態ということやな．そしたら，この症例は，代謝性アシドーシスに対して腎臓がどう反応している？

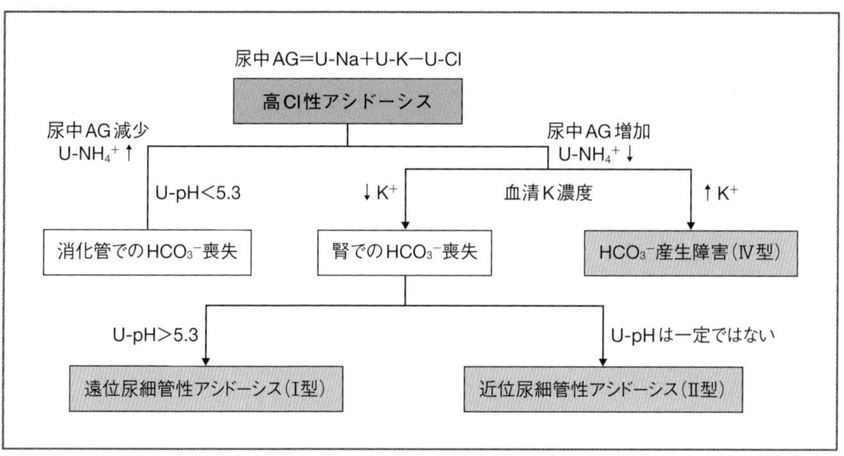

図4-1　高Cl性アシドーシスの鑑別

尿中AG>0，NH_4^+の排泄が正常，もしくは減少：腎性の異常・障害
尿中AG<0，NH_4^+の排泄が増加：腎外性の異常・障害
（杉本俊郎：詳述！学べる使える　水・電解質・酸塩基平衡異常Q&A事典．日本医事新報社，p.386，2019より）

尿の pH は6.0であり，腎臓からアルカリが喪失しているようにはみえません．酸の排泄については，腎臓は酸として主に ammonium（NH_4^+）を排泄するんだから，尿中の NH_4^+を測定……あっ，尿中 AG ですね．

U-Na ＋ U-K － U-Cl ＝20＋21－86＝－45mmol/L＜0

AG は陰性ですね．

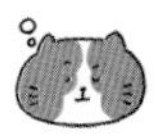

尿も体液みたいなものやから，電気的中性の法則が保たれていて，
尿の代表的なイオンは，

$U\text{-}Na^+ + U\text{-}K^+ + U\text{-}NH_4^+ = U\text{-}Cl^- + U\text{-}HCO_3^-$

となり，本例のように尿 pH ＜7の場合は，尿中への HCO_3^-の排泄は無視できるから，

$U\text{-}Na^+ + U\text{-}K^+ + U\text{-}NH_4^+ = U\text{-}Cl^-$

となる．

尿中 AG：U-Na＋U-K－U-Cl ＝－45＜0

ということは，U-NH_4^+の濃度が高いということを意味するな（**表4-1**）．
（注：本例は，もう一つの U-NH_4^+の濃度の指標である浸透圧 gap も，345mOsm/kg と増加している．）

表4-1　尿中NH_4^+濃度推定における尿中AG，尿中浸透圧gapの計算法とその問題点

1. 尿中 NH_4^+は検査で直接測定されず，尿中 AG または尿浸透圧 gap の測定によって推定されること
2. いずれの計算値も，尿中 NH_4^+の定性的な測定値であり，定量的測定・値ではないこと
3. 尿中 AG について
   ①尿中カチオン [Na^+ ＋K^+] − 尿中アニオン [Cl^-]
   ②高 Cl 性代謝性アシドーシス患者および正常腎の尿中 AG ＜ 0
   ③尿中 AG が正のとき，尿中 NH_4^+が低値
   ④尿中 AG が使用不可のとき
   - 尿 pH>7（尿中の HCO_3^-の存在を示唆）
   - 他の有機アニオンが尿中に存在
4. 尿浸透圧 gap
   ①（尿浸透圧測定値 − 尿浸透圧）計算値
   （尿中 Na^+＋尿中 K^+）×2＋尿中尿素窒素（mg/dL）/2.8＋尿中グルコース（mg/dL）/18
   ②正常浸透圧 gap：80～150mEq/L
   ③尿浸透圧 gap の上昇は尿中 NH_4^+の増加を示す
   ④マンニトールなど，中性の浸透圧物質が含まれている場合には尿中浸透圧 gap は使用できない
   ⑤尿浸透圧 gap は他の陰イオンによる影響を受けない

（杉本俊郎：詳述！学べる使える　水・電解質・酸塩基平衡異常Q&A事典．日本医事新報社，p.388，2019より）

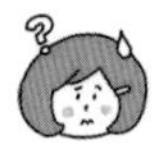

尿細管性アシドーシス，特に，Ⅰ型（遠位）尿細管性アシドーシスは，遠位ネフロンでの proton（H^+）や NH_4^+の排泄障害ですから，本例は尿細管性アシドーシスではない可能性が高いということですね．
じゃあ，本例のアシドーシスをきたす原因は何でしょうか？

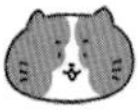

クロリンはどう考えたんや？

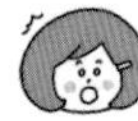

AG が増加していないことから，腎臓や消化管からのアルカリ，HCO_3^-の喪失を考えるべきでしょうが（**図4-1**，**表4-2**），本例では否定的ですし，体外から，もしくは代謝により有機酸が負荷されれば，AG が増加するはずなんですよね．AG が増加しないことから，塩酸の負荷？ でもそのような病歴はないし……．（**表4-2**をみながら）体外から酸は負荷され代謝性アシ

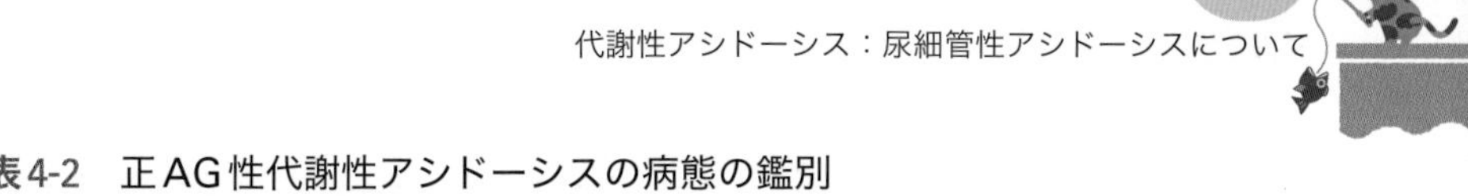

表4-2　正AG性代謝性アシドーシスの病態の鑑別

病　態	鑑別疾患
Cl を多く含む液体の投与	海水の摂取，高張食塩水の投与，蘇生時などの大量の生理食塩水投与
酸性陰イオンが急速に排泄されたことによるアシデミア	トルエン，乳酸アシドーシス，糖尿病性ケトアシドーシスの一部
HCO_3^-の喪失	
• 消化管からの HCO_3^-の喪失	回腸造瘻，分泌性下痢
• 腎臓からの HCO_3^-の喪失	近位尿細管性アシドーシス，炭酸脱水素酵素阻害薬
腎臓からのアンモニウムイオンの排泄障害	
• 陰イオン排泄能の保たれた慢性腎不全	慢性腎不全
• 遠位尿細管性アシドーシス，近位尿細管性アシドーシス	遠位尿細管性アシドーシス，近位尿細管性アシドーシス
代謝されると HCl になる物質の過剰摂取	NH_4Cl，リジン，アルギニンなどの過剰摂取

（杉本俊郎：正アニオンギャップ性代謝性アシドーシス．Current Decision Supportより）

ドーシスにはなるが，conjugated base である anion が素早く代謝，尿中に排泄されるので，AG が開大しない……トルエンの曝露でしょうか？

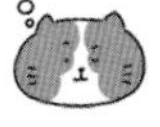

トルエンは，体内で酸化されて安息香酸（pK_a 4.21，H^+ + benzoate$^-$）となり，さらに，馬尿酸 hippurate$^-$へと代謝されるんや．よって代謝性アシドーシスになるんやけど，馬尿酸は腎血流測定物質でもあり，素早く糸球体や近位尿細管で濾過・分泌されることから，conjugated base である anion が体内に蓄積せず，AG が開大しない代謝性アシドーシスをきたすんや．

また，負荷された H^+を排泄するために，腎臓で glutamine から NH_4^+が産生され，尿中へ排泄されるんやな（アシドーシスに対応して酸を排泄するため，肝臓で glutamine の産生が増加することにより，本例は BUN 濃度の低下がみられる）．尿中に多量の陰イオンである馬尿酸 hippurate$^-$が排泄されるために，尿中に K^+が排泄され，低 K 血症を発症すると考えられているんや（図4-2）．

（本例は，尿中の馬尿酸 hippurate$^-$の排泄を認め，トルエン曝露が確認された．）

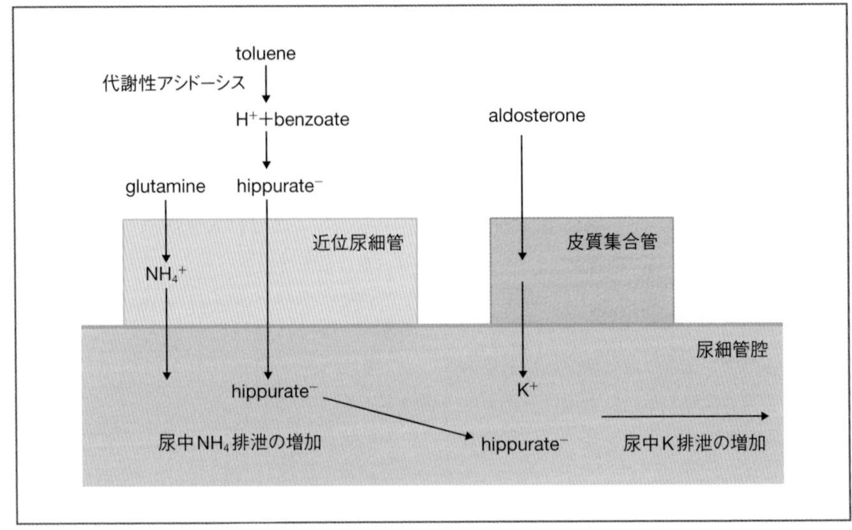

図4-2　トルエン曝露の病態

尿中への陰イオンである馬尿酸 hippurate$^-$の排泄増加は，陽イオンであるK$^+$のみならず，Na$^+$の排泄を増加させる．Na$^+$の排泄増加は，細胞外液量の減少からアルドステロンの作用を亢進させ，尿中K排泄の増加につながる．

（杉本俊郎，柏木厚典，江川克哉：突然発症した四肢麻痺にて，救急受診した28歳男性．日本内科学会雑誌 96: 1039-1041, 2007より）

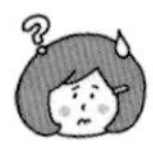

でもきどにゃん，トルエン曝露による代謝性アシドーシスは，非 AG 開大性代謝性アシドーシスを呈し，尿中 AG が増加すると書かれているんです．本例は，＜0と減少していますが，この点はどうなんですか？

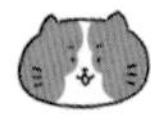

トルエン曝露は，尿中に陰イオンである馬尿酸 hippurate$^-$の排泄が増えるので，尿中 AG が増加し，正となるというのが教科書的記載やな．そして，このような場合は尿中 NH_4^+の排泄を，尿中浸透圧 gap から類推せよというのも教科書的記載や（表4-1）．

本例は，尿中浸透圧 gap が345 mOsm/kg と大きな gap を示しており，尿中への NH_4^+の排泄がかなり増加しているんやないかな．これは，アシドーシスに対する反応のみならず，低 K 血症（尿細管細胞内アシドーシスを惹起する）も関与しているんやないかな．この尿中への NH_4^+の排泄が多いことが，尿中 AG の減少を引き起こしたのではないかと思うで．

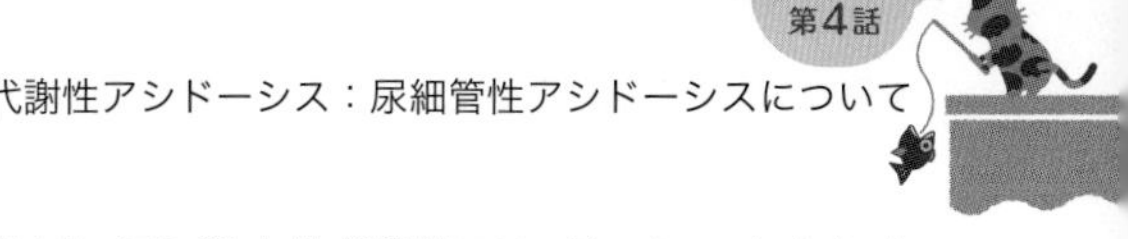

でもなクロリン，トルエン曝露は非 AG 開大性代謝性アシドーシスをきたすと教科書には書かれているけど，腎障害が存在しており，尿中への馬尿酸 hippurate⁻の排泄が生じなかったらどうなる？

馬尿酸 hippurate⁻が蓄積するのだから，AG 開大性代謝性アシドーシスになりますね．そうか，血中 AG，尿中 AG は，おのおのの症例の病態によって変わりうるということですね．

酸塩基平衡異常の病態の解明には，酸塩基平衡異常が生じる病態への理解が重要であるということやな．それには，腎臓の反応を知ること，つまり，尿中電解質測定が役立つということや．

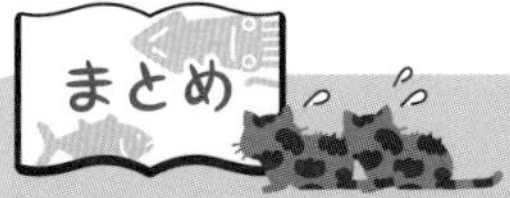

酸塩基平衡異常の解明にも，尿中電解質濃度の測定が必須である．

2　症例：アルコール摂取と酸塩基平衡異常

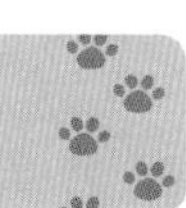

そういえば，乳酸アシドーシスで思い出したんやけど，急性アルコール中毒でも軽度の乳酸アシドーシス，ケトアシドーシスは起こっているんや．クロリンも最近，急性アルコール中毒の症例を体験したんやなかったかな？

そうなんですよ．こちらの症例です．

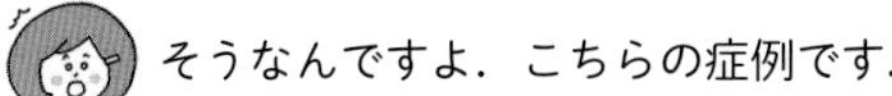

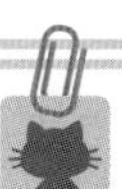

▶ 症例

20歳代の女性．接客業で，飲酒後，動悸・頭痛で来院．

呼吸回数 25回／分程度の頻呼吸

血液生化学検査：
Hb 14.2g/dL，**TP** 7.4g/dL，**Alb** 4.6g/dL，**Glu** 120mg/dL，
BUN 10mg/dL，**Cre** 0.53mg/dL，**UA** 5.4mg/dL，**Na** 139 mEq/L，
K 3.3mEq/L，**Cl** 103mEq/L，**Ca** 9.4mg/dL，**総ケトン** 251μmol/L，
3-OHBA 206μmol/L（28～120），**ACA** 0.045μmol/L（0～74），
lactate 5.3mmol/L

検尿：
ケトン体 +−

血液ガス検査は患者さんが同意せず，未施行.
（3OHBA：3β-ヒドロキシ酪酸 β-hydroxybutyrate，ACA：アセト酢酸 acetoacetate）

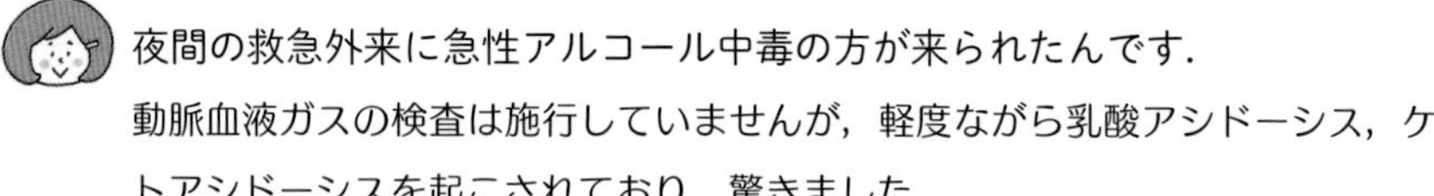
夜間の救急外来に急性アルコール中毒の方が来られたんです.
動脈血液ガスの検査は施行していませんが，軽度ながら乳酸アシドーシス，ケトアシドーシスを起こされており，驚きました.

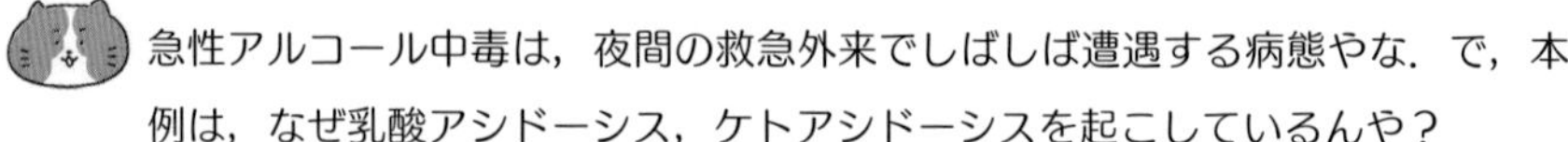
急性アルコール中毒は，夜間の救急外来でしばしば遭遇する病態やな．で，本例は，なぜ乳酸アシドーシス，ケトアシドーシスを起こしているんや？

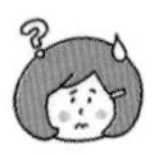
エタノールの代謝が関係しているんでしょうか？

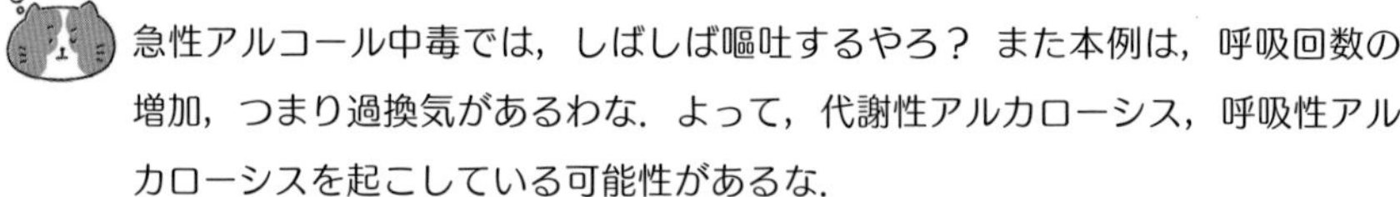
急性アルコール中毒では，しばしば嘔吐するやろ？ また本例は，呼吸回数の増加，つまり過換気があるわな．よって，代謝性アルカローシス，呼吸性アルカローシスを起こしている可能性があるな.
アルカレミア alkalemia は骨格筋などで解糖系を亢進させることから，乳酸アシドーシス，ケトアシドーシスを発症しているんやないかな.
さらに，多量に摂取されたエタノールが代謝される過程（**図4-3**，**表4-3**）で，NAD$^+$が還元され（NAD$^+$ → NADH + H$^+$），細胞内の NAD$^+$が枯渇して

しまうんや．NAD$^+$は，NAD：needed for alcohol detoxication として作用するんや．また，一般的にNAD$^+$は，有酸素状態下でミトコンドリアの電子伝達系にて，NADH + H$^+$ → NAD$^+$という経路で酸化され再生産されるんやけど，この反応は時間がかかるといわれている．よって，より速くエタノールを代謝・解毒するために，反応時間が速い解糖系-lactate 合成を利用して，NAD$^+$を酸化・再生産（NADH + H$^+$ → NAD$^+$）することで，エタノールの代謝・解毒に必要なNAD$^+$を補充するんやな．またNAD$^+$は，エタノール代謝で生じた酢酸をNADH + H$^+$ → NAD$^+$変換を用いて3β-ヒドロキシ酪酸へ代謝することでも補充できるんや．

エタノールの多量摂取においては，毒物であるエタノールをより早期により多量に代謝するために，好気性のミトコンドリア機能が抑制され，嫌気性の解糖系が亢進することから，乳酸アシドーシス・ケトアシドーシスが

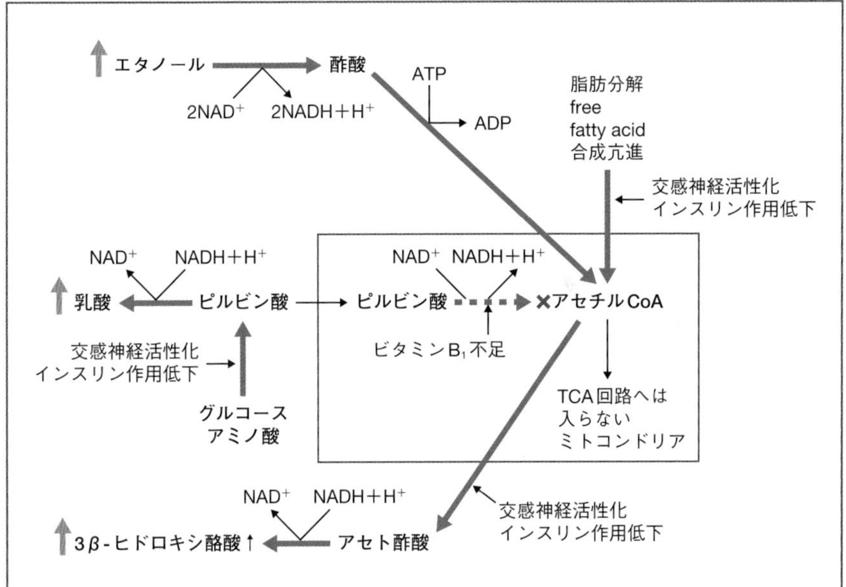

図4-3　エタノール摂取時の代謝の変化

エタノールの解毒・代謝のために，NAD$^+$が必要になる．必要なNAD$^+$の補充のために，lactateやケトン体の産生が増加するともいえる．
ビタミンB_1が欠乏し，ミトコンドリアでのピルビン酸の代謝が障害されるとさらにlactateの産生が増加する．

表4-3　アルコール多飲（急性）とアルコール依存（慢性）との病態の違い

	正常者（急性）	アルコール依存者（慢性）
臨床的所見		
エタノール摂取	機会飲酒	常習＋多量
胃炎と嘔吐	しばしばあり	しばしば合併する
有効循環血漿量	存在しても軽度低下	通常低下
検査異常		
血糖値	正常	通常低下
血清 K	低下，正常，上昇	しばしば低下
代謝性アシドーシス＋アルカローシス	あり	あり
乳酸アシドーシス	軽度	重度
呼吸性アルカローシス	あり	慢性肝臓疾患，肺炎，もしくはアルコール離脱時にあり
栄養欠乏		
ビタミン B_1，D 不足	なし	あり

（杉本俊郎：きどにゃんとゆく！ 水電解質を学ぶ旅　腎生理がわかれば，水・電解質異常がわかる！南山堂，p.225，2018より）

生じると考えてもよいということですね.

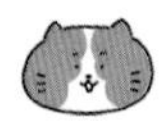

急性アルコール中毒の場合，嘔吐などにより著明な細胞外液量の減少がないかぎり，有意な代謝性の酸塩基平衡異常は生じないといわれておって，前述の病態はあまり気づかれていないんやないかと思うよ.

アルコールに関連して，慢性的多量アルコール摂取者にみられた典型的な酸塩基平衡異常についてみてみようか.

▶症例

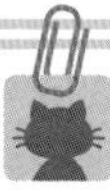

60歳代の男性．当院に高血圧症で通院中で，多量のアルコール摂取歴がある.

ここ数日食事が摂れなくなり，頻回の嘔吐の出現と全身倦怠感が強いということで，平日の午後の時間外外来に，家人に連れられ，歩いて来院．食事は，入院2日前から摂れておらず，かわりに，ビールを来院10数時

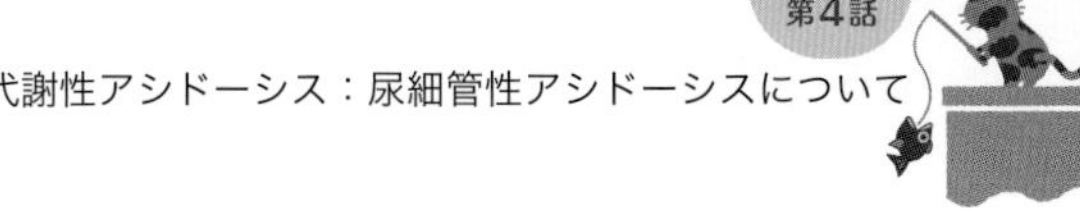

間前まで飲んでいたそうである.

救急外来での検査データ
動脈血液ガス room air（室内気）：
pH 7.02，**PaO_2** 90 mmHg，**$PaCO_2$** 37 mmHg，**HCO_3^-** 8.8 mmol/L

血液生化学検査：
Hb 12.2 g/dL，**TP** 7.9 g/dL，**Alb** 3.6 g/dL，**AST** 236 IU/L，
ALT 114 IU/L，**LDH** 537 IU/L，**BUN** 27 mg/dL，**S-Cre** 2.45 mg/dL，
Na 145 mEq/L，**K** 4.2 mEq/L，**Cl** 98 mEq/L，**Ca** 8.6 mg/dL，
Glu 8 mg/dL，**静脈血 lactate** 15.2 mmol/L，**総ケトン体濃度** 810 μmol/L

来院時随時尿化学検査：
U-Na 38 mEq/L，**U-K** 48.1 mEq/L，**Cl** 8.0 mEq/L，**U-UN** 67.2 mg/dL，
U-UA 13.0 mg/dL，**U-Cre** 229.7 mg/dL

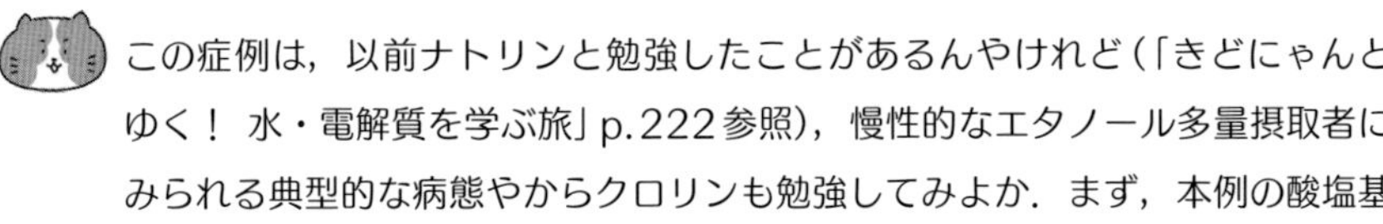

この症例は，以前ナトリンと勉強したことがあるんやけれど（「きどにゃんとゆく！ 水・電解質を学ぶ旅」p.222参照），慢性的なエタノール多量摂取者にみられる典型的な病態やからクロリンも勉強してみよか．まず，本例の酸塩基平衡異常を確認しよか？

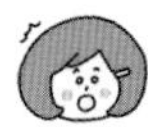

ナトリン先輩は答えられたんですね？ 私も負けてられません！
動脈血液ガスをみてみると，まず pH 7.02で著明なアシデミア acidemia をきたしています．そして，HCO_3^- 8.8 mmol/L と減少しており，代謝性アシドーシスを呈しています．
さらに，呼吸性の代償を検討すると，$PaCO_2$は8.8 + 15 = 23～24 mmHg と推測されますが，実際の $PaCO_2$は37 mmHg より，呼吸性アシドーシスも合併しているように思います．
そして，AG を計算すると，$Na - Cl - HCO_3^- = 145 - 98 - 8.8 = 38.2$ mmol/L > 20 mmol/L 以上あり，AG 開大性代謝性アシドーシスを呈しています．
実際，静脈血において，lactate 濃度の上昇（15.2 mmol/L > 5 mmol/L）と軽度のケトン体の増加があり，乳酸アシドーシス・ケトアシドーシスの病

態と考えます．

さらに，Δ AG は38－12＝約26 mmol/L，Δ HCO_3^-は24－8.8＝約15 mmol/L であり，Δ AG － Δ HCO_3^- ＝ 11 mmol/L ＞ 6 mmol/L と計算できます．これは，酸の蓄積による AG の増加より，HCO_3^-濃度が減少していないことから，もともと HCO_3^-濃度が増加していたと考えられ，代謝性アルカローシスか慢性的な呼吸性アシドーシスの存在を疑います．

アルコール多飲状態や，随時尿の Cl 濃度が Na 濃度と比して低いこと，病歴によれば来院前に嘔吐をされていたことより，嘔吐による代謝性アルカローシスの存在を考えます．

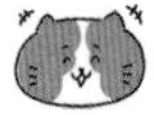
血液ガスの読み方の見本みたいで素晴らしいと思うよ．

それ，褒めてるんですか？

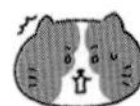
もちろんや！

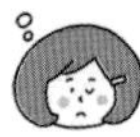
乳酸アシドーシス，ケトアシドーシスによる AG 開大性代謝性アシドーシス，嘔吐による代謝性アルカローシス，呼吸性アシドーシスと混合性の酸塩基平衡異常を呈している症例ですね．

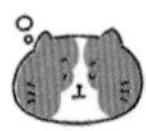
他に，どんな異常がある？

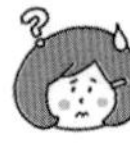
血清クレアチニン濃度の上昇から，急性腎障害 acute kidney injury（AKI），そして，低血糖，肝障害も検査上認めます．また，著明な acidemia にもかかわらず正常血清 K 値を呈していることから K 不足などの電解質異常も存在すると考えられます．慢性的多量アルコール摂取者は，本例のような多彩な酸塩基平衡・電解質異常を呈することが多いように思うんですけど，なぜでしょうか？

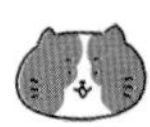
慢性的アルコール摂取の病態では，食事摂取不良や慢性的な肝障害による肝臓のグリコーゲン（グルコース）含量の枯渇と糖新生の抑制顕性化（エタノールの解毒・代謝のために細胞質内 NAD^+やピルビン酸が不足することで，糖新生

が抑制される）によって，低血糖が発症するんや．
この血糖の低下に対応して，インスリンの分泌が抑制され，交感神経，グルカゴンや副腎皮質ステロイドなどのストレスホルモンの活性化が引き起こされる．このストレスホルモンの活性化が，解糖系や脂質分解を促進させるんや．
また，嘔吐などによる有効循環血漿量の低下やそれに伴う腎障害，食事からの摂取不足によるビタミン B_1 やビオチンの不足なども併存する（**表4-3**，**図4-3**参照）．
これらの病態において，エタノールの摂取を繰り返すことで，摂取したエタノールの解毒・代謝のためにさらに NAD^+ が還元され（$NAD^+ \rightarrow NADH + H^+$），細胞内の NAD^+ がますます枯渇するという病態が加わるんやな．特にビタミン B_1 やビオチンの欠乏は，ミトコンドリアにおけるピルビン酸の代謝を障害，つまり，有酸素状態下のミトコンドリア電子伝達系による $NADH + H^+ \rightarrow NAD^+$ の酸化・補充を障害することになり，lactate や3β-ヒドロキシ酪酸の産生が増加，つまり乳酸アシドーシス，ケトアシドーシスの発症につながる，というわけや（これらの経路を利用して，NAD^+ の酸化・補充〈$NADH + H^+ \rightarrow NAD^+$〉が行われる，**図4-3**参照）．前述のインスリン分泌抑制・ストレスホルモンの活性化により解糖系や脂質分解が亢進することも，乳酸アシドーシス，ケトアシドーシスを悪化させる要因となるんやで．

この症例は，pH 7.02，HCO_3^- 8.8 mmol/L と重篤な代謝性アシドーシスを呈していますが，このアシドーシスの治療はどうすべきですか？ アルカリ化，つまり $NaHCO_3$ 製剤を投与すべきでしょうか？

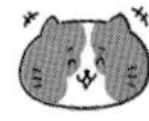

少し前にも述べたように，代謝性アシドーシス，特に AG 開大性代謝性アシドーシスの治療は，原因の除去をまず図る，というのが原則や．

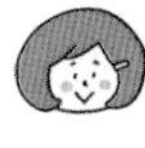

原因の除去ですね．ということは，低血糖と有効循環血漿量の低下に対して，十分な細胞外液の輸液，低血糖を改善させるためにグルコースの投与，そして，不足しているビタミン B_1・ビオチンの補充を行うということですか？

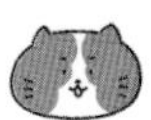

その通りや．体液量の減少を改善させることは交感神経活性化を抑制し，そして，グルコース投与による低血糖改善は，グルカゴン分泌抑制・インスリン分

泌促進からケトン体合成を低下させ，ビタミン B_1・ビオチンの補充は lactate 産生を減少させるんや．また，細胞外液投与は AKI の改善にも有用なハズやで．実際に本例も，入院のもと，1日2,500 mL の輸液（ブドウ糖加リンゲル液〈500 mL〉×3本，3号輸液〈500 mL〉×2本，すべてのボトルに複合ビタミン B 製剤を添加）を施行し，入院第4病日にはすべての代謝異常の改善を得たんや．アルコール性の代謝性アシドーシスは，本例のように重篤なものでも，適切な治療を行えば，数日で改善することが知られとる．
ところで，本例の救急外来受診時の呼吸性アシドーシスはなぜ生じたと思う？

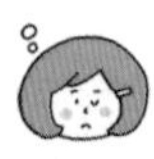

呼吸性アシドーシスですか？

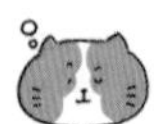

本例の入院後の経過をみると，アシドーシスが改善した入院第2，3病日の動脈血液ガスにおいては，pH 7.5代，$PaCO_2$ 20 mmHg のアルコール肝障害によると思われる呼吸性アルカローシス（肝障害では，呼吸刺激作用を有するプロゲストロンが増加する）を呈していた．よって，本例の呼吸性アシドーシスの原因は，低血糖やアルコールの中枢神経抑制作用ではないかとワイは考えているんや（実際，この症例は，著明な代謝性アシドーシスにみられる代償性の呼吸回数の増加はみられなかった）．

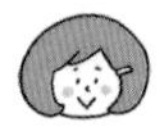

そうすると本例は，代謝性アシドーシス・代謝性アルカローシス・呼吸性アシドーシス・呼吸性アルカローシス，すべての酸塩基平衡異常を発症していたということですか？ 肝障害による呼吸性アルカローシスをあらかじめ発症していたから，中枢性の呼吸抑制が発症しても $PaCO_2$ 37 mmHg 程度ですんだということですかね．でも，この呼吸性アルカローシスがなかったら，呼吸抑制によるさらなる acidemia の悪化がみられた可能性が高いですよね．

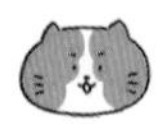

一般に酸塩基平衡の教科書には，呼吸性アシドーシスと呼吸性アルカローシスは同時に発症しないと記載されているんやけど，本例は，呼吸性アシドーシスと呼吸性アルカローシス両方の病態が存在しているといっていいんやないかな．

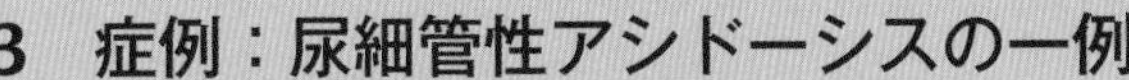

3　症例：尿細管性アシドーシスの一例

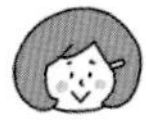
なんだか今日はずいぶんいろいろ勉強したような気がします．さすがにちょっと疲れてきちゃいましたね．

せやなぁ．それじゃ，最後にこの症例について勉強したら今日のところは終わりにしよか．

は〜い．あ，今日先輩からもらったおつまみがあるので，食べながらにしませんか？ 無添加で塩も入ってないので，きどにゃんも食べられますよ！

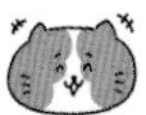
おっ，燻製にした魚か，美味そうやな！

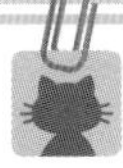

▶症例

40歳代の女性．

シェーグレン症候群 Sjögren's syndrome（SjS，繰り返す耳下腺炎，乾燥症状，SS-A 抗体陽性，口腔内小唾液腺生検にて診断）にて，外来経過観察中，全身倦怠感，手足のしびれが出現し，精査・加療のために入院となった．

最近，尿路結石の発作を数回認めた．

入院時検査所見

血液生化学検査：

Hb 10.7 g/dL，**TP** 9.2 g/dL，**Alb** 4.0 g/dL，**Na** 136 mEq/L，**K** 3.1 mEq/L，**Cl** 113 mEq/L，**BUN** 11 mg/dL，**Cre** 0.91 mg/dL，**eGFR** 54.4 mL/min/1.73 m^2，**UA** 3.4 mg/dL，**Ca** 8.0 mg/dL，**P** 2.5 mg/dL，**血糖** 93 mg/dL，**IgG** 3,140 mg/dL

検尿：

pH 7.5，**タンパク** 1＋，**潜血** 陰性

随時尿化学検査：
U-Na 100 mEq/L，**U-CL** 84 mEq/L，**U-K** 16 mEq/L，**U-UN** 267 mg/dL，
U-Cre 45 mg/dL，**U-Ca** 9.2 mg/dL，**U-P** 45.1 mg/dL，
U-K/U-Cre ＝35 mEq/gCr（＞13，尿中 K 排泄亢進型）

動脈血液ガス room air（室内気）：
pH 7.332，**PaO_2** 101.1 mmHg，**$PaCO_2$** 30.6 mmHg，
HCO_3^- 15.8 mmol/L，**AG**（Na－Cl－HCO_3^-）＝7.2 mEq/L

両側腎臓に石灰化を認める（初診時〈約5年前〉には認めなかった）.

腎生検：
腎尿細管周囲にリンパ球の浸潤を認め，間質性腎炎の所見を認める.

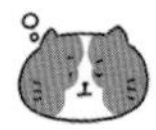
本例の酸塩基平衡の状態は？

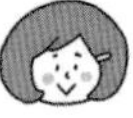
pH 7.332で acidemia を認めます．そして，HCO_3^- 15.8 mmol/L であることから代謝性アシドーシスを疑います．それから，$PaCO_2$ 30.6 mmHg は，HCO_3^- 15.8 mmol/L＋15でほぼ適切な呼吸性代償だと思います．AG（Na－Cl－HCO_3^-）＝7.2 mEq/L は，非開大，むしろ低下気味の代謝性アシドーシスだと思います（低 Alb 血症がないことは確認済み）.

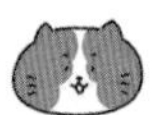
せやな．ということは？

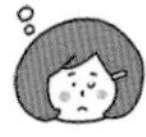
尿中 K 排泄増加型の低 K 血症を認め，SjS の既往があることから，Ⅰ型（遠位）尿細管性アシドーシス type Ⅰ renal tubular acidosis（RTA）ではないか考えます．
実際，尿検査をみると，尿 pH が高く，尿 AG（U-Na＋U-K－U-Cl）＝100＋16－84＝＋34 mmol/L と陽性であり，腎臓からの酸，NH_4^+の排泄が増加していないと考えられることから，アシドーシスにもかかわらず，腎臓からの酸の排泄障害を有する type Ⅰ（遠位）RTA で合致すると思います.

どうでしょうか？

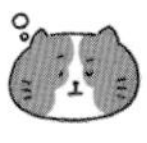
腎生検においても，腎髄質の間質の細胞浸潤があり間質性腎炎の所見を認めることから，type 1 RTA の診断でええやろな．
SjS は，間質性腎炎による尿細管障害のみならず，尿細管管腔内への H^+分泌を担う H^+-ATPase への自己抗体を認めることがあり，これらの病態が，type 1 RTA の発症に関与していると考えられているんや．本例で AG が低下しているのは，陰性荷電の少ない血清タンパクであるγグロブリンの上昇が関与しているのではないかな（**表4-4**）．
ところで，この症例の問題は，腎臓の石灰化の出現と，尿路結石を繰り返すことにあると思うんやけど，どうしたらいい？

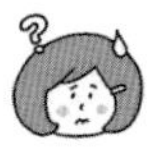
う～ん，代謝性アシドーシスによる acidemia で，buffer である骨組織が溶解・脱灰して，尿中の Ca の排泄が増えて腎臓の石灰化と尿路結石が発症したんじゃないでしょうか？

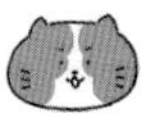
本例の骨代謝に関する項目を検査してみると，

> 血清 Ca 8.5mg/dL，血清 P 2.5mg/dL ↓，fractional excretion of calcium (FECa) 2.2% ↑，FEiP 36.5%，尿細管 iP 再吸収閾値（TmP/GFR）1.55mg/dL ↓，intact PTH 23pg/mL（10～65），血清 $1,25\text{-}(OH)_2D_3$ 75ng/mL（20～60）↑

表4-4　AGが非常に減少する，もしくは陰性になる病態

病　態	例
Cl の測定値が高く表示される	ブロム中毒，サリチル酸中毒など
測定されない陽イオン濃度の増加	リチウム中毒など
測定されない陰イオン濃度の減少	低 Alb 血症（1g/dL 減少する度に，2.5mmmol/L 減少する）
陽性に荷電する血清タンパク質濃度の増加	γグロブリンの増加，多発性骨髄腫など

と，尿中 Ca と iP の排泄が亢進していたんや．これは，クロリンの言うように，RTA の acidemia により，①骨からの骨塩の溶出の増加，②近位尿細管での iP の再吸収低下（滴定酸としての排泄増加のためか）などによるものではないかな．この Ca と iP の尿中排泄増加が，腎石灰化・尿路結石の原因と考えられるな．

ふむふむ．

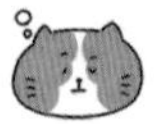
さらに，近位尿細管機能が保たれている type Ⅰ RTA では，全身のアシドーシスや低 K 血症が近位尿細管上皮細胞内のアシドーシスを引き起こすことから，近位尿細管細胞でのクエン酸 citrate$^-$（体内で代謝され HCO_3^-になる）の再吸収が増加するとされているんや．

citrate$^-$は，尿細管管腔内での Ca の不溶化を抑制するとされており，この尿細管管腔内での citrate$^-$の減少が，尿路結石・腎石灰化につながるといわれているんやで．

以上のことから，本例の代謝性アシドーシスの管理や腎石灰化の予防のためのアルカリの投与や，K の補充のための citrate$^-$ K・Na 製剤（ウラリット®）の投与を開始したんや．アルカリ剤として citrate$^-$製剤を選択したのは，クエン酸の投与により，尿路結石・腎石灰化の予防効果があると考えたからや（実際は，間質性腎炎の治療のために経口ステロイドも開始した）．

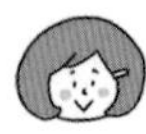
type Ⅰ RTA の病態は奥が深いですね．尿のことも考える必要があるんですね．この症例はその後どうなったんですか？

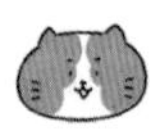
それはやな…….

治療約 1 ヵ月後

血清電解質濃度：

Na 132 mEq/L，**K** 4.4 mEq/L，**Cl** 101 mEq/L

動脈血液ガス room air（室内気）：

pH 7.444，**PaO_2** 102 mmHg，**$PaCO_2$** 36.6 mmHg，**HCO_3^-** 24.4 mmol/L

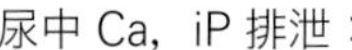

尿中 Ca，iP 排泄：
FECa 1.2％，**FEiP** 9.8％

このように，代謝性アシドーシス，低 K 血症，尿中 Ca・iP の排泄亢進の改善が得られた．また，低 K 血症・代謝性アシドーシスの改善に伴い入院時にみられた全身倦怠感，手足の痺れも消失したんや．

アルカリ製剤と K 製剤の投与により，アシドーシスと低 K 血症が改善するとともに，尿中への Ca，iP の排泄の減少も得られたんですね．

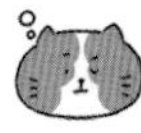

そうなんや．しかし，この治療をはじめて1年後……．

尿路結石の排石があったということで，外来に結石を持参された．

結石分析の結果：リン酸カルシウム　94％，炭酸カルシウム　6％
CT での腎臓の石灰化：増加していた

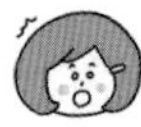

えっ，アシドーシス・低 K 血症が改善しても，腎石灰化，尿路結石の予防はできなかったということですか？

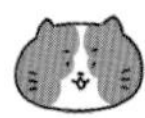

リン酸カルシウム 94％，炭酸カルシウム 6％ というのは，尿細管管腔内で尿がアルカリ性のときに産生される結石の成分といわれており，実際に外来の検尿では，常に pH 7.5～8.0であったんや．
つまり，尿がアルカリに維持されたことにより

$$\boxed{H_2O + CO_2 \rightarrow H_2CO_3 \rightarrow H^+ + HCO_3^- \rightarrow H^+ + CO_3^{2-}}$$

の反応が右に進んで，炭酸カルシウム結石も形成されたと考えた．これは，アシドーシスの改善のために投与した citrate$^-$ K・Na 製剤により血液の acidemia は改善したが，血液の pH が増加したことにより，尿中への HCO_3^-

の排泄が増加し，尿の alkalemia が悪化したためだと判断したんや．

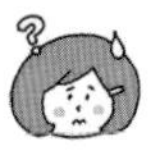

う〜ん，どういうことですか……？

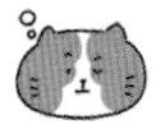

Soriano の尿細管アシドーシスに関する総説[10)]によれば，遠位尿細管アシドーシス治療の必須事項は尿中カルシウム排泄量の低下とあるんやけど，本例の場合，常に随時尿 Ca/Cre＜0.05 mgCr（アシドーシス治療前は，0.1〜0.3程度と高い値を示していた）であり，高カルシウム尿症の管理はできていたと考えられるんや．

しかし，この総説によれば citrate⁻を補充しても結石形成抑制に必要な citrate⁻の尿中排泄が依然低下していることが多く，尿 Ca/Cre 比のみならず尿 citrate⁻/Cre 比も測定すべきとある．

本例は，尿 citrate⁻/Cre 比を測定しておらず，citrate⁻の補充が尿中クエン酸排泄を増加させたか確認できていなかった．投与された citrate⁻が体内で HCO_3^-へ代謝されることにより尿をアルカリ化させることから，結石の予防ではなく，むしろ，リン酸カルシウム・炭酸カルシウム結石の形成につながった可能性が高いんやないかな．さらに，citrate⁻ K・Na 製剤は，Na 負荷により尿中カルシウムを増加させる可能性があることから尿路結石形成予防には適さないという意見もあり，このことも本例の結石増加に関与しているかもしれないとワイは考えているんや．

いろんな症例についてきどにゃんと考えたことで，だいぶ代謝性アシドーシスがわかってきたように思います．ありがとうございました！

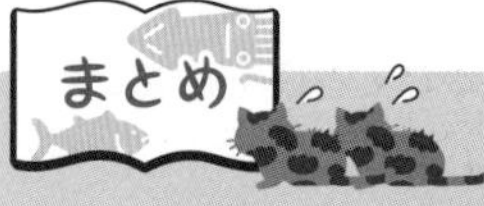

- 長期に続く代謝性アシドーシスは，骨塩の脱灰に注意すべきである．
- 尿細管性アシドーシスは，その型によって病態が異なる（**表4-5**）．

表4-5　尿細管性アシドーシスの病態のまとめ

	正　常	近位尿細管性アシドーシス（Ⅱ型）		遠位尿細管性アシドーシス（Ⅰ型）		Ⅳ型尿細管性アシドーシス
		初　期	後　期	初　期	後　期	
病　態	—	近位尿細管における HCO_3^- 再吸収障害		遠位ネフロンにおける H^+ 排泄障害		遠位尿細管での陽イオン交換障害
高 Cl 性アシドーシス	なし	あり		あり		あり
尿 pH	＜5.2	5.5～7.0	＜5.2	＞5.5		＜5.2
		（ただし，アシドーシスと診断する前は通常＞5.5）				
血清 K 値	正常	低～正常		低～正常		高
骨軟化症	なし	あり		あり		なし
腎石灰化	なし	なし		あり		なし
腎結石	なし	なし		あり		なし
尿中 citrate$^-$	正常	正常		低		正常
尿中 NH_4^+	正常	低／正常？		低		低

（Soleimani M, Rastegar A: Pathophysiology of Renal Tubular Acidosis: Core Curriculum 2016. Am J Kidney Dis 68: 488-498, 2016および杉本俊郎：詳述！学べる使える　水・電解質・酸塩基平衡異常Q&A事典. 日本医事新報社，2019より作成）

Column

慢性腎臓病と代謝性アシドーシス：補講

慢性腎臓病 chronic kidney disease（CKD）と代謝性アシドーシスに関しては，前著の「きどにゃんとゆく！ 水・電解質を学ぶ旅　腎生理がわかれば，水・電解質異常がわかる！」で述べたので，本書では補講の形で簡潔にまとめてみたい．

CKD に伴う代謝性アシドーシスは，buffer を多く含有する骨格筋・骨組織の消耗をきたすばかりでなく，アシドーシスそのものが血圧の上昇・腎臓の組織的障害を引き起こすことが指摘されており，経口アルカリ療法が治療として推奨されている．この点が，急性の代謝性アシドーシスと異なる点である．現状では，主に経口 sodium bicarbonate（$NaHCO_3$）製剤が用いられているが，どの程度の代謝性アシドーシスからアルカリ療法を開始するか，治療目標，$NaHCO_3$製剤による Na 負荷などが今後解決すべき問題点として残っているのが現状である．

CKD において代謝性アシドーシスが発症する成因として，糸球体濾過量 glomerular filtration rate（GFR）の低下による不揮発酸の排泄低下や，尿細管障害などに伴う腎臓からの酸の排泄低下などがあげられている．さらに，CKD に伴うことが多い高 K 血症が腎臓からの酸の排泄低下をきたし代謝性アシドーシスの発症・増悪に関与していることが知られている（**図4-4**）．実際，CKD に伴う高 K 血症と代謝性アシドーシスのリスクが重なっていることが認められている．

以上のことから，高 K 血症を改善させることが代謝性アシドーシスの治療につながることが期待されている．今年（2020年）に入り，わが国においても，従来薬と比較して血清 K 値降下作用の臨床的エビデンスの質が高い新規経口 K

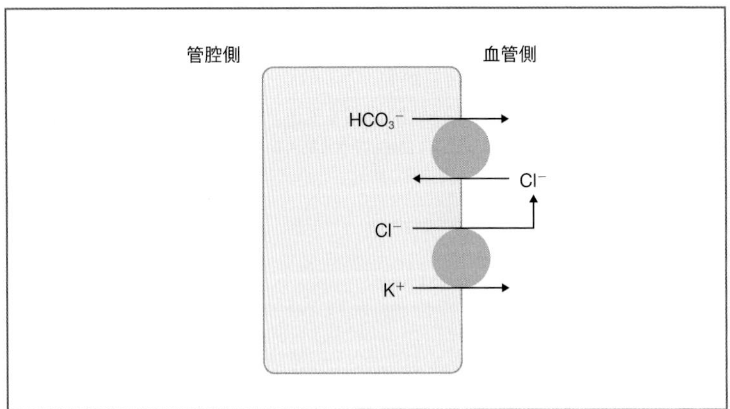

図4-4 血清K濃度と尿細管上皮での酸の分泌の関係

近年，血管側の基底膜のKチャネルが腎臓尿細管上皮からの酸（H^+）の分泌に関与していることが明らかになりつつある．つまり，血清K濃度の変化に応じて，図に示すようなK^+のKチャネル内外の移動が尿細管上皮細胞内のpHを変化させ，酸（H^+）の管腔内への分泌に影響を与える．例えば，血清K濃度が低下すると，細胞内から細胞外へのK^+の移動が増加し，Cl^-の細胞内外の移動を介して，細胞内のHCO_3^-が細胞外へ移動することにより細胞内はアシドーシスに傾く．逆に血清K濃度が上昇すると，この経路が抑制され（場合によれば逆にK^+の移動あり），細胞内のHCO_3^-が増加して（Cl^-の減少），細胞内はアルカローシスに傾く．この細胞内のpHの変化が，管腔内への酸（H^+）の分泌，より正確には，滴定酸の排泄・NH_4^+の排泄を変化させる．実際のイオンの動きは図より複雑であるが，臨床的にはこの考え方で問題ないと思われる．

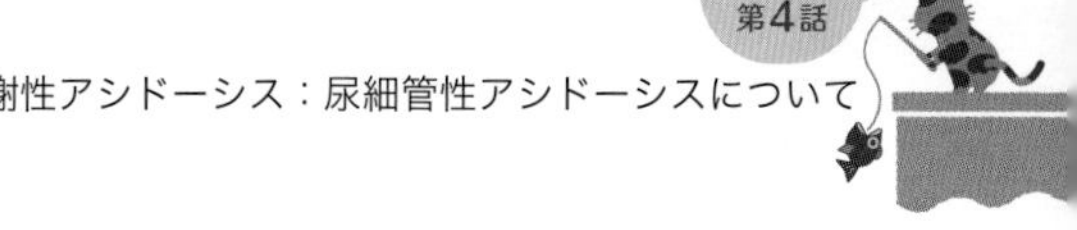

表4-6　経口K吸着薬

	sodium polystyrene sulfonate	patiromer	sodium zirconium cyclosilcate
作用機序	Na^+とK^+を交換し，非選択的にK^+，Ca^{2+}，Mg^{2+}と結合する	Ca^{2+}とK^+を交換し，またMg^{2+}と結合する	H^+とNa^+と引き換えにK^+と結合する
効果発現までの時間	一定しない（数時間から数日）	7時間	1時間
結合部位	結腸	結腸	腸管全体
報告されている主な副作用と注意事項	下痢，代謝性アルカローシス，高Na血症，体液過剰，まれに結腸壊死，他の経口薬とは服薬間隔を少なくとも3時間空ける	便秘，下痢，腹部膨満感，高Mg血症，他の経口薬とは服薬間隔を少なくとも3時間空ける	便秘，下痢，浮腫，胃のpHを上昇させることでpHに依存した溶解性をもつ薬剤を阻害する可能性がある

(Raphael KL: Metabolic Acidosis in CKD: Core Curriculum 2019. Am J Kidney Dis 74: 263-275, 2019より作成)

吸着薬の投与が可能となっており（**表4-6**），これらの薬剤のCKD・高K血症・代謝性アシドーシスへの臨床的効果が注目されているのが現状である．

実際，sodium zirconium cyclosilicate（SZC）をCKD患者に投与することにより，血中のHCO_3^-濃度が上昇することが確認されている．しかし，この効果は，SZCの血清K濃度低下作用によるのでなく，腸管でのNH_4^+吸着作用によるものといわれている点が興味深い（K^+とNH_4^+の構造が類似しているため）．今後の検討に期待したい．

Column

SGLT2阻害薬とケトアシドーシス

腎臓の近位尿細管でのグルコースの再吸収を担っているsodium-glucose co-transporter 2（SGLT2）を阻害することから，尿中へのグルコースの排泄を増加させ血糖下降作用を有する新規経口抗糖尿病薬，SGLT2阻害薬は，心臓や腎臓への臓器保護作用を有することから，糖尿病のみならず，うっ血性心不全，CKDにもその適応が拡大されつつあるのが現状である．

SGLT2阻害薬の代謝性合併症として，血糖の上昇を伴わないeuglycemic diabetic ketoacidosis（DKA）が報告されてきた．これは，尿糖を排泄することによる飢餓性のケトーシスに近い病態であると考えられている（**表4-7**）．

最近，このSGLT2阻害薬の臓器保護作用（ケトン体産生増加も含む）の機序に関する興味深い仮説[17)]が提唱されたので紹介したい．この仮説の主たるものは，SGLT2阻害薬は，脊椎動物の進化の過程で保存されてきた生存に必要な生理的変化であり，処暑環境下で食物（エネルギー源）と水が不足したときの生理的反応，いわゆる夏眠aestivationを惹起して，生体内のエネルギー代謝の機構を変化させるというものである．

SGLT2阻害薬は，近位尿細管でグルコースの再吸収を抑制することから，浸透圧利尿solute diuresisを起こす．しかし，solute diuresisは投与開始後2週間程度で改善することが知られている．この改善は，骨格筋のタンパク質が分解され，アラニンalanineの形で肝臓に輸送され，肝臓で尿素に変換されて腎臓に輸送された後，抗利尿ホルモンantidiuretic hormone（ADH）存在下では，尿素が腎臓の髄質に蓄積することで，水の再吸収が亢進するためであると彼らは提言している（**図4-5**）．尿素の合成にはアデノシン三リン酸adenosine triphosphate（ATP）が必要なことやグルコースを体外に喪失していることにより，肝臓はエネ

表4-7　euglycemic DKAとDKAの相違

	euglycemic DKA	DKA
血　糖	＜250 mg/dL	＞250 mg/dL 通常350～800 mg/dL
症　状	無～軽微	あり
インスリン欠乏	↑	↑↑↑
インスリン抵抗性	↓	↑↑
腎臓からのグルコースの排泄	↑↑	↑～→
内因性グルコース産生	↑～→	↑↑

SGLT2阻害薬は，尿中へのグルコース排泄増加から，血糖を低下させる．血糖の低下は，血中グルカゴン／インスリン比を増加させることから，脂肪分解・ケトン体産生を増加させる．

（Meena P: SGLT2 inhibitor-induced eugycemic diabetic ketoacidosis. Renal fellow network, 2020より作成）

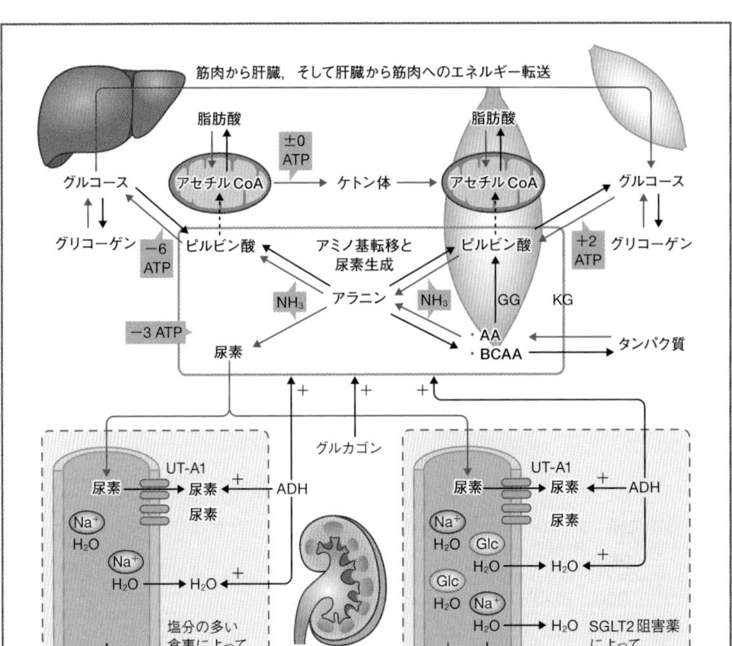

図4-5　高NaCl負荷時，SGLT2阻害薬投与下のエネルギーを保存する代謝性変化

高NaCl負荷，SGLT2阻害薬投与時，両方の病態とも，腎臓にsolute diuresisの負荷がかかる点が類似している．これらの負荷時に，エネルギーを消費せずに対応する代謝性変化を示す．**これらの過程が，aestivationに類似しているという仮説である．**

(Marton A, Kaneko T, Kovalik JP, et al.: Organ protection by SGLT2 inhibitors: role of metabolic energy and water conservation. Nat Rev Nephrol 17: 65-77, 2021より作成)

ルギー不足と判断し，ケトン体の合成が亢進し，脳や心臓のエネルギー源として供給されるようになる（ケトーシスの原因となる）．腎臓にとっても，Na や水の再吸収を増加させることは ATP が必要であるが，この尿素を用いた機構は，エネルギーの節約につながるとされている．これらの過程が，aestivation と類似しており，このエネルギーと水を節約する代謝過程への変化が臓器保護に繋がるという仮説である．

（糖尿病に伴うケトアシドーシスなどの代謝異常については，前著[9]で述べている）

文　献

1) Lin SH, Lin YF, Halperin ML: Hypokalaemia and paralysis. QJM 94: 133-139, 2001. PMID: 11259688

2) Soleimani M, Rastegar A: Pathophysiology of Renal Tubular Acidosis: Core Curriculum 2016. Am J Kidney Dis 68: 488-498, 2016. PMID: 27188519

3) Batlle D, Chin-Theodorou J, Tucker BM: Metabolic Acidosis or Respiratory Alkalosis? Evaluation of a Low Plasma Bicarbonate Using the Urine Anion Gap. Am J Kidney Dis 70: 440-444, 2017. PMID: 28599903

4) Batlle D, Ba Aqeel SH, Marquez A: The Urine Anion Gap in Context. Clin J Am Soc Nephrol 13: 195-197, 2018. PMID: 29311217

5) 杉本俊郎，柏木厚典，江川克哉：突然発症した四肢麻痺にて，救急受診した 28 歳男性．日本内科学会雑誌 96: 1039-1041, 2007.

6) 杉本俊郎：正アニオンギャップ性代謝性アシドーシス．Current Decision Support.

7) Sonoo T, Iwai S, Inokuchi R, et al.: Quantitative analysis of high plasma lactate concentration in ED patients after alcohol intake. Am J Emerg Med 34: 825-829, 2016. PMID: 26883982

アルコール摂取して救急外来を受診する症例は，血中 lactate 濃度が高い症例が多いことを示した論文．

8) Palmer BF, Clegg DJ: Electrolyte Disturbances in Patients with Chronic Alcohol-Use Disorder. N Engl J Med 377: 1368-1377, 2017. PMID: 28976856

9) 杉本俊郎：きどにゃんとゆく！ 水電解質を学ぶ旅　腎生理がわかれば，水・電解質異常がわかる！ 南山堂，2018.

10) Soriano RJ: Renal tubular acidosis: the clinical entity. J Am Soc Nephrol 13: 2160-2170, 2002. PMID: 12138150

RTA に関する総説．古い総説だが，現在でも他論文に引用されている総説である．

11) Curthoys NP, Moe OW: Proximal tubule function and response to acidosis. Clin J Am Soc Nephrol 9: 1627-1638, 2014. PMID: 23908456

アシドーシスに対する近位尿細管の反応をまとめた総説．近位尿細管の機能の理解に役立つ．

12) Zuckerman JM, Assimos DG: Hypocitraturia: pathophysiology and medical management. Revi Urol 11: 134-144, 2009. PMID: 19918339

13) 杉本俊郎：僕の内科ジェネラリスト修行．カイ書林，2016.

14) Raphael KL: Metabolic Acidosis in CKD: Core Curriculum 2019. Am J Kidney Dis 74: 263-275, 2019. PMID: 31036389

15) Palmer BF, Clegg DJ: Physiology and Pathophysiology of Potassium Homeostasis: Core Curriculum 2019. Am J Kidney Dis 74: 682-695, 2019. PMID: 31227226

16) Roger SD, Spinowitz BS, Lerma EV, et al.: Sodium zirconium cyclosilicate increases serum bicarbonate concentrations among patients with hyperkalaemia: exploratory analyses from three randomized, multi-dose, placebo-controlled trials. Nephrol Dial Transplant, 2020. PMID: 32588050

17) Marton A, Kaneko T, Kovalik JP, et al.: Organ protection by SGLT2 inhibitors: role of metabolic energy and water conservation. Nat Rev Nephrol 17: 65-77, 2021. PMID: 33005037.

18) Meena P: SGLT2 inhibitor-induced eugycemic diabetic ketoacidosis. Renal fellow network, 2020. 〈https://www.renalfellow.org/2020/09/08/sglt2-inhibitor-induced-euglycemic-diabetic-ketoacidosis/〉(2021 年 4 月アクセス)

心　配

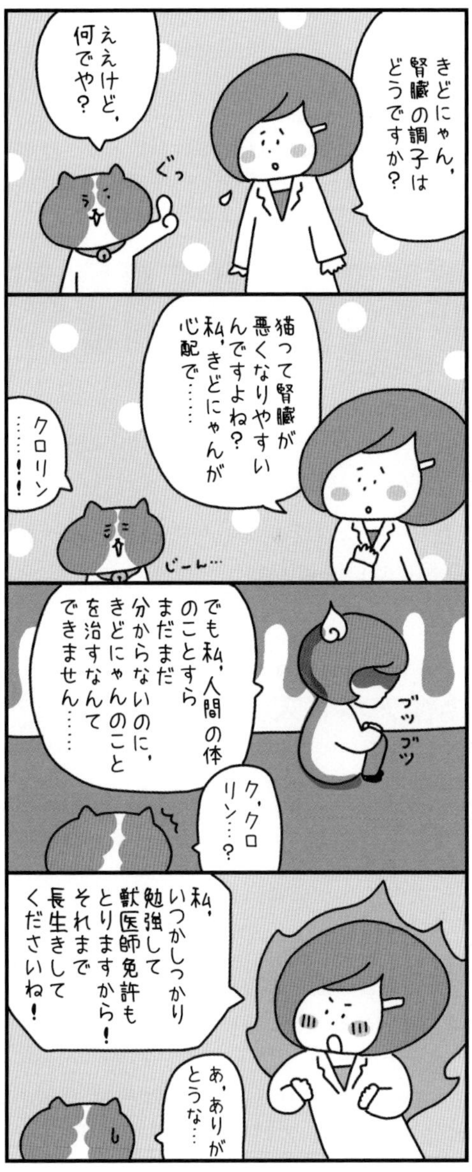
きどにゃん、腎臓の調子はどうですか？
ええけど、何でや？
ぐっ
猫って腎臓が悪くなりやすいんですよね？私、きどにゃんが心配で……
クロリン……!!
じーん…
でも私、人間の体のことすらまだまだ分からないのに、きどにゃんのことを治すなんてできません……
ブツブツ
ク、クロリン…？
私、いつかしっかり勉強して獣医師免許もとりますから！それまで長生きしてくださいね！
あ、ありがとうな…

第5話
代謝性アルカローシス

代謝性アシドーシスの症例について症例検討を行ったことで理解が深まったクロリン．きどにゃんからの提案で，今度は代謝性アルカローシスについて，2人で症例を検討してみることになりました．

今回のポイント！

- 代謝性アルカローシスの症例として，偽性アルドステロン症や低K血症などの症例について考えよう．

1　症例：偽性アルドステロン症

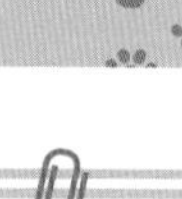

▶症例

70歳代の女性．

慢性C型肝炎で，グリチルリチン酸 glycyrrhetinic acid 製剤の投与を受けていた．3ヵ月前から血圧の上昇を認め，入院数日前から，頭痛の悪化と手足の脱力を認めるようになった．

血圧 174/76mmHg，脈拍 60/分　整，両側下腿に軽度の浮腫，両側下肢の筋力低下を認める．

血液生化学検査：

Hb 10.1 g/dL，**TP** 7.8 g/dL，**Alb** 3.7 g/dL，**AST** 60 IU/L，**ALT** 39 IU/L，**CPK** 158 IU/L，**BUN** 16 mg/dL，**s-Cre** 0.84 mg/dL，**UA** 9.3 mg/dL，**Na** 142 mEq/L，**K** 1.7 mEq/L，**Cl** 89 mEq/L，**Ca** 8.6 mg/dL，**iP** 2.3 mg/dL，**Mg** 1.5 mg/dL

随時尿化学検査：

U-Na 19 mEq/L，**U-K** 26 mEq/L，**U-Cl** 22 mEq/L，**U-Mg** 3.6 mg/dL，**U-UN** 428 mg/dL，**U-Cre** 91 mg/dL，**U-K/U-Cre**＝28.6 mEq/gCr＞13

動脈血液ガス room air（室内気）：

pH 7.631，**PaO_2** 73.9 mmHg，**$PaCO_2$** 36.2 mmHg，**HCO_3^-** 37.3 mmol/L

血漿レニン活性 plasma renin activity（PRA） 0.5 ng/mL/時

アルドステロン aldosterone＜10 pg/mL

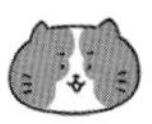
それじゃあまずはワイが経験した症例からみてみようか．
この症例の酸塩基平衡異常の状態は？

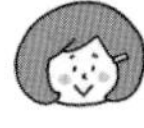
動脈血液ガス検査にて，pH 7.631 とアルカレミア alkalemia を認めます．$PaCO_2$が36.2 mmHg と軽度に低下していますが，この程度で本例の alkalemia は説明できませんよね．bicarbonate（HCO_3^-）濃度が37.3 mmol/L と増加しているので，代謝性アルカローシスだと思います．
本例は，呼吸性代償が十分でなく，この点が alkalemia の悪化につながっていると考えました．

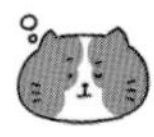
では，本例で代謝性アルカローシスをきたした要因は何や？

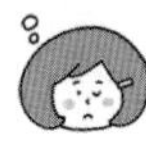
図5-1に示すように，代謝性アルカローシスはその病因を体液量に応じて鑑別せよといわれています．本例は，血圧が高く軽度の浮腫もあるので，体液過剰型だと思います．そして本例は，腎臓からの K 排泄が増加している低 K 血症も認める（U-K/U-Cre＝28.6 mEq/gCr＞13）ことから，一次的に

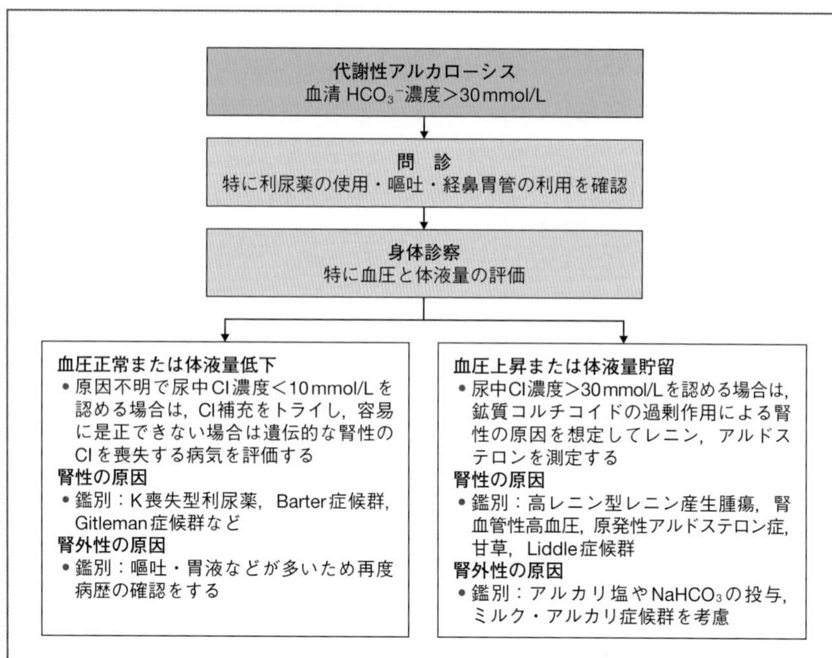

図5-1　代謝性アルカローシスの診断アルゴリズム

U-Cl濃度が20mmol/Lより大きいか小さいかで判断する，という意見もある．
症例の病態・体液量・腎機能，そして，U-Naなどの他の尿電解質濃度をみて，U-Cl濃度の過少を判断すべきである．
嘔吐など腸管から酸（HCl）が喪失する場合は，尿中Cl濃度の低下がみられる．

（杉本俊郎：代謝性アルカローシス．Current dicision supportより）

レニン・アンジオテンシン・アルドステロン系 renin-angiotensin-aldosterone system（RAAS）が亢進している病態を疑います（図5-2）．

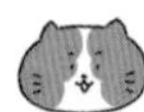
RAASの亢進を考えるということやけれども，その原因は何やと思う？

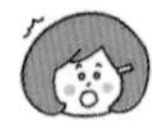
う～ん……あっ，そういえば，甘草に含まれるグリチルリチン酸が aldosterone の作用亢進をきたすということを聞いたことがあります．

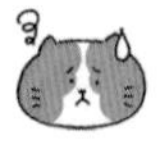
グリチルリチン酸そのものが，aldosterone 様作用を有しているのではないんや．腎遠位ネフロンの尿細管上皮細胞内には，aldosterone 受容体が存

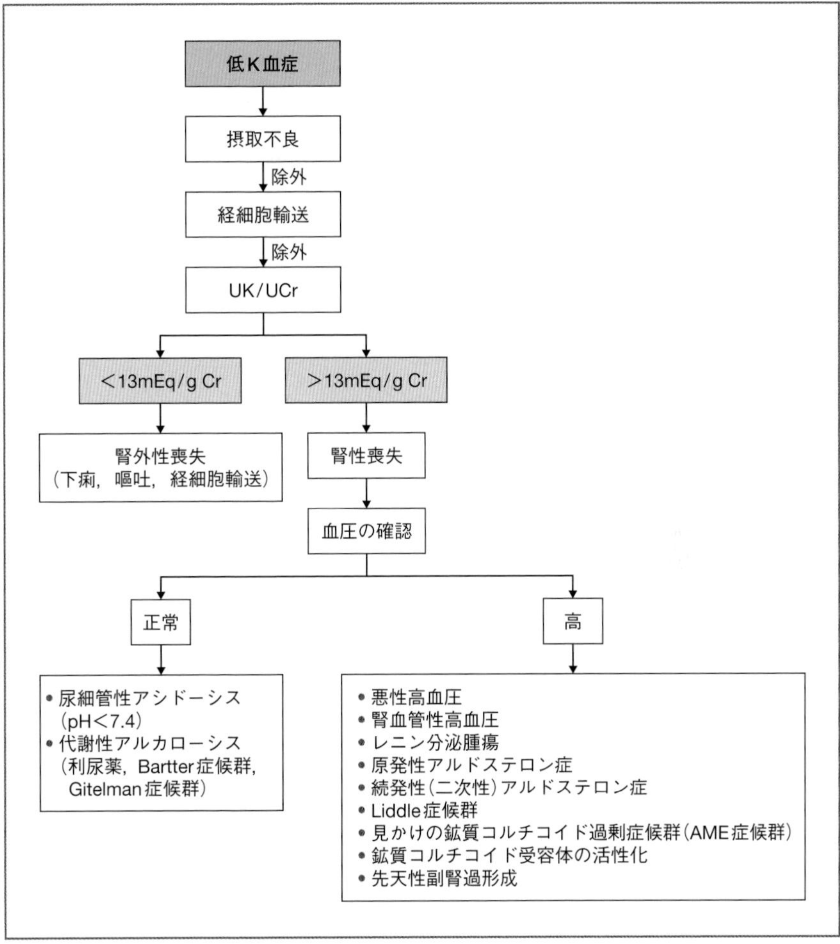

図5-2　低K血症の成因の診断過程

尿中K排泄を検討し，体液量の状態に応じて病態を鑑別する．

（杉本俊郎：詳述！学べる・使える　水・電解質・酸塩基平衡異常Q&A事典．日本医事新報社，p.249，2019より）

在し，aldosterone 作用を発揮する訳なんやけれども（aldosterone 感受性遠位ネフロン），この aldosterone 受容体に，コルチゾール cortisol，aldosterone，両ホルモンとも結合して，aldosterone 作用を引き起こすことが可能なんや．

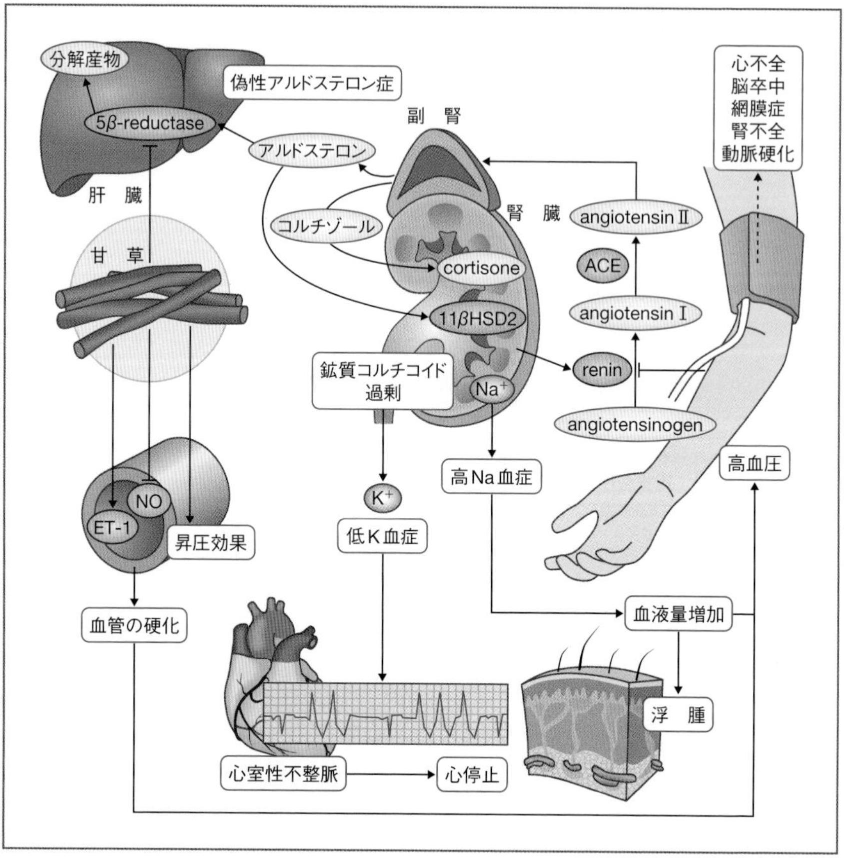

分解産物
偽性アルドステロン症
5β-reductase
アルドステロン
副　腎
肝　臓
腎　臓
コルチゾール
cortisone
11βHSD2
甘　草
angiotensin Ⅱ
ACE
angiotensin Ⅰ
renin
angiotensinogen
心不全
脳卒中
網膜症
腎不全
動脈硬化
鉱質コルチコイド過剰
Na^{+}
K^{+}
高Na血症
低K血症
高血圧
NO
ET-1
昇圧効果
血管の硬化
血液量増加
浮　腫
心室性不整脈
心停止

図5-3　グリチルリチン酸過剰の病態

グリチルリチン酸は肝臓で，aldosteroneを不活化する5β-reductaseも阻害し，aldosteroneを亢進する作用も有するようである．

(Edelman ER, Butala NM, Avery LL, et al.: Case 30-2020: A 54-Year-Old Man with Sudden Cardiac Arrest. N Engl J Med 383: 1263-1275, 2020より作成)

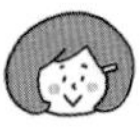
ふむふむ．

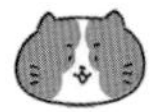
cortisol はμg/mL，aldosterone は pg/mL と血中には圧倒的に cortisol が多く存在するために，aldosterone 感受性遠位ネフロンにおいて cortisol が作用を発揮しないために，cortisol をコルチゾン cortisone（aldosterone 受容体へ結合できない）へ代謝する11β-hydroxysteroid dehydrogenase

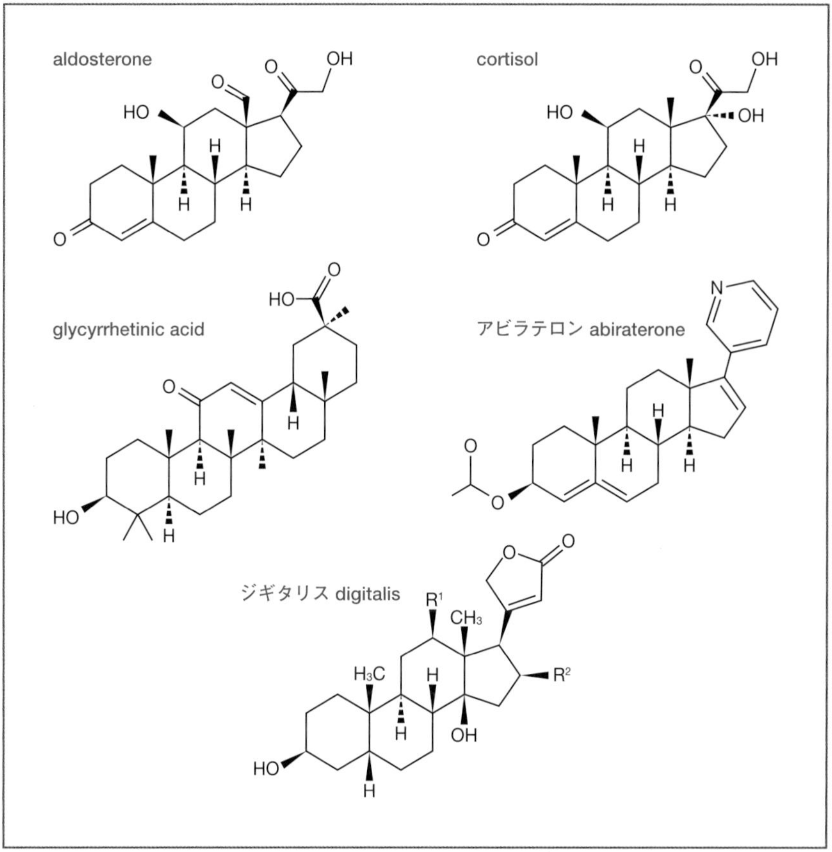

aldosterone

cortisol

glycyrrhetinic acid

アビラテロン abiraterone

ジギタリス digitalis

図5-4　後天的AMEを惹起する可能性のある薬剤

aldosteroneと構造が類似する薬剤がAMEを起こしうるとされる．
digitalisもAMEを起こしうるようである．

(Edelman ER, Butala NM, Avery LL, et al.: Case 30-2020: A 54-Year-Old Man with Sudden Cardiac Arrest. N Engl J Med 383: 1263-1275, 2020より作成)

type 2 (11βHSD2) という酵素が存在するんや．グリチルリチン酸は，この11βHSD2を阻害することで，cortisol が aldosterone 受容体に結合することが可能となり，見かけの鉱質コルチコイド過剰 apparent mineralocorticoid excess (AME) という病態を引き起こすといわれているんや (図5-3，4)．

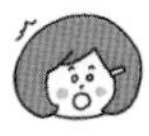
Apparent mineralocorticoid excess？ 初めて聞きました！

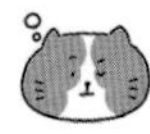
実際，本例でも，cortisol が aldosterone 受容体に結合し作用を発揮することから，PRA 0.5 ng/mL/時，aldosterone<10 pg/mL と RAAS の抑制が確認されておるんや.
（より正確な診断には，尿中 cortosol/cotisone 比の増加を確認する.）

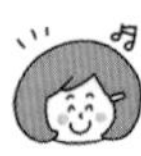
なるほど．それじゃあ本例の治療は，グリチルリチン酸製剤の投与の中止，経口 KCl 製剤の投与を行うべきですね.

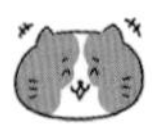
その通りや．経口 KCl 製剤の投与は，代謝性アルカローシスも存在することから合目的やな.
本例は，血圧も高く，体液過剰状態にあったので，その効果の発現には時間がかかる（48時間程度）が，抗 aldosterone 作用を有するスピロノラクトン spironolactone も併用したんや．グリチルリチン酸は半減期が長いことから，投与を中止しても，AME の状態は1～2週程度継続するといわれているんや.

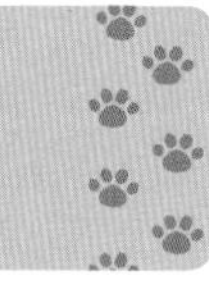

2　症例：アルコール多飲，下痢，低カリウム血症の一例

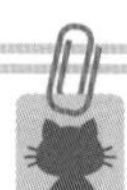

▶ 症例

60歳代の男性．アルコール多飲の病歴があり，何度か低 K 血症に伴う脱力発作での入院歴あり.

ここ数週間摂食不良・頻回の下痢が出現し，次第に体動困難になってきた．昨日より起床不能となり，救急搬送され入院となった.

意識レベル清明，血圧 97/69 mmHg，体温 37℃，脈拍 80/分　整，両側上肢，両側下肢の筋力低下あり.

入院時検査

血液生化学検査：

Hb 10.7 g/dL, **TP** 5.4 g/dL, **Alb** 3.1 g/dL, **AST** 75 IU/L, **ALT** 40 IU/L, **LDH** 490 IU/L, **CPK** 689 IU/L, **Glu** 126 mg/dL, **BUN** 14 mg/dL, **Cre** 1.11 mg/dL, **Na** 140 mEq/L, **K** 3.2 mEq/L, **Cl** 100 mEq/L

検尿：

pH 6.5, **Pro** 1＋, **OB** －, **Glu** －

入院後, 0.9％NaCl 液500 mL ＋10 mEq KCl 混注が静脈内投与された.

入院2病日

血液生化学検査：

Hb 10.0 g/dL, **TP** 4.9 g/dL, **Alb** 2.6 g/dL, **AST** 78 IU/L, **ALT** 34 IU/L, **LDH** 291 IU/L, **CPK** 2,109 IU/L, **Glu** 132 mg/dL, **BUN** 11 mg/dL, **Cre** 1.15 mg/dL, **UA** 6.3 mg/dL, **Na** 146 mEq/L, **K** 1.8 mEq/L, **Cl** 105 mEq/L, **Ca** 7.4 mg/dL, **Pi** 2.2 mg/dL, **Mg** 2.1 mg/dL, **intact-PTH** 84 pg/mL（10～65）

検尿：

pH 6.0, **Pro** 1＋, **OB** －, **glu** －

U-Na 102 mEq/L, **U-K** 3.0 mEq/L, **U-Cl** 119 mEq/L, **U-Cre** 44.5 mg/dL, **U-UN** 116.2 mg/dL, **U-UA** 28.4 mg/dL, **U-Ca** 3.9 mg/dL, **U-Pi** 19.9 mg/dL, **U-Mg** 2.0 mg/dL

動脈血液ガス room air（室内気）：

pH 7.541, **$PaCO_2$** 38 mmHg, **PaO_2** 71 mmHg, **HCO_3^-** 32.8 mmol/L

次はクロリンの症例やな.

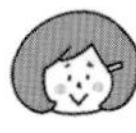
はい. この症例は, 入院後も低 K 血症, 四肢の脱力が改善しないということで相談を受けました. そこで, 動脈血液ガス検査と随時尿の生化学検査を行いました.

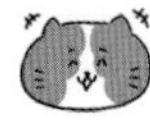
随時尿電解質検査と血液ガスの検査を原因精査のために行っていて，偉いやないか．で，本例の病態はどう考えるんや？

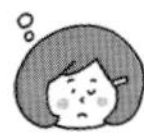
血液ガスの結果からは，pH 7.541と alkalemia を認めます．そして，$PaCO_2$ はほぼ正常であり，HCO_3^- 濃度が上昇していることから，代謝性アルカローシスを呈していると判断しました．$PaCO_2$ はほぼ正常であることから呼吸性の代償はなく，呼吸性アルカローシスも併発しているのかもしれません．

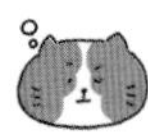
では，この代謝性アルカローシスの成因は？
（本例の呼吸性アルカローシスは，アルコール性肝障害によるもののようやな……．）

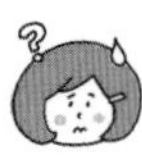
図5-1に示したように，本例は，下痢や摂食不良を認めることや血圧が低いことから，細胞外液量の減少を疑います．そして，尿中の Na や Cl の濃度が高いことから，腎外性に酸（HCl）が失われているのではなく，腎性に酸が失われアルカローシスになっていると判断しました．そうすると，利尿薬の内服などが考えられたのですが，内服歴は病歴や患者さんの話から否定的でした．ここでわからなくなったのは，本例は摂食不良・下痢が主な病状なので，腎外性の要因を考えるべきと思ったのですが……．

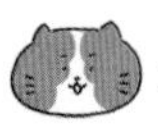
本例は，もう１つ特記すべき電解質異常があるな．

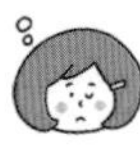
低 K 血症ですよね．この低 K 血症の成因もみてみたんですが，随時尿の K 濃度が非常に低く，この点は腎外性の K 喪失を疑います．このことは，摂食不良や下痢による腸液からの K 喪失と考えると病態に当てはまるように思います．
一般的に，下痢は腸管から K^+ や HCO_3^- を喪失するので，代謝性アシドーシスや低 K 血症を起こすと教科書には記載されているんですけど，本例は何か特殊な下痢なんでしょうか？

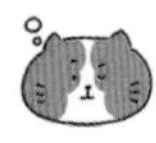
一般的に下痢は，腸管で体液喪失に対応するために，Na，Cl の再吸収に伴い，K^+，HCO_3^- を喪失することが多いといわれているんや．中には，下痢による Cl の喪失により代謝性アルカローシス発症する場合もあるんやけど，後天

的なクロール下痢症 chloride diarrhea はまれなことや，Cl 濃度の高い輸液を行った後ではあるが随時尿の Cl 濃度が高いことから，下痢による Cl の喪失は考えづらいと思うな．

本例は，alkalemia や代謝性アルカローシスにもかかわらず，尿の pH が低い（奇異性酸性尿）を認めていることから，腎臓が alkalemia や代謝性アルカローシスに適切に対応していないんやと思うな．

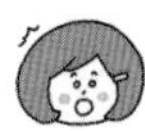

腎臓が適切に反応していない？ それはどうしてですか？

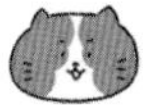

腎臓が反応していない理由としては，体内 K 含量の減少による腎集合管 A 型間在細胞の K^+/H^+-ATPase 活性増加によって，尿中 proton（H^+）の排泄が増加することと，体液量喪失によってアルドステロンの分泌が亢進することが，代謝性アルカローシスの維持因子として作用しているのではないかな（**図5-5**）．

さらに，体内 K 含量の減少は，ヘンレ上行脚の Na-K-2Cl cotransporter（NKCC2）の活性低下や，B 型間在細胞の Cl^-/HCO_3^- exchanger（pendrin）の活性の低下から Cl の喪失もきたすようになったんではないかな．

クロリンの言うように，下痢では一般的に，消化管から K^+，HCO_3^-を喪失

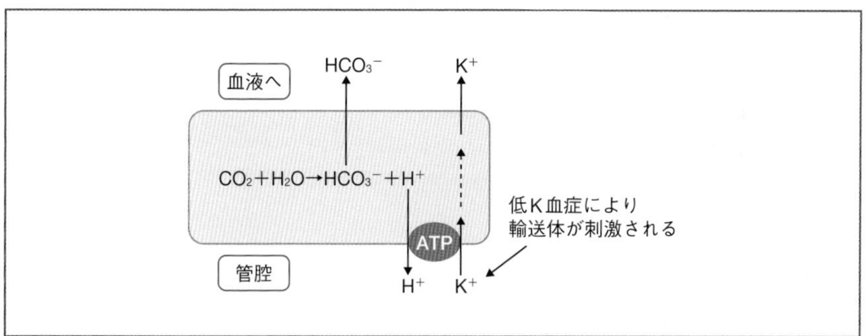

図5-5　体内K含量不足が代謝性アルカローシスを維持する機序

集合管のA型間在細胞の管腔側には，H^+分泌を行うH^+-ATPaseのみならず，K^+/H^+-ATPaseが発現している．体内のK含量が減少している時には，K^+/H^+-ATPaseが活性化して，K^+の再吸収に関与する．このため，尿中へのH^+の排泄が増加し，代謝性アルカローシスや奇異性酸性尿が生じる．

（杉本俊郎：詳述！学べる・使える　水・電解質・酸塩基平衡異常Q&A事典．p.422，日本医事新報社，2019より）

して，低 K 血症を伴う代謝性アシドーシスを呈することが多いとされている．せやけど，もともと経口摂取不良から体内 K 含量の減少が存在していた上に，下痢を発症をし，さらに K を喪失したことが，本例のような病態を引き起こしたんやないかな．

そっか，だから尿中の K 排泄が少なく，Cl の排泄が比較的多いんですね．K が不足しているので，腎臓からの HCl の喪失が継続して，代謝性アルカローシスが維持されるということですね．すると治療は K の補充，いえ，KCl の補充ですね．

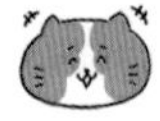

その通りや！

数日後……

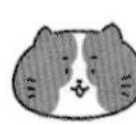

クロリン，この前の症例はどうなったんや？

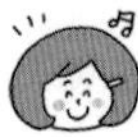

あっ，きどにゃん，この前はありがとうございました！ あの症例は，食事摂取の増加と，KCl 徐放製剤の経口投与を行いました．さらに，尿中への K 排泄の減少，代謝性アルカローシスの悪化を防ぐため，その効果発現まで 2 日を有するんですが，抗アルドステロン薬であるスピロノラクトン 25 mg も併用しました．その結果代謝性アルカローシス，低 K 血症の改善を得て，四肢の脱力感も改善しました．

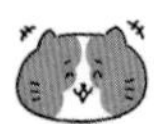

ばっちり対応できたようやな．

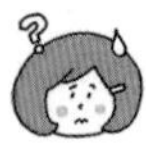

はい！ あっ，でも，今度はまた別の症例のことでちょっと困っていて……．ちょっと今いいですか？

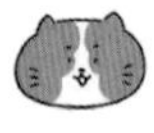

もちろんや！

3　症例：嘔吐による代謝性アルカローシス

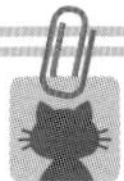

▶症例

60歳代の男性.

3ヵ月前から，悪心・嘔吐が出現．数日前より，食事が摂れなくなり，嘔吐を繰り返すようになった．前日より，全身倦怠感の増悪，四肢の脱力感が出現したため，救急外来を受診した.

救急外来での検査結果

血液生化学検査：

Hb 11.8g/dL，**WBC** 13,710/μL，**Plts** 27.4万/μL，**TP** 7.4g/dL，**Alb** 4.2g/dL，**AST** 20IU/L，**ALT** 11IU/L，**Na** 131mEq/L，**K** 3.0mEq/L，**Cl** 63mEq/L，**Ca** 8.8mg/dL，**BUN** 112mg/dL，**Cre** 4.24mg/dL，**UA** 14.3mg/dL

動脈血液ガス room air（室内気）：

pH 7.53，**$PaCO_2$** 72mmHg，**PaO_2** 51mmHg，**HCO_3^-** 69.4mmol/L

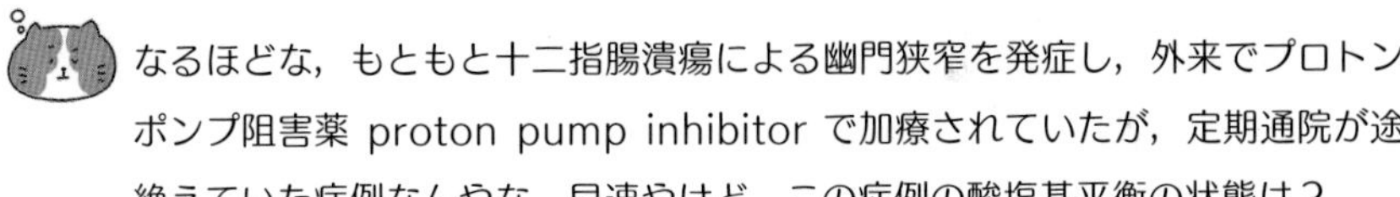

なるほどな，もともと十二指腸潰瘍による幽門狭窄を発症し，外来でプロトンポンプ阻害薬 proton pump inhibitor で加療されていたが，定期通院が途絶えていた症例なんやな．早速やけど，この症例の酸塩基平衡の状態は？

pH 7.53の alkalemia を認めます．そして，HCO_3^- 69.4mmol/L と著明に増加しており，代謝性アルカローシスを認めます．呼吸性の代償は……$PaCO_2$ 72mmHg，PaO_2 51mmHg で……呼吸性代償というより，呼吸不全を発症しているのではないでしょうか？ 血清 K 濃度が3mmol/L であることから，低 K 血症の呼吸筋麻痺を発症しているのではないでしょうか？

●本例の，$PaCO_2$ 72mmHg，PaO_2 51mmHg は呼吸不全か？

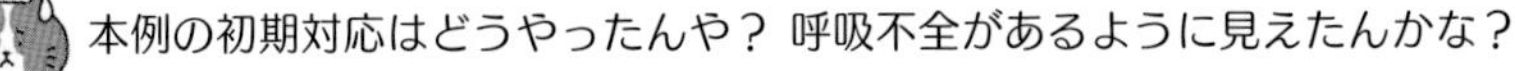

本例の初期対応はどうやったんや？ 呼吸不全があるように見えたんかな？

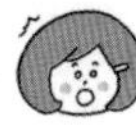
あっ……初期対応は救急科の Dr が対応されたんですが，患者さんは呼吸困難感もなく，意識も清明で，呼吸不全があるように見えなかったようです…….

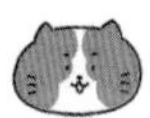
クロリン，代謝性アルカローシスの呼吸代償は，教科書にはどう書いてある？

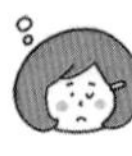
ほとんどの教科書には，代謝性アルカローシスの呼吸性代償範囲の限界値は60 mmHg と記載されてます．やっぱり，本例の $PaCO_2$ 72 mmHg，PaO_2 51 mmHg は，代謝性アルカローシスの呼吸代償では説明できないと思うんですけど（**表5-1**）……？．

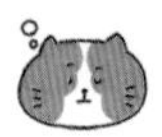
そうやな，代表的な代謝性アルカローシスの総説でも，呼吸性代償で $PaCO_2$ 55 mmHg を超えることはまれという記載があるのが事実やな．しかし，この記載の根拠は，正常人に $NaHCO_3$ 製剤を投与して惹起した代謝性アルカローシス時の呼吸代償をみた研究が根拠のようなんや．
これらの研究の結果をみると，HCO_3^- 濃度は45 mmol/L 程度まで増加し，確かに $PaCO_2$ は55 mmHg 程度までしか上昇していない．でもな，正常人に HCO_3^- を投与した場合，その一部は CO_2 となり呼吸を促進すると考えら

表5-1　一次性酸塩基平衡異常における代償性変化の推測とその限界

	代償性変化の予測範囲	代償範囲の限界値
代謝性アシドーシスの呼吸性代償	$\Delta PaCO_2 = 1 \sim 1.3 \times \Delta HCO_3^-$	$PaCo_2$ ＝ 15 mmHg
代謝性アルカローシスの呼吸性代償	$\Delta PaCO_2 = 0.5 \sim 1.0 \times \Delta HCO_3^-$	$PaCo_2$ ＝ 60 mmHg
呼吸性アシドーシスの代謝性代償（急性）	$\Delta HCO_3^- = 0.1 \times \Delta PaCO_2$	HCO_3^- ＝ 30 mEq/L
呼吸性アシドーシスの代謝性代償（慢性）	$\Delta HCO_3^- = 0.35 \times \Delta PaCO_2$	HCO_3^- ＝ 42 mEq/L
呼吸性アルカローシスの代謝性代償（急性）	$\Delta HCO_3^- = 0.2 \times \Delta PaCO_2$	HCO_3^- ＝ 18 mEq/L
呼吸性アルカローシスの代謝性代償（慢性）	$\Delta HCO_3^- = 0.5 \times \Delta PaCO_2$	HCO_3^- ＝ 12 mEq/L

（注）慢性の呼吸性アシドーシスとは24時間以上続くもの．
（注）Δ計算を行うときは HCO_3^- は24mEq/L，$PaCo^2$ は40mmHg，AGは12mEq/Lを正常値とする．

（門川俊明：電解質輸液塾　改訂2版．中外医学社，p.94，表10，2013より）

れており，本例のような胃酸喪失による代謝性アルカローシスの呼吸性代償の解釈にこれらの研究の結果を当てはめるのは問題があるんやないかな.
(一次性酸塩基平衡異常の代償性変化の予測式の根拠には，イヌやブタなどの実験動物による検討が含まれている. イヌは常にハーハーと呼吸しており，もともと呼吸性アルカローシスである)

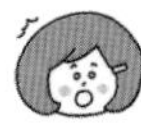
へ～！ 今まで，一次性酸塩基平衡異常の代償性変化の予測式の根拠なんて考えたことなかったです.

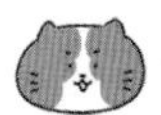
さらに，症例報告ではあるけど，本例と同じような嘔吐による著明な代謝性アルカローシスの症例で，$PaCO_2$が70 mmHg 以上を呈した報告があることや，Rose の教科書[10]に，alkalemia の場合は PaO_2が50 mmHg 未満にならない限り呼吸は促進されないという記載もあることなどから，この症例の $PaCO_2$ 72 mmHg，PaO_2 51 mmHg は，「代謝性アルカローシスに対する代償でない」とはいえないと思う.
以上の現状を踏まえ，代謝性アルカローシスに対する呼吸性代償の評価として，HCO_3^-濃度が45 mmol/L 未満の時は，病歴などの臨床所見を確認のうえ，ΔCO_2 (mmHg) = 0.7 × ΔHCO_3^- (mmol/L) の推測式を用いることは可能であるが，HCO_3^-濃度が45 mmol/L 以上の場合は，呼吸性代償を正確に推測することは不可能である（推測に用いることができる良質の臨床的エビデンスが存在しない）といわれるようになったんや.

本例は，呼吸困難感もなく意識も清明であることから，必ずしも呼吸不全でない. よって，臨床経過をみて判断する必要があるということですね. 呼吸不全と判断して人工呼吸管理を行えば，$PaCO_2$の低下からますます alkalemia の悪化をきたす可能性がありますね. 「検査ではなく，患者をみよ」という原則通りですね.

嘔吐による代謝性アルカローシスの病態

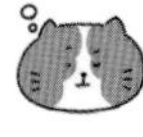
本例では尿化学検査がないようやけど，尿中電解質の排泄はどうなっていると思う？

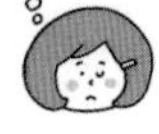

嘔吐により，胃酸として HCl の喪失が生じるので，H^+の排泄増加に伴い，体液内の HCO_3^-が増加します．これが，代謝性アルカローシスの発症要因ですよね．そして，尿中への HCO_3^-の排泄が増加するので，Na^+，K^+が HCO_3^-に伴い喪失します．さらに，胃からの Cl の喪失も伴うので，尿中への Cl の排泄は減少します．
よって，尿化学検査は，U-Cl<<U-Na となると思います．

そうやな．ただ，本例は体液量の減少や腎障害もあることから，典型的な尿化学所見を示さない可能性もあるということに注意やな．
それで，本例の低 K 血症の原因は？

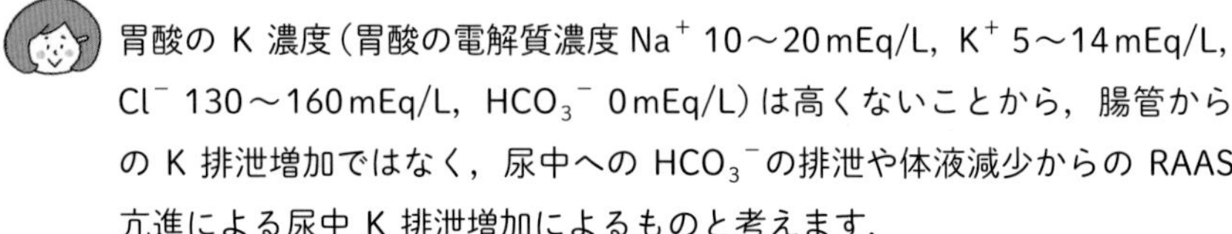

胃酸の K 濃度（胃酸の電解質濃度 Na^+ 10～20 mEq/L，K^+ 5～14 mEq/L，Cl^- 130～160 mEq/L，HCO_3^- 0 mEq/L）は高くないことから，腸管からの K 排泄増加ではなく，尿中への HCO_3^-の排泄や体液減少からの RAAS 亢進による尿中 K 排泄増加によるものと考えます．

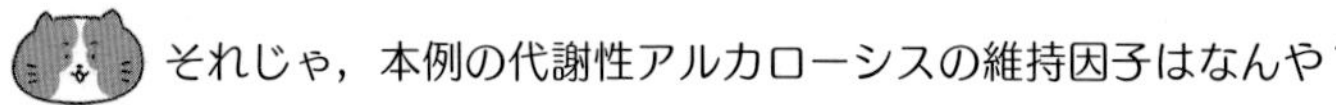

それじゃ，本例の代謝性アルカローシスの維持因子はなんや？

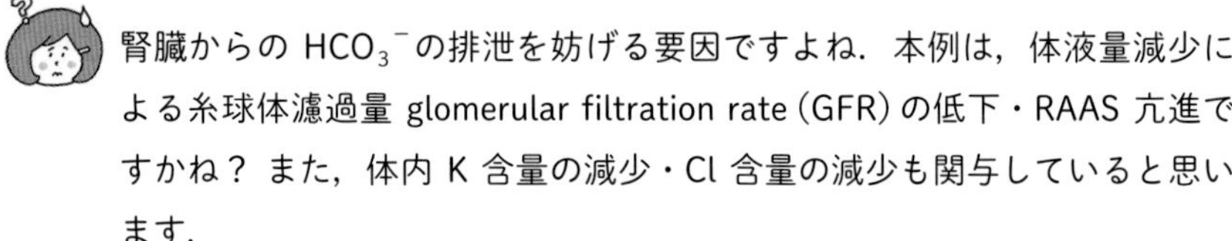

腎臓からの HCO_3^-の排泄を妨げる要因ですよね．本例は，体液量減少による糸球体濾過量 glomerular filtration rate（GFR）の低下・RAAS 亢進ですかね？ また，体内 K 含量の減少・Cl 含量の減少も関与していると思います．

よく勉強しとるな．最近は，体内 K・Cl 含量の減少は，腎臓遠位ネフロンの K^+/H^+-ATPase の活性亢進や Cl^--bicarbonate exchanger（pendrin）の活性低下による腎臓からの HCO_3^-の排泄低下を引き起こし，代謝性アルカローシスの維持因子に重要であるといわれているんや（もちろん，GFR 減少による糸球体からの HCO_3^-の排泄も当然関与している）．で，本例の治療はどうしたらいい？

本例の治療は？

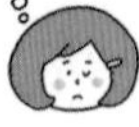

嘔吐によって胃酸を喪失したことによる代謝性アルカローシスであること

表5-2　本例の治療経過

	day1	day2	day4	day7
pH	7.59	7.64	7.52	7.48
$PaCo_2$	72	56	41	31
PaO_2	51	83	110	115
HCO_3^-	69.4	61.1	33.3	22.9
Na	122	123	131	134
K	2.5	2.5	4.6	4.4
Cl	64	68	94	103
Na-Cl	58	55	37	31
SCre/BUN	4.24/112	3.80/105	2.15/49	1.56/19
$A\text{-}aDO_2$	12.6	0.2	−9.2	−2.2
U-Cl/pH	15/8.0	16/8.0	17/8.0	66/7.5
Hb	11.8	9.5	8.6	8.5

0.9% NaCl液＋KClの静脈内投与を開始した．末梢静脈に高濃度のKを投与できないので，利尿がつくに伴い経口K製剤を併用した．十二指腸潰瘍を伴うことからグルコン酸K製剤を用いた．グルコン酸は，体内でHCO_3^-に代謝されるので，アルカローシスの改善には不利である．以上のことから代謝性アルカローシスの改善・腎機能の改善に1週間かかった．尿検査 U-Cl/pHをみると，腎機能・アルカローシス・低K血症の改善に伴い，尿中Cl濃度の増加，尿pHの低下がみられた．

から，Cl 含量の多い輸液（0.9% NaCl 液）の投与が必要だと思います（Cl 依存性代謝性アルカローシス）．また，利尿がつくとともに，尿中への K 排泄が増加するので，K 補充も必要だと思います．Cl の補充にも役立つ KCl 製剤が有用なんじゃないでしょうか？

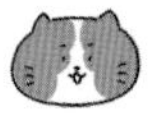

KCl 製剤は確かに有用やと思うけど，経口の KCl 製剤は，胃内で HCl 負荷になる可能性がある．本例は十二指腸潰瘍があるから，そこに注意すべきやと思うよ（表5-2）．

Column

アシドーシス・acidemia より，アルカローシス・alkalemia に注意を

酸塩基平衡異常に関する書籍などにおいて，取り上げられるのはアシドーシス・acidemia に関することが多く（本書もそうだが），アシドーシス・acidemia の有害性が強調される傾向にあると筆者は考える．さらに，敗血症の診療などにおいて，血中 lactate の上昇が予後不良のマーカーになることが知られるようになり，ますますその傾向が強くなっているように思う（oculo-lactic reflex という言葉があるほどである）．しかしヒトは，代謝により常に carbonic acid などの酸の負荷に曝されているのであり，アシドーシス・acidemia に対して感受性がそれほど高くないことに注意すべきである．“Marino's The ICU book. 4th edition” には “Acidosis is not harmful” という記載がある．アシドーシスというと心臓への障害（心筋の収縮力の障害）が危惧されるが，実際にはアシドーシスはカテコールアミンの分泌を促し，心拍出量の増加につながることが多いことや，ショック時においてアシドーシスは細胞死を抑制する効果があることが記載されている．さらに，アシドーシス・acidemia に頻用される $NaHCO_3$ 製剤に関しては，“Bicarbonate is not an effective buffer”（$CO_2+H_2O \rightleftarrows H_2CO_3 \rightleftarrows H^+ + HCO_3^-$ の pK_a が6.1であることから）や，“Bicarbonate can be harmful”（7.5% $NaHCO_3$ 製剤の PCO_2 >200 mmHg であることから，“Bicarbonate is really CO_2 burden〈an acid load！〉”）という記載もある．

一方，アルカローシス・alkalemia は，中枢神経系の血管の収縮を惹起し脳虚血を生じさせる可能性があり，アシドーシス・acidemia より注意すべき病態であると筆者は考えている．嘔吐や利尿薬の使用により，入院患者の約1/3に代謝性アルカローシスが発症しているといわれているが，その存在を知られていないのが現状ではないだろうか．代謝性アルカローシスの維持因子は，腎臓の機能低下を意味することから，症例の予後の悪化に関与している可能性がある．また，呼吸性アルカローシスの成因には予後不良の病態も多いことにも注意すべきであると筆者は考える．

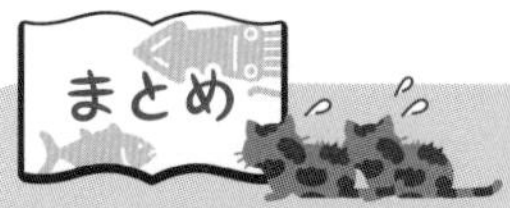

- 代謝性アルカローシスの病態の把握にアルゴリズムは有用であることが多いが，代謝性アルカローシスの発症・維持因子を理解していないとアルゴリズムは診断には役立たない．
- 「検査ではなく，患者をみよ」！
  代謝性アルカローシス の維持因子，つまり，腎臓から HCO_3^-の排泄が障害される機構に注目せよ．

文　献

1) Edelman ER, Butala NM, Avery LL, et al.: Case 30-2020: A 54-Year-Old Man with Sudden Cardiac Arrest. N Engl J Med 383: 1263-1275, 2020. PMID: 32966726

2) Sugimoto T, Ogawa N, Yamamoto K, et al.: A hyperparathyroid state in a patient with glycyrrhetinic acid-induced pseudoaldosteronism. Intern Med 46: 57-58, 2007. PMID: 17202736

3) 杉本俊郎: 代謝性アルカローシス. Current dicision support.

4) 杉本俊郎: 詳述！学べる・使える　水・電解質・酸塩基平衡異常 Q&A 事典. 日本医事新報社, 2019.

5) Luke RG, Galla JH: It is chloride depletion alkalosis, not contraction alkalosis. J Am Soc Nephrol 23 (2): 204-207, 2012. PMID: 22223876

6) 杉本俊郎: もう困らない　外来・病棟での腎臓のみかた. 中外医学社, 2020.

7) Galla JH: Metabolic alkalosis. J Am Soc Nephrol 11: 369-375, 2000. PMID: 10665945

   代謝性アルカローシスに関する代表的な総説．

8) Javaheri S, Shore NS, Rose B, et al.: Compensatory hypoventilation in metabolic alkalosis. Chest 81: 296-301, 1982. PMID: 6799256

   代謝性アルカローシスの呼吸性代償を検討し，推測式
   ΔCO_2 (mmHg) = 0.7 × ΔHCO_3^- (mmol/L)
   を導き出した研究．

9) Javaheri S, Nardell EA: Severe metabolic alkalosis: a case report. Br Med J 283: 1016-1017, 1981. PMID: 6794744

   報告された症例では，嘔吐による胃液喪失により，pH 7.59，PaO_2 43.5mmHg，$PaCO_2$ 85.5mmHg，HCO_3^- 82mmol/L を呈していた．

10) Rose DB, Post TW: Clinical Physiology of acid-base and electrolyte disorders. McGraw-Hill, 2001.

11) Huber L, Gennari FJ: Severe metabolic alkalosis in a hemodialysis patient. Am J Kidney Dis 58: 144-149, 2011. PMID: 21621890

   AJKD の水・代謝異常セミナーシリーズの一編．代謝性アルカローシスの考え方がまとめてある．

12) Luke RG, Galla JH: It is chloride depletion alkalosis, not contraction alkalosis. J Am Soc Nephrol 23: 204-207, 2012. PMID: 22223876

13) Gennari FJ: Pathophysiology of metabolic alkalosis: a new classification based on the centrality of stimulated collecting duct ion transport. Am J Kidney Dis 58: 626-636, 2011. PMID: 21849227

代謝性アルカローシスの腎性維持因子に関する新しい考え方が紹介されている.

14) 門川俊明: 電解質輸液塾　改訂２版. 中外医学社, 2020.

15) 杉本俊郎: 僕の内科ジェネラリスト修行. カイ書林, 2016.

16) Marino PL: Marino's The ICU book. 4th Edition. Wolters Kluwer, 2014.

第6話 複雑な酸塩基平衡・電解質異常を呈した症例

さまざまなアシドーシスやアルカローシスの症例を経験し，クロリンは酸塩基平衡異常に対して自信がついてきたようです．とはいえ，複雑な症例に悩むこともある様子．一方きどにゃんは，成長したクロリンをみて，何やら考えていることがある様子です．

今回のポイント！

- 混合性の酸塩基平衡異常にどのように対応するか，症例を通して考えよう．

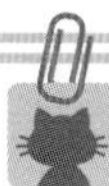

▶ 症例

40歳代の男性．

閉塞性黄疸にて入院．膵臓癌と診断され，減黄のため経鼻胆道ドレナージを開始．摂食開始ともに，ドレナージされる消化管液（胆汁）が増加．1日，1,500 mL から2,000 mL に達し，急激な腎機能の低下（急性腎障害 acute kidney injury〈AKI〉），尿量の低下を認めた．

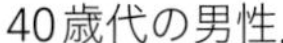

血液生化学検査：

Hb 17.4 g/dL，**Alb** 4.2 g/dL，**Glu** 117 mg/dL，**BUN** 110 mg/dL，**Cre** 5.30 mg/dL，**UA** 13.6 mg/dL，**Na** 117 mEq/L，**Cl** 79 mEq/L，**K** 6.5 mEq/L，**Mg** 3.0 mg/dL，**Ca** 8.1 mg/dL，**Pi** 11.6 mg/dL
lactate 2 mmol/L，総ケトン体 0.075 mmol/L

検尿：
pH 5.0，タンパク 1 ＋，尿潜血 ＋－，顆粒円柱あり

随時尿化学検査：
Na 15 mEq/L，K 79.5 mEq/L，Cl 11 mEq/L，Pi 95.7 mg/dL，
Ca 2.3 mg/dL，Mg 3.9 mg/dL，U-UN 308.8 mg/dL，Cre 187.6 mg/dL

動脈血液ガス room air（室内気）：
pH 7.440，$PaCO_2$ 27 mmHg，PaO_2 126 mmHg，HCO_3^- 17.6 mmol/L，
standard base excess (sBE) －5.9 mmol/L

心電図：
有意な所見なし

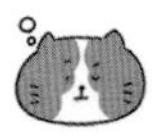
本例の酸塩基平衡の状態は？

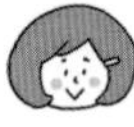
動脈血液ガス検査にて，pH 7.440 と軽度のアルカレミア alkalemia を認めます．$PaCO_2$ 27 mmHg であることから，呼吸性アルカローシスの存在を疑いますが，pH の上昇，alkalemia の状態が軽度であることから，代謝性アシドーシスの存在，混合性の障害の可能性を考えます．

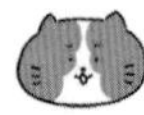
うんうん，他には？

さらに，アニオンギャップ anion gap (AG) は $117 - 79 + 17.6 = 20.4$ mmol/L ＞20 mmol/L であり，AG 開大性の代謝性アシドーシスを疑います．血中 lactate やケトン体濃度の上昇はなく，乳酸アシドーシスやケトアシドーシスではないようです．

ΔAG＝8.4
Δbicarbonate (HCO_3^-)＝6.4
$\Delta AG - \Delta HCO_3^- = 2$ mmol/L ＜ 6

で，他の代謝性の酸塩基平衡異常はないようです．

pH がほぼ正常範囲にあることから，混合性の酸塩基平衡異常を疑ったということやな．本例は，他にも腎・電解質異常が存在するよな．

そうですね，BUN 110 mg/dL，Cre 5.30 mg/dL，K 6.5 mEq/L，Na 117 mEq/L と，著明な腎障害・高 K 血症・低 Na 血症を認めます．

なんでこのような腎障害・電解質異常が生じたんやと思う？

過剰な胆汁の喪失による細胞外液量減少が原因の AKI，腎機能低下による腎臓からの K 排泄障害によって起きた高 K 血症，そして自由水排泄障害による低 Na 血症，ということだと思います．このことは，病歴だけでなく，随時尿 Na 15 mEq/L < 20 mEq/L からも支持されると思います．

うん，よくわかっとるな．では，本例の治療はどうすればいい？
（注：これ以降の記述について，筆者の勤務する施設は持続的血液濾過療法は可能であるが血液透析は施行不能であり，本例は透析設備のある施設への転院も不可能な状況であったことを了解いただきたい．）

体液量減少による AKI がこれらの病態の主因ですから，細胞外液の輸液を行い体液量の回復を図るべきですよね．そして，早期に利尿をつけて，これ以上の血清 K 濃度の上昇を避けること，腎臓からの自由水の排泄から，血清 Na 濃度の上昇を図ることが必要です．

細胞外液を輸液するということやけれども，頻用している Ringer 液を使うのかな？

いえ，Ringer 液には，低いですけど K 4 mEq/L 程度が含まれているので，K を含まない生理食塩液（0.9% NaCl 液）を投与すべきと考えます．

でもな，0.9% NaCl 液の投与では，血清 K 濃度が上昇する可能性があるで．

えっ，0.9% NaCl 液は K を含んでいないのに，血清 K が上昇するんですか？

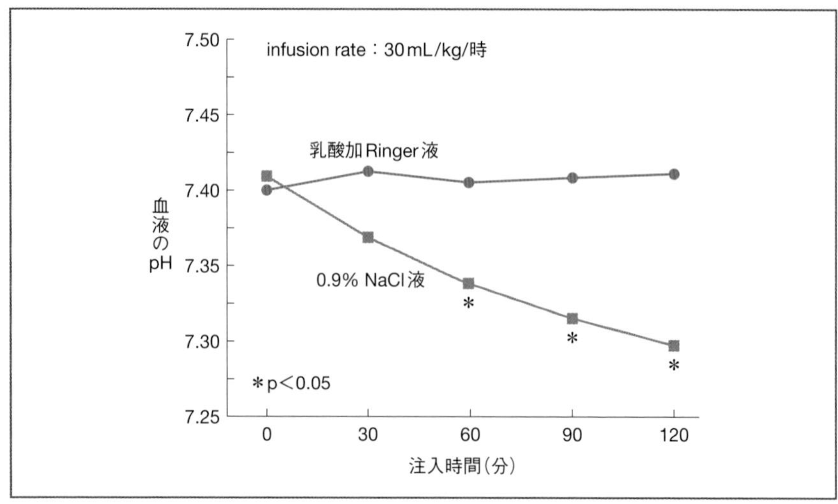

図6-1　多量の0.9% NaCl液は，代謝性アシドーシスをきたす

2時間で5～6Lの輸液を行った場合，
0.9% NaCl液　SID＝Na 154－Cl 154＝0
乳酸加Ringer液　SID＝Na 130－Cl 109＝21（lactate 29mmmol/Lを含むと，SID＝40）
（Marino PL: Marino's The ICU book. 4th Edition. Lippincott Williams & Wilkins, 2014より作成）

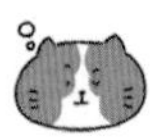
多量の0.9% NaCl 液の投与は，代謝性アシドーシスをきたすこと（図6-1）より，血清 K 濃度を上昇させる可能性があることが知られているんや．

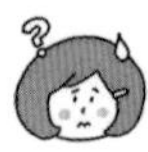
乳酸加 Ringer 液と比較して，0.9% NaCl 液の投与では血液の pH の低下がみられますね．どうしてですか？

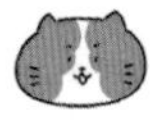
従来はこのアシドーシスを，多量の輸液によって血中 HCO_3^- が希釈され，濃度が減少することによりアシドーシスが発症する，と解釈して希釈性アシドーシスと呼んできた．でも最近は，特に救急や集中治療の領域において，Stewart 法を用いた考え方でこのアシドーシスを説明するようになってきたんや．

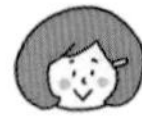
Stewart 法ですか．

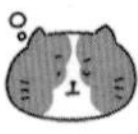
Stewart 法による酸塩基平衡の解釈の特徴の一つに，血漿という水溶液は電

気的に中性であり，そして血漿の酸塩基平衡は，血漿中に非常に豊富に存在する水（H_2O，55 mol/L）の電離で決定される（H^+，OH^-），という考え方がある．そして，この水の電離は，血漿に存在する電離するイオン（完全に電離する，strong ion）の影響を受けるということなんや．
つまり，強陽イオンと強陰イオンのバランスの変化が酸塩基平衡に影響を与えるという考え方や．この強陽イオンと強陰イオンのバランスの変化を，血漿中の強陽イオン濃度と強陰イオン濃度の差 strong ion difference（SID）で表すんやな．

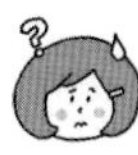

強陽イオン濃度と強陰イオン濃度の差？　具体的にはどういうことですか？

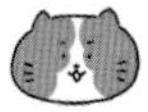

強陽イオンが増加すると，SID が増加する，ということや．そして陽イオンが増加すると，水の電離で OH^-が増えることになり，アルカローシスとなる．逆に強陰イオンが増加すると，SID は減少する．陰イオンが増加すると，水の電離で H^+が増え，アシドーシスになるといえるんや．
血漿や輸液の中に多い強陰イオンは，Cl^-になるので，Stewart 法による酸塩基平衡の解釈は，Cl^-を酸と考える解釈方法ともいえるな（血漿 Na 濃度の正常値が140 mEq/L，Cl の正常値が102 mEq/L と仮定すると，同じ1 mmol/L でも Cl 濃度の変化のほうが酸塩基平衡に与える影響は大きいと考えられる）．

Stewart 法的に0.9% NaCl 液の輸液を考えると，0.9% NaCl 液は，SID＝0より，大量に投与すると血漿の SID が減少して，代謝性アシドーシスを発症するということですね．

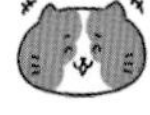

そういうことやな．さらに，輸液療法を Stewart 法的に考える時に注意すべきことは，弱酸である血漿アルブミンの希釈により，代謝性アルカローシスも発症することなんや．このアルカローシスに関しては，議論が分かれるところであり，ここでは，そんなこともあるんやという程度でいいと思うで．
さらに，前述の輸液の Stewart 法的解釈をさらに推し進めていくと，正常の血漿 SID が約40 mmol/L，そして，輸液で減少する血清アルブミンの陰性荷電を最大16 mmol/L と仮定すると，SID 40－16＝24以上の輸液，つまり

SID 正常 HCO_3^-濃度 24mmol/L 以上の輸液を施行すると，SID の低下をきたさない，つまりアシドーシスをきたさない輸液を施行できるという意見があるんや.

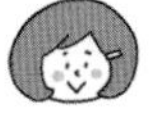

それでは，本例の輸液は，Stewart 法的解釈を取り入れて，SID＞30mmol/L 程度の輸液を行うことで，代謝性アシドーシスの悪化をきたさないようにすることが，血清 K 濃度の上昇を予防するのに有用ではないかということですね.
それでは，輸液プランとして，
①0.9% NaCl 液に，7% $NaHCO_3$液 20mL 1アンプル（20mL 16.6mmol/L SID=833mmol/L，Stewart 法的には HCO_3^-は strong ion でなく，0mmol/L である）を追加し，
②SID 33.2mmol/L（Na 187.2mmol/L，Cl 154mmol/L）の細胞外液を調合し，時間150mL で投与します.
③そして，時間尿を追いかけて，過剰な血清 Na 値の補正を避けるため，時間尿が100mL を超えた時点で，自由水の投与として5% ブドウ糖液を1：1で投与することにします（本例ではいつから低 Na 血症を発症したか不明なため）.
大量輸液により血漿アルブミン濃度が減少して，アルカローシスが発症することは，高 K 血症に関しては改善方向に働くはずので，本例では問題視しません.

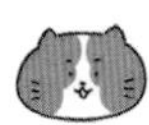

うん，それでええんやないかな.

数日後……

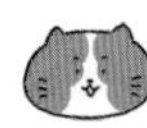

おっ，クロリン．この前の症例はどうやった？

はい，実際にあの症例は，最後に考えた輸液プランで，腎機能，高 K 血症，低 Na 血症，代謝性アシドーシスの改善を得ることができました（表6-1）！これもきどにゃんのおかげです．ありがとうございました！

表6-1　本例の経過

	0hr	6hr	12hr	24hr	48Hr
BUN/Cre/UA	110/5.15/13.4	113/4.85/9.5	107/3.78/11.5	91/2.86/9.4	57/1.68/6.3
Alb	4.1	3.8	3.4	3.3	3.1
iP	11.1	9.5	7.2	6.2	3.1
Na/K	116/6.5	121/6.1	121/4.8	125/4.5	133/4.0
Cl/aSID	80/42.5	84/43.1	86/39.8	90/39.5	96/41
ケトン/Lac	0.065/2.1	0.11/1.67	0.056/1.67		
U-Na/K/Cl	17/79.3/19	14/76/11	14/41.9/12	10/21.7/31	21/35.3/31
pH	7.440		7.431		
$PaO_2/PaCO_2$	126/27		103/33		
HCO_3^-/sBE	17.6/−5.9		21.5/−2.1		

↑利尿時間100mLつき，5%ブドウ糖液追加.
SID 33.2mmol/L (Na 187.2mmol/L, Cl 154mmol/L) の細胞外液の効果.
血漿iP濃度が高いことも，Stewart法的には弱酸の増加，代謝性アシドーシスにつながる.
輸液でiP濃度が低下すると，アルカローシスとなる.

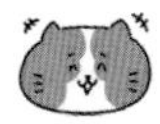

あれくらい複雑な症例に対処することができるようになったら，クロリンももう一人前や．そろそろワイの指導も終わりやな.

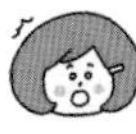

えっ，きどにゃん……？

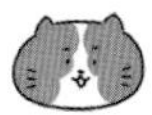

またいずれ会うこともあるかもしれんな．そのときまで，またな！

(注：アシドーシスの治療に用いられる7% $NaHCO_3$製剤〈Na^+ 833mmol/L, HCO_3^- 833mmol/L，SID=＋833mmol/L〉や，輸液のアルカリ剤として使用される乳酸ナトリウム製剤(NaLactate，乳酸が体内で HCO_3^-に代謝)は，従来なら HCO_3^-を補充してアシドーシスを改善させると考えられていた．しかし Stewart 法的には，HCO_3^-の補充でなく，Na^+を補充して SID を増加させることでアシドーシスを改善させると解釈できる．また，代謝性アルカローシス(特に低 K 血症を伴うとき)は，KCl の補充が必要とされていたが，KCl 液は，投与された K^+は細胞内へ移行し，Cl^-が細胞外液の SID を低下させアルカローシスを改善させると Stewart 法的に解釈される.)

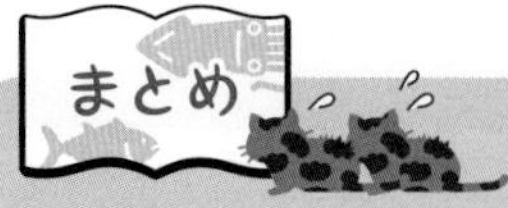

- 0.9% NaCl 液の投与を行うと，代謝性アシドーシスが発症し血清 K 濃度が上昇する可能性がある．
- Stewart 法的解釈を取り入れることで，最適な輸液を施行できることがある．

文　献

1) Marino PL: Marino's The ICU book 4th Edition. Lippincott Williams & Wilkins, 2014.
SID の概念が，細胞外液の輸液の項でわかりやすく説明してある．
2) 杉本俊郎: 僕の内科ジェネラリスト修行．カイ書林，2016.
3) 杉本俊郎: 詳述！学べる・使える 水・電解質・酸塩基平衡異常 Q&A 事典．日本医事新報社，2019.

索引

数字索引

英語索引

A

B

C

D

E

F

G

H

R

S

T

U

V

W

日本語索引

あ行

か行

さ行

た行

な行

は行

ま行

や行

ら行

著者紹介

杉本俊郎　滋賀医科大学総合内科学講座　教授
国立病院機構東近江総合医療センター　内科診療部長

略　歴

1989年　3月　滋賀医科大学卒業
同年　　5月　滋賀医科大学医学部附属病院臨床見学生
同年　　6月　同　医員（研修医）
1995年　3月　同上卒業　医学博士取得
同年　　9月　米国ミシガン大学生化学研究員
1998年　4月　滋賀医科大学附属病院医員
1999年　4月　長寿科学振興財団リサーチレジデント
2000年 10月　滋賀医科大学医学部附属病院　医員
2002年　1月　滋賀医科大学内科学講座　助手
2007年　1月　同　講師（学内）
2008年　2月　滋賀医科大学医学部附属病院　卒後研修センター副センター長
2009年　4月　滋賀医科大学医学部附属病院　糖尿病・内分泌・腎臓内科外来医長
2010年　6月　同　糖尿病・腎臓・神経内科病棟医長
2011年　4月　滋賀医科大学総合内科学講座（地域医療支援）准教授
　　　　　　　国立病院機構滋賀病院内科医長
2013年　4月　国立病院機構東近江総合医療センター（名称変更）　総合内科医長
2015年　4月　滋賀医科大学総合内科学講座（地域医療支援）准教授
　　　　　　　国立病院機構東近江総合医療センター　診療部　総合内科部長
2020年　4月　滋賀医科大学総合内科学講座　教授
　　　　　　　国立病院機構東近江総合医療センター　診療部　総合内科部長
2020年　6月　滋賀医科大学総合内科学講座　教授
　　　　　　　国立病院機構東近江総合医療センター　診療部　内科診療部長

所属学会　取得認定医・専門医

日本内科学会認定医・日本内科学会総合内科専門医
米国内科学会会員
日本腎臓学会専門医・指導医・日本腎臓学会評議員
日本透析学会専門医
日本糖尿病学会員
日本リウマチ学会専門医
日本プライマリ・ケア連合学会プライマリ・ケア認定医・指導医

きどにゃんとゆく！ 酸塩基平衡を学ぶ旅
腎生理がわかれば、酸塩基平衡もわかる！

2021 年 6 月 1 日　1 版 1 刷　©2021

著　者
杉本俊郎（すぎもととしろう）

発行者
株式会社 南山堂　代表者 鈴木幹太
〒113-0034　東京都文京区湯島 4-1-11
TEL 代表 03-5689-7850　www.nanzando.com

ISBN 978-4-525-25031-7